新世纪全国高等中医药优秀教材

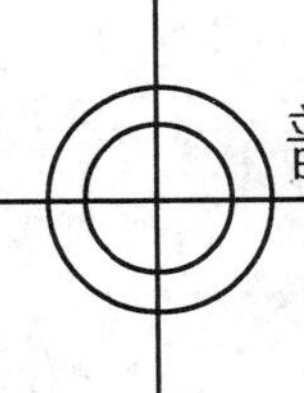

普通高等教育"十一五"国家级规划教材
新世纪全国中医药高职高专规划教材

中药药理学

（供中药类专业用）

主　编　孙建宁（北京中医药大学）
副主编　王培忠（山东中医药高等专科学校）
陈　晶（邢台医学高等专科学校）
张　何（辽宁中医药大学）

中国中医药出版社
·北　京·

图书在版编目（CIP）数据

中药药理学/孙建宁主编．—北京：中国中医药出版社，2006.7（2016.9重印）

普通高等教育“十一五”国家级规划教材

ISBN 7－80231－007－5

Ⅰ．中…　Ⅱ．孙…　Ⅲ．中药学：药理学－高等学校：技术学校－教材　Ⅳ．R285

中国版本图书馆CIP数据核字（2006）第043799号

中国中医药出版社出版

北京市朝阳区北三环东路28号易亨大厦16层

邮政编码　100013

传真　010 64405750

涿州市新华印刷有限公司印装

各地新华书店经销

*

开本　787×1092　1/16　印张17.25　字数320千字

2006年7月第1版　　2016年9月第7次印刷

书　号：ISBN 7－80231－007－5

*

定价　21.00元

网址　www.cptcm.com

如有质量问题请与本社出版部调换

社长热线　010 64405720

读者服务部电话　010 64065415　010 84042153

书店网址　csln.net/qksd/

全国高等中医药教材建设
专家指导委员会

前　言

随着我国经济和社会的迅速发展，人民生活水平的普遍提高，对中医药的需求也不断增长，社会需要更多的实用技术型中医药人才。因此，适应社会需求的中医药高职高专教育在全国蓬勃开展，并呈不断扩大之势，专业的划分也越来越细。但到目前为止，还没有一套真正适应中医药高职高专教育的系列教材。因此，全国各开展中医药高职高专教育的院校对组织编写中医药高职高专规划教材的呼声愈来愈强烈。规划教材是推动中医药高职高专教育发展的重要因素和保证教学质量的基础已成为大家的共识。

“新世纪全国中医药高职高专规划教材”正是在上述背景下，依据国务院《关于大力推进职业教育改革与发展的决定》要求：“积极推进课程和教材改革，开发和编写反映新知识、新技术、新工艺和新方法，具有职业教育特色的课程和教材”，在国家中医药管理局的规划指导下，采用了“政府指导、学会主办、院校联办、出版社协办”的运作机制，由全国中医药高等教育学会组织、全国开展中医药高职高专教育的院校联合编写、中国中医药出版社出版的中医药高职高专系列第一套国家级规划教材。

本系列教材立足改革，更新观念，以教育部《全国高职高专指导性专业目录》以及目前全国中医药高职高专教育的实际情况为依据，注重体现中医药高职高专教育的特色。

在对全国开展中医药高职高专教育的院校进行大量细致的调研工作的基础上，国家中医药管理局科教司委托全国高等中医药教材建设研究会于2004年6月在北京召开了“全国中医药高职高专教育与教材建设研讨会”，该会议确定了“新世纪全国中医药高职高专规划教材”所涉及的中医、西医两个基础以及10个专业共计100门课程的教材目录。会后全国各有关院校积极踊跃地参与了主编、副主编、编委申报、推荐工作。最后由国家中医药管理局组织全国高等中医药教材建设专家指导委员会确定了10个专业共90门课程教材的主编。并在教材的组织编写过程中引入了竞争机制，实行主编负责制，以保证教材的质量。

本系列教材编写实施“精品战略”，从教材规划到教材编写、专家审稿、编辑加工、出版，都有计划、有步骤地实施，层层把关，步步强化，使“精品意识”、“质量意识”始终贯穿全过程。每种教材的教学大纲、编写大纲、样稿、全稿都经专家指导委员会审定，都经历了编写启动会、审稿会、定稿会的反复论证，不断完善，重点提高内在质量。并根据中医药高职高专教育的特点，在理论与实践、继承与创新等方面进行了重点论证；在写作方法上，大胆创新，使教材内容更为科学化、合理化，更便于实际教学，注重学生实际工作能力的培养，充分体现职业教育的特色，为学生知识、能力、素质协调发展创造条件。

在出版方面，出版社严格树立“精品意识”、“质量意识”，从编辑加工、版面设计、装帧等各个环节都精心组织、严格把关，力争出版高水平的精品教材，使中医药高职高专教材的出版质量上一个新台阶。

在“新世纪全国中医药高职高专规划教材”的组织编写工作中，始终得到了国家中医药管理局的具体精心指导，并得到全国各开展中医药高职高专教育院校的大力支持，各门教材主编、副主编以及所有参编人员均为保证教材的质量付出了辛勤的努力，在此一并表示诚挚的谢意！同时，我们要对全国高等中医药教材建设专家指导委员会的所有专家对本套教材的关心和指导表示衷心的感谢！

由于“新世纪全国中医药高职高专规划教材”是我国第一套针对中医药高职高专教育的系统全面的规划教材，涉及面较广，是一项全新的、复杂的系统工程，有相当一部分课程是创新和探索，因此难免有不足甚至错漏之处，敬请各教学单位、各位教学人员在使用中发现问题，及时提出宝贵意见，以便重印或再版时予以修改，使教材质量不断提高，并真正地促进我国中医药高职高专教育的持续发展。

全国中医药高等教育学会

全国高等中医药教材建设研究会

2006 年 4 月

普通高等教育“十一五”国家级规划教材

新世纪全国中医药高职高专规划教材

《中药药理学》编委会

主　编　孙建宁（北京中医药大学）

副主编　（按姓氏笔画排列）

王培忠（山东中医药高等专科学校）

陈　晶（邢台医学高等专科学校）

张　何（辽宁中医药大学）

编　委　（按姓氏笔画排列）

张硕峰（北京中医药大学）

林国彪（广西中医学院）

侯　晞（安徽中医药高等专科学校）

曾　嵘（湖南中医药大学）

编写说明

中药药理学是以中医药基本理论为指导，用现代科学方法研究中药对机体的作用和作用机制以及体内过程，以阐明其防治疾病原理的一门学科。中药药理学的发展过程充分说明了只有应用现代医药学技术和方法研究中药的药理，才有助于阐明中医药的基本理论和提高临床疗效，才能够促进中医药学的发展。本课程结合中药研究的成果，重点介绍中药的药理作用、物质基础和作用机制。本课程是中药类专业的必修课程。

本教材是新世纪全国中医药高职高专规划教材之一，是为适应我国高职高专教育发展需要、全面培养和提高高等专科人才的专业素质而编写的。本教材参考了2003年以前出版的若干本本科教材，特别是侯家玉教授主编的新世纪全国高等中医药院校规划教材《中药药理学》，并结合高职高专的特点，更新陈旧概念，增加新的研究结论，力求通俗易懂，实用性更强。

本教材分总论及各论，总论介绍中药药性理论的研究概况、影响中药药理作用的因素、中药药理作用特点及发展思路，内容多为研究较成熟的、规律性强的结果。各论按中药学传统分类分章节，每章有概述和常用药物。概述介绍的是与该类药功效相关的药理作用，常用药则简述功效主治、化学成分，重点介绍药理作用及临床应用。各论每章后附主要的制剂与用法。为了便于学生掌握，每章前有学习指南，明确需掌握、熟悉、理解的不同层次的要求。每章后有小结，与指南相呼应。另有复习题，以帮助思考、归纳、记忆。

全书共23章，介绍78种单味药，附录中有书中出现的英文缩略语注释，供学生参考。

由于时间仓促和经验不足，难免存在许多问题。错误之处，敬请广大教师和学生在使用过程中给予批评指正，以便再版时参考和修改。

《中药药理学》编委会
2006年6月

目　录

总　论

各　论

总论

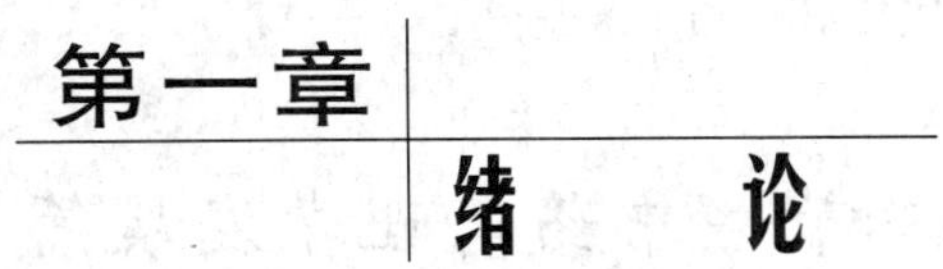

第一章 绪 论

学习指南：
1. 掌握中药药理学的概念。
2. 了解学习中药药理学的目的和任务。

第一节 中药药理学的基本概念与学科任务

中药药理学（Pharmacology of Traditional Chinese Medicine）是以中医药基本理论为指导，运用现代科学方法，研究中药和机体相互作用及作用规律的一门学科。中药药理学的研究内容分两部分，即中药药效学和中药药动学。中药药效学是用现代科学的理论和方法，研究和揭示中药药理作用产生的机理和物质基础。中药药动学是研究中药及其化学成分在体内的吸收、分布、代谢和排泄过程及其特点。中药药理学是一门与多种学科密切联系的新兴的桥梁学科。学习中药药理学必须有中医学、中药学、西医基础学科以及临床学科知识基础，才能在学习中融会贯通，推陈出新。中药药理学的主要特点表现在药物分类是以中药学分类为依据，药理作用注重与功效之间的联系等方面，也介绍中药的部分现代药理作用。

中药药理学的学科任务现已明确：首先是要阐明中药防治疾病的作用和作用机理。要借助生物技术的发展，从新的高度认识中药药效的作用机制，以推动中药现代化的进程。其二，指导临床合理用药，提高疗效，降低不良反应。中药药理学研究要与中药临床应用研究密切结合，为提高中药疗效、促进中医药应用科学的发展做贡献。其三，促进中医药理论的进步。几十年中药药理学研究成果的积累，对现代中医药理论的进步起到了推动作用。目前对中药药性理论、归经理论，以及中药清热解毒、攻里通下、活血化瘀、扶正固本等作用，已初步建立了与之相关的现代科学概念。第四，参与中药新药的开发。中药新药的开发是以中药制剂的有效性、安全性和质量可控性为基本条件，中药药理学承担药效学和毒理学研究任务，这不仅为临床提供了许多高效低毒的中药新药制剂，也推动了中药药理学自身的发展。第五，促进中西医结合。中药药理学是中西医结合的产物，中药药理学学科的发展，与中西医结合学科的发展共进。中药药理学的发展也将促进中医药的现代化和国际化。

第二节　中药药理学发展简史

中药药理学的发展史与诸多中药学其他学科类似，是逐步发展的过程。初期可以认为就是人类寻找药物治疗疾患的行为，如便秘时寻找大黄根来泻下，可以说是初步实践。以后则是把古代本草、方书中对中药功效和不良反应的记载作为中药临床药理学的理论依据。虽然当时受科技水平的限制，药物的作用机制无法说清，但根据药物的自然特征进行推理，是一种十分积极的思维。

现代中药药理学（即利用动物试验，科学地分析观察药物的作用和作用机制，以及作用的物质基础）开始于20世纪20～40年代，我国学者陈克恢等对中药麻黄进行了化学成分和药理作用的研究，发现麻黄的主要化学成分是生物碱，如麻黄碱，麻黄碱具有拟肾上腺素作用。研究成果一经发表就引起学术界极大关注。相继被研究的中药还有草乌、延胡索、五倍子、防己、莽草、闹羊花等几十味中药，出现了中药药理作用研究的一段高潮。这一时期的研究不仅起到开创性的作用，而且形成了一条延续至今的中药药理研究思路，即从天然药材中提取其化学成分，通过筛选研究确定其药效。但当时的不足是研究脱离了中医药理论的指导，与植物药的研究模式极为相似。第二个高峰时期大约在50～80年代。中华人民共和国成立以后，在国家和行业部门的指导和支持下，中药药理作用的研究有了更为广泛和深入的发展。中药对呼吸系统、心血管系统、中枢神经系统的作用，以及抗感染和抗肿瘤作用研究取得显著成就。标志性成果有丹参、川芎、冠心Ⅱ号方活血化瘀作用研究，延胡索镇痛镇静作用研究，桔梗及满山红祛痰镇咳作用研究，清热解毒药抗菌抗病毒作用研究等。在初步揭示了这些中药药理作用的同时，还发现和确定了许多中药的有效成分，如小檗碱、苦参碱、川芎嗪、丹参酮、青蒿素、葛根黄酮、麝香酮等。该时期中药药理研究发现，许多中药除具有与功效主治相关的药理作用之外，还具有一些新发现的药理作用。如发现枳实、青皮等含有对羟福林成分，静脉注射具有心血管活性，但口服易在肠道内破坏，因而传统的中药煎剂口服显现不出此等作用。又如黄连、苦参的抗心律失常作用，雷公藤的免疫抑制作用等皆具代表性。近10多年来中药药理学的发展更为迅速，特别是重视了中药复方的整体研究，如四君子汤、生脉散等复方的研究，明确中药复方药理作用多层次、多靶点的概念，强调中药复方作用的多效性，并通过整体复方的分离提取寻找有效部位或单体。另外，中药作用机理研究在方法和手段上有长足的进步，免疫组化、基因芯片的应用，使许多单味中药药理作用研究已深入到细胞、分子水平，以至基因水平。一直困扰着学术界的中药粗制剂体外研究的方法学问题，随着中药血清药理学、脑脊液药理学的引进和发展，也得到了一定程度的解决。

中药药理学是中药专业的一门专业课，也是中医专业的一门专业基础课。中药药理学的教学以及教材的不断建设，将会极大地促进中药药理学的发展。现代医学的发展对传统医药学的发展是一种挑战和鞭策，中药药理学的发展必须采用多学科的合作，相互渗透，协同攻关，争取新的突破和进展。

小　结

1. 中药药理学是以中医药基本理论为指导，运用现代科学方法，研究中药和机体相互作用及作用规律的一门学科。

2. 中药药理学的学科任务是：阐明中药防治疾病的作用和作用机理；指导临床合理用药；参与中药新药的开发；促进中西医结合及促进中医药理论的进步等。

思考题

1. 何为中药药理学的概念？
2. 中药药理学的主要学科任务有哪些？

第二章 中药药性理论的现代研究

学习指南：

1. 掌握中药四性、五味的现代研究状况。
2. 熟悉中药归经的现代研究状况。

中药药性理论是中药理论的核心，是中医药基本理论的重要组成部分，是指导中医临床用药的重要依据。中药药性理论主要包括四气（四性）、五味、归经、升降浮沉等。

第一节 中药四性（四气）的现代研究

中药的四性（四气），即中药寒热温凉四种不同的药性。四性中温热与寒凉属于两类不同的性质，而寒和凉、热与温只是程度上的不同。药性寒热温凉是从药物作用于机体所发生的反应概括出来的，能减轻或消除热证的药物，其药性属于寒性或凉性；反之，能减轻或消除寒证的药物，其药性属于温性或热性。现代研究发现，病证的寒热和中药的四性均涉及机体活动的许多方面，因此从药物对中枢神经系统、自主神经系统、内分泌系统、能量代谢等方面功能的影响进行了研究。

一、对自主神经系统功能的影响

临床可见寒证或热证病人常表现有自主神经功能紊乱的症状，寒证病人交感神经-肾上腺系统功能偏低，自主神经平衡指数偏低，表现为唾液分泌量多、心率减慢、基础体温偏低、血压偏低、呼吸频率减慢。而热证病人交感神经-肾上腺系统功能偏亢，自主神经平衡指数偏高。寒证或热证病人经分别用温热药和寒凉性药物为主的方剂治疗后，随着临床症状的好转，其自主神经平衡指数也逐渐转向正常化。

动物长期服用寒凉药或温热药后，也出现类似的自主神经功能紊乱的症状。如大鼠长期饲喂知母、石膏、黄连、黄芩、龙胆草等寒凉药组成的复方，2~3周后大鼠出现心率减慢、尿中儿茶酚胺排出量减少、血浆中和肾上腺内多巴胺β-羟化酶活性降低、机体耗氧量降低。而以附子、干姜、肉桂等温热药组成的复方连续给药2~3周，动物表现出心率加快、饮水量增多、尿中儿茶酚胺排出量增多、血浆中和肾上腺内多巴胺β-羟化酶活性升高。“甲减”阳虚证模型动物的体温降低、心率减慢，同时，体温和心率出现峰值时间的昼夜节律发生明显的异常变化。温热性的温肾助阳方药能纠正“甲减”阳虚证模型大鼠的低体温、慢心率和昼夜节律异常变化。

受体水平研究表明，中药四性对自主神经的递质、受体以及环核苷酸水平有明显的影响。寒证、阳虚证病人副交感神经-M受体-cGMP系统的功能亢进，分别服用温热药和助阳药后，能提高细胞内cAMP含量，使失常的cAMP/cGMP比值恢复正常。相反，热证、阴虚证病人的交感神经-β受体-cAMP系统的功能偏高，分别服用寒凉药和滋阴药后能提高细胞内cGMP水平，恢复失常的cAMP/cGMP含量比值。甲状腺功能亢进及肾上腺皮质功能亢进的两种阴虚证模型大鼠脑、肾β-受体的最大结合点位数值均显著升高，M-受体的变化与β-受体变化相反。滋阴药知母或生地、龟甲均可使阴虚证模型动物升高的β-受体的最大结合点位数值降低，而使降低的M-受体最大结合点位数值升高，呈现双向调节作用。“甲减”阳虚证模型小鼠副交感神经-M受体-cGMP系统功能亢进，温热药附子、肉桂能减少“甲减”阳虚证模型小鼠脑内M-受体数，降低cGMP系统的反应性并使之趋于正常。

二、对内分泌系统功能的影响

中药四性可明显影响机体的内分泌系统功能。大多数温热药对内分泌系统功能具有一定的促进作用，如温热药鹿茸、肉苁蓉、人参、刺五加、黄芪、白术、熟地黄、当归、何首乌可兴奋下丘脑-垂体-肾上腺轴功能；温热药附子、肉桂、紫河车、人参、黄芪、何首乌能兴奋下丘脑-垂体-甲状腺轴功能；温热药附子、肉桂、鹿茸、紫河车、补骨脂、冬虫夏草、淫羊藿、蛇床子、仙茅、巴戟天、肉苁蓉、海马、蛤蚧、人参、刺五加、五味子对下丘脑-垂体-性腺轴功能具有兴奋作用。而寒凉药则使内分泌功能受到抑制。

实验显示，寒证动物尿中17-羟类固醇（17-OHCS）排出量减少，其肾上腺皮质对促肾上腺皮质激素（ACTH）反应迟缓。寒凉性的滋阴药龟甲能纠正大鼠注射T_3造成“甲亢”阴虚症状，并使血清T_3、T_4值明显下降；而温热药复方可使寒证大鼠血清促甲状腺激素（TSH）含量升高、基础体温提高，促进肾上腺皮质激素合成和释放，缩短动情周期，促黄体生成素释放增多等。在用地塞米松造成的大鼠下丘脑－垂体－肾上腺皮质轴抑制模型中，大鼠血浆皮质酮及子宫细胞浆中雌激素受体的含量均降低，但用温阳药（附子、肉桂、肉苁蓉、补骨脂、淫羊藿、鹿角片）治疗后，血浆皮质酮和血浆雌二醇含量明显升高，子宫细胞浆中雌激素受体的含量增加，接近正常水平，雌二醇与雌激素受体的亲和力提高。说明温热药附子、肉桂对下丘脑－垂体－肾上腺皮质轴受抑大鼠的肾上腺皮质功能、性激素（雌激素）水平、子宫雌激素受体及雌二醇与受体的亲和力等异常改变具有调整作用。

三、对机体基础代谢的影响

寒凉药或温热药可通过影响垂体－甲状腺轴功能和细胞膜钠泵（Na^+，K^+－ATP 酶）活性，而纠正热证（阴虚证）或寒证（阳虚证）异常的能量代谢。

临床研究表明寒证或阳虚证病人基础代谢偏低，热证或阴虚证病人基础代谢偏高。阴虚证病人和阳虚证病人血清 T_3 和 T_4 的含量均显著低于正常人，而阳虚证病人又极大程度地低于阴虚证病人。“甲减”阳虚证模型动物体温降低，产热减少，温热药附子、肉桂等具有兴奋下丘脑－垂体－甲状腺轴功能的作用，可纠正其低体温变化。“甲亢”阴虚证模型，动物产热增加，出现饮水量增加、尿量减少、血浆黏度增高、能量消耗增加致使体重减轻。用寒凉性的滋阴药龟甲能纠正“甲亢”阴虚证大鼠的上述症状，并使血清中升高的 T_3 和 T_4 值明显下降。

热证（阴虚证）或寒证（阳虚证）异常的能量代谢与细胞膜钠泵活性有密切关系。温热药淫羊藿等可通过兴奋红细胞膜钠泵活性、调整细胞糖代谢，提高细胞贮能和供能物质 ATP 含量，纠正寒证（阳虚证）病人的能量不足。相反，寒凉药生地黄、知母、黄连、黄柏、大黄、栀子等都具有抑制红细胞膜钠泵活性的作用，可抑制热证（阴虚证）病人的产热。目前已知，知母菝葜苷元是细胞膜钠泵抑制剂，地黄梓醇为生地黄抑制钠泵活性的主要有效成分。

四、对中枢神经系统功能的影响

许多寒凉药具有抗惊厥、解热、镇痛等中枢抑制作用，如钩藤、羚羊角等具有抗惊厥作用，黄芩、栀子、苦参等具有镇静作用，金银花、板蓝根、连翘、穿心莲、知母、栀子、柴胡、葛根等具有解热作用。而温热药中部分药如五味子、麻黄、麝香等具有中枢兴奋作用。

热证病人常伴有中枢兴奋症状，如烦躁失眠、语言声粗，小儿高热时甚至可致惊厥，甲状腺功能亢进症病人常有情绪激动等症状。相反，寒证病人表现为中枢受抑状态，如精神倦怠、安静、声不高亢等。寒证病人经温热性药物治疗或热证病人经寒凉性药物治疗后，可明显改善其包括中枢神经系统症状在内的多种临床症状。

由寒凉药或温热药引起的寒证或热证模型动物，也可见到类似于寒证或热证病人的中枢神经系统功能的异常变化。寒证和热证模型动物给予电刺激后，寒证大鼠痛阈值和惊厥阈值升高，表明动物中枢处于抑制状态，而热证大鼠痛阈值和惊厥阈值降低，表明动物中枢兴奋功能增强。同时寒证或热证模型动物脑内神经递质含量也发生相应变化，热性药使动物脑内 NA 含量增加，5 – HT 含量显著降低，表现出中枢兴奋状态。寒性药抑制酪氨酸羟化酶，使动物脑内 NA、DA 合成减少，同时寒性药也使大鼠脑内 5 – HT 含量明显增高，表现出中枢抑制状态。

五、寒凉药的抗感染及抗肿瘤作用

清热药、辛凉解表药的药性多属寒凉，是中医广泛用于治疗热证的药物，其中许多药物都具有一定的抗感染疗效。如清热解毒药金银花、连翘、大青叶、板蓝根、野菊花、白头翁、贯众等以及辛凉解表药菊花、柴胡、葛根、薄荷、桑叶等具有抗菌、抗病毒、抗炎、解热等多种与抗感染相关的药理作用。许多寒凉药还具有增强机体免疫功能的作用，如穿心莲、鱼腥草、野菊花、金银花、黄连、牡丹皮等能增高巨噬细胞的吞噬能力，加速病原微生物和毒素的清除。有些寒凉药如白花蛇舌草、穿心莲的制剂在体外无显著的抗菌、抗病毒作用，但临床用于治疗感染性疾病有效，主要是通过增强机体免疫功能而发挥抗感染的疗效。

许多寒凉性的清热解毒药对动物实验性肿瘤有抑制作用。在临床治疗恶性肿瘤的中药中，以药性寒凉的清热解毒药所占的比例最大。主要的中药及其有效成分有：喜树（喜树碱、羟基喜树碱）、野百合（野百合碱）、鸦胆子（鸦胆子油乳剂）、三尖杉（三尖杉酯碱）、长春花（长春新碱）、青黛（靛玉红）、冬凌草（甲素、乙素）、山豆根（苦参碱）、肿节风（挥发油、总黄酮）、藤黄（藤黄酸）、斑蝥（斑蝥酸钠）、山慈菇（秋水仙酰胺）、龙葵（龙葵碱）、穿心莲、七叶一枝花、白花蛇舌草、白英（白毛藤）、半支莲等。

第二节　中药五味的现代研究

中药五味是指药物具有辛、酸、甘、苦、咸 5 种不同的味道。主要是根据人们用味觉器官辨别出来的，也有的药味是依据中药功能和药效确定的。中药的五味与其所含的化学成分、药理作用间存在一定的规律性。

一、辛味药

辛味药主入肝、脾、肺经。主要含挥发油，其次为苷类、生物碱等。辛味药主要分布于芳香化湿药、开窍药、温里药、解表药中。辛味药能行能散，具有解表化湿、开窍、行气健胃等功效。解表药绝大多数含有挥发油，如麻黄、桂枝、紫苏、细辛、防风、生姜等均有发汗、解热作用；理气药如枳实、陈皮、佛手、厚朴、木香、香附、乌药等也含挥发油，能影响胃肠平滑肌运动，以疏通气机，消除气滞，健胃祛风；常用的开窍药也均为辛味药，除蟾酥外主要含挥发油，具有辛香走窜之性，能使神志昏迷的病人苏醒。

二、酸味药

酸味药主入肝、脾、肺经。酸味药一般有酸味或涩味（涩味也归附于酸味），含有机酸和鞣质。酸味药有收敛、固涩之功效，可抗菌、抗炎，或使组织蛋白沉淀凝固，在创面形成保护膜，起到收敛止泻、止血、治疗虚汗、泄泻、尿频、滑精、出血等滑脱不禁证候。

三、甘味药

甘味药主入肝、脾、肺经。甘味药大部分含有机体代谢所需要的营养物质，如糖类、蛋白质、氨基酸、苷类等。甘味药有补益、和中、缓急的作用，如大枣、党参、熟地、甘草等，能补养机体，提高人体免疫功能和抗病能力，治疗虚证及拘急疼痛证候。

四、咸味药

咸味药主入肝、肾经。主要分布在化痰药和温肾壮阳药中，且多为矿物类和动物类药材。咸味药含有碘和钠、钾、钙、镁等无机盐，有软坚散结、软坚润下之功效，多用以治疗痰核、痞块及大便燥结。如昆布、海藻含碘，可治疗瘿瘤，芒硝含硫酸钠可泻下通便。53 种温肾壮阳药中有咸味药 19 种（占 35.9%），多为动物药，如鹿茸、海马、蛤蚧、紫河车等。咸味与温热性相合，具有补肾温阳的功效。其作用规律还有待于进一步研究。

五、苦味药

苦味药主入肝经。以含生物碱和苷类成分为主。常用的清热燥湿药和攻下药多是苦味药。如清热药中的黄连、黄芩、黄柏、北豆根、苦参等主要含生物碱，皆具有抗菌、抗炎、解热等作用；而栀子、知母等主要含苷类成分而具有抗菌、解热、利胆等作用；苦寒泻下药大黄和番泻叶均因含番泻苷而具有泻下、抗菌和止血作用。值得注意的是在毒性方面，50 种有毒药中有苦味药 23 种，占有毒药总数的 46%，这在五味药物中占有较高的比例。

第三节　中药升降浮沉理论的研究

中药的升降浮沉是药物性能在人体内呈现的一种走向和趋势。向上向外的作用称为升浮，向下向内的作用称为沉降。升浮药具有升阳、举陷、解表、祛风、散寒、开窍、催吐、温里等功效；沉降药则具有潜阳、降逆、止咳、平喘、收敛、固涩、清热、泻火、渗湿、通下等功效。由于中药具有升降浮沉的性能，可利用其参与和纠正失调的脏腑功能，或因势利导，助邪外出，治疗疾病。

关于中药升降浮沉理论的现代研究资料不多，主要是结合药物的药理作用进行分析和观察。如补中益气汤治疗子宫脱垂有效，动物实验该方能选择性地提高兔、犬在体或离体子宫平滑肌的张力，有升麻、柴胡的制剂作用明显；如去掉升麻、柴胡后可见作用减弱且不持久；单用升麻、柴胡则无作用。但也有实验表明单味升麻、柴胡都可提高兔离体子宫的张力，两者伍用还有明显的协同作用。

第四节　中药归经理论的研究

归经理论是中药药性理论的亘要组成部分。“归”是指药物作用的归属，即指药物作用的部位。“经”是指经络及其所属脏腑。归经就是药物作用选择性地归属于一定的脏腑经络，是药物的作用所及或药物效应的定向、定位，是药物药理作用部位的综合。关于归经的现代研究主要从与药物的药理作用和药动学的关系进行研究。

一、归经与药理作用的关系

对 429 种常用中药的药理作用与归经进行分析，认为两者之间存在着明显的规律性联系。如中医理论认为“肝主筋”，“诸风掉眩，皆属于肝”，具有抗惊厥作用的钩藤、天麻、羚羊角、地龙、牛黄、全蝎、蜈蚣等 22 种中药均入肝经，入肝经率达 100%；具有止血作用的仙鹤草、白及、大蓟等 21 种中药入肝经率 85. 3%，也符合“肝藏血”的中医理论；53 种壮阳中药全部入肾经，符合“肾病用肾药”的药性理论；具有泻下作用的大黄、芒硝、番泻叶等18种中药都入大肠经，这符合大肠是传导之腑的中医理论；具有止咳作用的杏仁、百部、贝母等18种中药，有祛痰作用的桔梗、前胡、远志等23种中药，有平喘作用的麻黄、地龙、款冬花等13种中药，入肺经率分别为100%、100%和95.5%，符合“肺主呼吸”、“肺为贮痰之器”的中医理论。

二、归经与药动学的关系

中药的有效成分在体内的分布情况与归经也存在相关性。对23种中药的有效成分在体内的分布与中药归经进行分析，发现其中20种中药归经所属的脏腑与其有效成分分布最多的脏腑基本一致和大致相符，符合率高达87%。如用 ^{14}C -鱼腥草素给小鼠静脉注射后发现该成分绝大部分由呼吸道排出，这为鱼腥草归肺经提供了依据。^{3}H -川芎嗪被肝脏摄取率最高，这种分布与川芎归肝、胆经的理论相符合。

第五节　中药的不良反应

古人认为毒性是中药最基本的性能之一，是一种偏性。以偏纠偏也就是药物治疗疾病的基本原则，但用之得当可发挥治疗作用，用之不当则可对机体产生损害，即西医学所称的“不良反应”。随着社会经济和现代科学技术的发展，对中药毒性的初期评价逐渐发展到系统采集临床信息，以及动物的多层次毒理学研究。中药的不良反应主要有过敏反应、急性毒性反应、长期毒性反应及三致作用。

一、过敏反应

过敏反应为临床治疗量范围内最多见的反应，轻者表现为皮疹、荨麻疹、红斑、皮肤黏膜水疱，严重者出现剥脱性皮炎、过敏性休克等。有150余种中药口服后可能引起过敏反应，如僵蚕、蜈蚣、全蝎、蝉蜕、斑蝥、土鳖虫、狼毒、鸦胆子、天花粉、黄药子等。特别是中药注射剂静脉给药发生的过敏反应症状较口服严重。中药引起过敏反应的原因很复杂，其中所含成分中有全抗原成分（蛋白质、多糖、多肽等），也有半抗原成分（小檗碱、莨菪碱、茶碱等）；此外，有些制剂存在炮制不当、制剂不纯的现象，故过敏体质的人则易发生过敏反应。

二、急性毒性反应

急性毒性反应多见于有毒中药，《药典》有严格的用药剂量规定，滥用则会产生毒性反应。常见症状有：

1. 中枢神经系统的毒性反应　常见的中毒症状为唇舌和肢体发麻、头痛、眩晕、烦躁不安、意识模糊、抽搐、惊厥、昏迷、瞳孔缩小或放大、牙关紧闭，甚至死亡。可发生上述反应的中药有：马钱子、川乌、草乌、附子、雪上一枝蒿、细辛、生天南星、黄药子、苦豆子等。如马钱子主要含有番木鳖碱（士的宁），毒性大，成年人服5~10mg即可发生中毒现象，30mg可致死亡。近30多年来关于乌头类药物（乌头、川乌、草乌、附子、雪上一枝蒿）中毒的报道文献近200篇，中毒者2000多例。

2. 心血管系统的毒性反应　常见的中毒症状有心悸、胸闷、心律失常、血压升高或降低、循环衰竭，甚至死亡。可引起心血管毒性的中药有含乌头碱类药物如川乌、草乌、附子、雪上一枝蒿等，乌头碱类化合物过量可引起快速型心律失常，如早搏、房颤、室颤；含强心苷的药物如蟾酥、罗布麻叶、万年青、黄花夹竹桃、北五加皮等，强心苷类成分既可引起快速型心律失常，也可引起缓慢型心律失常。

3. 呼吸系统的毒性反应　常见的中毒症状有呼吸困难、咳嗽咯血、急性肺水肿、呼吸肌麻痹、呼吸衰竭，甚至窒息死亡。可致中毒的中药有：苦杏仁、桃仁、李子仁、枇杷仁、白果、商陆等。苦杏仁、桃仁、李子仁、枇杷仁、白果等含有氰苷、氢氰酸，氰苷可水解生成氢氰酸，氢氰酸能抑制细胞色素氧化酶，使细胞氧化反应停止，引起组织窒息缺氧。

4. 消化系统的毒性反应　常见的中毒症状有恶心、呕吐、食欲不振、腹痛、腹胀、腹泻、消化道出血、黄疸、肝肿大、肝炎、肝细胞坏死等。寒凉性的中药大剂量口服后常有胃肠道刺激作用。黄芩、芒硝、柴胡、茵陈等可引起胃部不适；黄连、苦参、青蒿、秦艽、茵陈等可引起恶心；鸦胆子、苦参、青蒿、生大黄、秦艽等可引起呕吐；生大黄、生地黄、番泻叶、芫花、常山等可引起腹痛；巴豆、黄芩、黄连、苦参、生地黄、常山、北豆根等可引起腹泻。苍耳子、黄药子、苦楝子、雷公藤，以及独活中所含花椒毒素、青黛中所含靛玉红等可引起肝脏损害。

5. 泌尿系统的毒性反应　常见的中毒症状有腰痛、尿频、浮肿、尿少、尿闭、尿毒症、肾功能衰竭等。对肾脏有毒性的中药有：斑蝥、木通、马兜铃、粉防己、延胡索以及钩藤中所含的钩藤碱等。如斑蝥是治疗癌肿、顽癣的药物，其所含斑蝥素对人和动物的肾脏有很强的毒性，还可引起肝脏和心脏的毒性，人口服斑蝥素30mg可致死亡。木通（关木通）、马兜铃、广防己、青木香等含有的马兜铃酸在人体内有蓄积性，对肾脏的损害存在剂量-毒性依赖关系，主要特征是引起肾小管坏死。

6. 造血系统的毒性反应　常见的中毒症状有白细胞减少、粒细胞缺乏、溶血性贫血、紫癜、再生障碍性贫血，甚至死亡等。对造血系统有毒性的中药有洋金花、芫花、斑蝥、狼毒、雷公藤等。

三、长期毒性反应

长期服用或重复多次服用中药或中成药所引起的毒性反应称为慢性毒性或长期毒性。根据103种中药的动物长期毒性试验组织病理学检查结果，有44种中药可检出病理损害变化，检出率为42.7%。这44种中药长期毒性损伤的“靶器官”中，以肝、肾、胃肠的发生率最高，分别为22.2%、22.2%和10.3%，其次是心肌、骨髓、肺、中枢神经、内分泌腺体，如天花粉、青黛、青蒿、蒲公英、千里光、虎杖、野菊花、鱼腥草、山豆根、半夏、大黄、泽泻、川木通、独活、秦艽、防己、莪术、延胡索、丹参、甘草、补骨脂、白术、淫羊藿、贯众、钩藤等。

四、致畸胎、致突变及致癌作用

有些中药能干扰胚胎的正常发育，引起畸胎；有些中药可引起细胞突变和癌变。雷公藤、槟榔、款冬花、千里光、石菖蒲、广防己、关木通、马兜铃、细辛、土荆芥、雄黄、砒霜、土贝母、野百合等均有致突变作用或致癌作用。雷公藤为免疫抑制中药，广泛用于类风湿性关节炎、慢性肾炎、红斑性狼疮等自身免疫性疾病的治疗。在治疗中观察到雷公藤对人体外周淋巴细胞染色体有损伤作用，长期接触可使细胞染色体畸变。雷公藤也可使小鼠细胞染色体畸变。槟榔产地的居民口腔癌、食管癌及胃癌的高发生率可能与嚼食槟榔的习惯有关。槟榔和大腹皮均含有槟榔碱，水解后成为水解槟榔碱，对大鼠、田鼠和小鼠均有致癌作用。款冬花含类似克氏千里光碱，以含款冬花花粉的饲料饲喂大鼠，可引起肝血管内皮瘤。千里光含千里光碱，也可诱发大鼠产生肝癌。广防己、青木香、马兜铃、关木通含马兜铃酸，该成分具有抗癌和抗感染作用。但马兜铃酸又是一种致突变剂，能引起染色体损害，对啮齿类动物有较强的致癌作用。雄黄、砒霜以及枯痔散、紫金丹（锭）、牛黄解毒丸（片）、牛黄清心片、牛黄镇惊丸、安宫牛黄丸等均含有砷的化合物，而砷化物具有致突变和致癌作用，已证明砷可诱发皮肤癌、支气管癌和肝癌。土贝母和野百合具有抗癌和致癌的双重作用。

小　　结

1. 中药四性的现代研究主要集中在对中枢神经系统、自主神经系统、内分泌系统、能量代谢等方面。寒凉药主要可表现出使交感神经功能和内分泌功能降低，机体耗氧量和饮水量减少，体温降低，并有中枢抑制作用，部分药性寒凉的药具有抗菌、消炎、抗病毒作用并提高机体免疫力。温热药作用相反，主要可表现出使交感神经功能和内分泌功能增强、机体耗氧量和产热增加，少部分温热药有中枢兴奋作用。

2. 五味的现代研究结果表明：辛、酸、甘、苦、咸五种不同的味道与其所含的化学成分、功效、药理作用间存在一定的规律性。

3. 中药归经是指药物对某一脏腑经络的选择性作用。中药的归经与有效成分的分布、药理作用相关，微量元素归经假说对归经理论进行了补充。

思考题

1. 中药四性的药理作用表现在哪些方面?
2. “五味”所含成分与药物“功效”、“归经”有何规律性?
3. 中药归经的实质是什么？举例说明。
4. 中药急性毒性有哪些临床表现?

第三章 影响中药药理作用的因素

学习指南：
掌握中药药理所特有的影响因素。

影响中药药理作用的因素有诸多方面。主要有三大因素：药物因素、机体因素、环境因素。

一、药物因素

药物的品种与产地、炮制、剂型、配伍等因素均影响中药药理作用。

（一）品种与产地

中药材品种混乱现象比较突出，由于来源不同，品种混淆，所含有的化学成分、药理作用有很大差异。如大黄致泻的主要成分是结合型蒽苷。掌叶大黄、唐古特大黄等正品大黄中，结合型蒽苷含量高，泻下作用明显；而其他混杂品种如华北、天山等大黄中结合型蒽苷含量低，泻下作用差。从测定半数有效量（ED_{50}）来看，正品大黄ED_{50}为326~493mg/kg，而非正品大黄的ED_{50}为3579~5000mg/kg。有的大黄用量甚至大于5000mg/kg时，泻下作用仍不明显。

中药材产地不同对药物质量的影响也很大。不同地区的土壤、气候、日照、雨量等自然环境条件有差异，对动植物的生长发育有着不同程度的影响，特别是土壤对植物药内在成分的影响更大。同一味中药产地不同，质量就有差异。如金银花以所含绿原酸为指标，河南、山东一带道地产品的含量为4%~7.59%，而其他非道地产品的含量大多在3%以下。又如长白山的野山参，东北各省及朝鲜、日本的园参，不但含人参总皂苷的总量不同，而且皂苷种类及含量也不一样。许多名贵药材，都有特定的产地，故历史上早已形成了“道地药材”的概念。如四川的贝母、附子、黄连，内蒙的甘草，云南的三七、茯苓、木香，山西的黄芪、党参，西藏的红花，吉林的人参等等，都是历史悠久、享有盛名的道地药材，质量高，疗效好。

（二）采收季节

中药品质的优劣，与采收季节密切相关。植物的根、茎、叶、花、果实、种子或全株的生长和成熟期各不相同，故中药材的采收时节也就随入药部位的不同而异。八月采收的人参，其人参皂苷的含量为一月采收的人参皂苷含量的3倍以上；又如青蒿所含抗疟成分青蒿素在7～8月花前叶盛期含量最高，达6%，开花后含量下降；臭梧桐在5月开花前采摘，有效成分含量高，降压作用强，开花后采集的叶，降压作用减弱；薄荷在其开花盛期采收，挥发油含量最高，发汗、解热作用最佳。可见药物采收时间对药品的质量有重要的影响。

（三）贮藏条件

贮藏保管对中药质量的优劣也有着直接的影响。贮藏不当会造成中药材霉烂、虫蛀、走油等现象，从而影响中药药理作用及临床疗效的发挥。中药贮藏保管通常应以干燥、低温、避光为好。如在日照、高温（40℃～60℃）、高湿（相对湿度在74%以上）的条件下贮存6个月的刺五加，其所含有的丁香苷几乎完全损失；供提取小檗碱的原料药三棵针，在见光和避光的条件下存放3年后，其小檗碱的含量分别降低54.1%和39.83%；苦杏仁中止咳平喘的有效成分苦杏仁苷具不稳定性，在贮存过程中因受温度、湿度等因素的影响，易被苦杏仁酶等分解，苦杏仁苷的含量可降低10.5%～18.5%。可见，中药的保管和贮藏，是影响中药质量、药理作用和临床疗效的重要因素之一。

（四）炮制

中药需经加工炮制后入药，是中医长期临床用药经验的总结。炮制前后中药的化学成分会发生改变，药理作用及临床疗效也随之而有差异。中药炮制可从以下一些方面影响药理作用：

1. 消除或降低药物毒性　为保证临床用药的安全有效，可经过炮制而降低毒性。如乌头中含有多种生物碱，以双酯型的乌头碱、中乌头碱和下乌头碱毒性最强，经炮制后，乌头碱水解生成苯甲酰单酯型乌头碱或进一步水解为氨基醇类乌头原碱，其毒性仅为双酯型乌头碱的1/4000～1/200。又如水飞雄黄可除去很大一部分有剧毒的三氧化二砷。还有砂炒马钱子使其所含士的宁和马钱子碱减少，被转化的异士的宁和异马钱子碱毒性降低，且保留或强化了某些生物活性。

2. 增强疗效　通过炮制可从两种形式上增强疗效：

（1）增加有效成分的溶出率　如延胡索镇痛的主要成分是生物碱，生品水煎溶出量较少，经醋炮制后生物碱与醋酸结合成溶于水的醋酸盐，水煎液中，生物碱的溶出量增加近1倍，因此醋制能提高延胡索的镇痛作用。苦杏仁镇咳、平喘的有效成分是苦杏仁苷，而与苷共存的还有苦杏仁酶，当温度、湿度适宜时，酶可促进苦杏仁苷分解，有效成分减少，镇咳平喘作用也随之降低。苦杏仁经炮制后，抑制了酶的活性，苷分解减少，相同的苦杏仁煎出率，炮制品比生品可提高1.73倍。

（2）加强或突出某一作用　炮制能使中药产生化学成分的转变，甚至产生新的化学物质，因而药理作用和临床疗效也随之改变。如生大黄主要含泻下作用的结合型蒽苷，经炮制成制大黄之后，结合型蒽苷减少，而抗菌成分游离型蒽苷含量增加，故生大黄泻下作用强，而制大黄则抗菌作用增强，泻下作用减弱。何首乌为补血药，生品中结合型的蒽醌衍生物具缓下作用，经炮制后的制首乌结合型蒽醌衍生物水解，含量减少，而游离蒽醌衍生物和糖的含量明显增加，故补益作用增强而泻下作用降低。炉甘石生品主要成分为碳酸锌，而氧化锌含量很少，经煅制发生分解反应，生成氧化锌，后者有消炎收敛作用，可外用以收湿敛疮。

（五）制剂与煎煮方法

剂型和制剂对药效的影响古人早有论述。药物由于剂型和制剂因素上的差别而有不同的释放性，可影响体内药物的吸收时间和吸收率，从而影响药物的作用。一般而言，口服液体剂型如汤剂、口服液吸收快；口服固体剂型如冲剂、散剂、片剂、胶囊剂等，其崩解速度直接影响有效成分的吸收和药效。如蜜丸“牛黄解毒丸”释放速度比糖衣片“牛黄解毒片”的释放速度慢2~3倍；又如人口服葛根黄豆苷元固体分散物胶囊和市售胶囊后不同时间取血测定血药浓度，最高血药浓度前者为后者的12倍，生物利用度前者约为后者的5倍。可见同样为胶囊剂，内含药物的分散度不一样，会影响药物的生物利用度，进而影响药物的疗效。同一中药或复方制成不同剂型或给药途径不同，除影响机体对药物的吸收及血药浓度外，甚至还能产生不同性质的作用。如枳实、青皮的水煎液口服，未见有升高血压的记载，制成注射液，却表现有升血压作用，可用于防治休克。因此，中药的剂型改革、制剂工艺的优化，对中药疗效的发挥具有非常重大的意义。

煎煮药物的方法与药效密切相关。煎煮汤剂所用水量的多少、火候的大小及时间的长短等，都会直接影响药物有效成分的溶出和药效。药物性质、质地及用药目的不同，煎煮的方法和条件应不同。如有人对大黄10种不同煎煮方法进行泻下作用和抑菌作用比较，结果表明大黄后下和加酒浸泡过夜，然后短时煎煮，其蒽苷溶出率最高，泻下作用最强，随着煎煮时间延长，蒽苷转变成苷元，泻下作用减弱，抗感染作用增强。在观察桂枝汤分煎、合煎对药效的影响时发现，对流感病毒性肺炎的抑制、抗炎、镇痛等作用，合煎优于分煎。说明复方中药的共同煎煮和各药分别煎煮后混合使用，在某些药物的药效上是有区别的。煎煮方法除影响药物有效成分的溶出外，药物在共煎的过程中还可能有新的成分产生。如将生脉散合煎，从合煎液中分离得到一个新成分，5－羟甲基－2－糠醛，这种新成分与该方药效直接相关，而在该方单味药（人参、麦冬、五味子）分煎液中未见有这一成分。

（六）配伍和禁忌

中药配伍是中医用药的主要形式，即按病情的需要和药物性能选择两种以上药物配合应用，以达到增强药物的疗效，调节药物的偏胜，减低毒性或副作用。中药配伍的基本内容是“七情”，即单行、相须、相使、相畏、相杀、相恶、相反。具体而言，配伍中的相须，即两种功用相似的药物配合应用，可相互增加疗效。如黄连与连翘同用对金黄色葡萄球菌的抑菌力比单用黄连强6倍以上。相使，即两种功用不同的药相伍，能互相促进提高疗效。如补气的黄芪与祛湿的茯苓合用，能相互增强补气利水的功能。相畏，是一种药物制约另一种药的性能或抑制另一种药物的毒性或烈性。如截疟七宝散中的常山通过槟榔的相畏，抑制了常山致恶心、呕吐等消化道反应，但不影响其抗疟作用。相杀，即一种药物能够减轻或消除另一药物的毒性，如绿豆能杀巴豆毒。相恶，就是一种药物的功效能被另一种药物削弱或破坏，或两者的功效均降低或丧失，如黄芩能减低生姜的温性。在白虎加人参汤中，知母、人参都有降血糖作用，但两药合用却使降血糖作用减弱甚至消失。相反，即两种药物合用后，可产生毒性反应或副作用。实验证明，甘草与芫花合用LD_{50}减小，毒性增大。因此，相须、相使配伍，在药效上发挥了增效协同作用，相畏、相杀配伍能减低或消除毒性，以上均为用药之所求；相恶配伍在药效上产生拮抗作用，相反配伍则出现较多的不良反应或增强毒性，这两种配伍为用药之所忌。为了用药安全，避免毒副作用的发生，七情中的相反、相恶是复方配伍禁忌中应当遵循的原则。

用药安全还必须注意妊娠禁忌。根据药物对孕妇和胎儿危害程度不同，可分为禁用和慎用两类。禁用药大多是毒性较大或药性峻烈的药物，例如水蛭、虻虫、三棱、莪术等。慎用药大多是破气、行滞、通经、活血以及辛热、滑利、沉降的药物，如桃仁、大黄、附子、肉桂等。近代实验报道，半夏对妊娠过程是有一定影响的。如半夏汤灌胃给药可使妊娠大鼠阴道出血率、胚胎死亡率比正常的显著增高，注射给药对小鼠胚胎有致畸作用。说明半夏动胎之说有其道理。又如芫花中的芫花萜、芫花素可引起多种怀孕动物发生流产，可能是因为该药可引起子宫内膜炎症，使溶酶体破坏，促进前列腺素合成释放增加，使子宫平滑肌收缩。我术中的萜类和倍半萜类化合物，牡丹皮的有效成分牡丹酚对鼠均有抗早孕作用。水蛭、冰片、麝香酮等对小鼠有一定终止妊娠的作用。

二、机体因素

机体的生理状况和病理状况的差异，也是影响中药药理作用的重要因素。

（一）生理状况

生理状况包括体质、年龄、性别、情志、遗传等，对药物药理作用的发挥均有影响。体质虚弱、营养不良者对药物的耐受性较差，用攻、泻、祛邪药物时宜适当减量。

年龄不同对药物的反应也不同。婴幼儿处于发育阶段，各器官系统尚未发育完善，而老年人的肝肾等器官系统功能逐渐减退，都会影响药物有效成分的吸收、代谢和排泄，对药物的耐受性较差，用药量应相对减少。另外老年人体质多虚弱，祛邪攻泻之品不宜多用，而幼儿稚阳之体，不可峻补，滋补药不宜多用。

性别不同对药物的反应也有差异。女性在月经、怀孕、分娩、哺乳等时期，对不同药物的敏感性不同。如月经期应不用或少用峻泻药及活血化瘀药等，以免导致月经过多或出血不止。红花、大戟、麝香、地龙等能兴奋子宫，半夏有致畸作用，孕期均应避免服用，以免导致流产和对胎儿发育造成不良影响。

情志、精神状态等也会影响药物作用的发挥。病人的精神状况与药物的疗效密切相关。

（二）病理状况

机体所处的病理状况不同，对药物的作用也有影响。如肝病患者的肝脏功能低下，药物容易积蓄而引起中毒；肾功能低下的患者排泄功能减弱，药物或其代谢产物不易排出体外，也可致蓄积。此外，机体的机能状态不同，药物的作用可能也不同。如黄芩、穿心莲等，只对发热病人有解热作用，对正常体温并无降低作用；玉屏风散能使机体低下的免疫功能增强，又能使过亢的免疫功能趋向正常；当归能使痉挛状态的子宫平滑肌舒张，也能使弛张状态的子宫平滑肌收缩力增强，呈现双向调节作用。人参大补元气，补脾益肺，生津安神，适用于气虚证；实证、热证而正气不虚者，用之不但无益，反而有害。

三、环境因素

环境有时辰节律，机体的生理活动也随昼夜交替、四时变更而呈现周期性变化，药物的效应和毒副反应也常随之变化而有所差异。如^{3}H－天麻素于不同时辰给大鼠用药，发现体内过程呈现昼夜变化：戌时（20:00）给药，吸收快，见效快，作用明显；辰时（8:00）给药，血药达峰最迟，药效差；丑时（2:00）给药，血药浓度——时间曲线下面积最小，反映生物利用度低。雷公藤的乙酸乙酯提取物的急性毒性试验以中午12时的动物死亡率最高，20时至次晨8时给药动物死亡率最低。另外，参附注射液小鼠静脉注射的LD_{50}，0时给药为9.862g/kg，12时给药为8.308g/kg。上述例子均说明了时辰因素对药理作用的重要影响。药物效应与时间的关联是和药物在体内的代谢变化分不开的，而药物在体内的代谢又主要与肝微粒体单氧酶系统有关。不少研究结果表明，这些酶的活性具有昼夜节律性变化。因此研究药物的择时使用具有积极意义。

小　结

影响中药药理作用的因素有药物的品种、产地、炮制、剂型、配伍等。各种影响因素均与有效成分的含量变化有关，最终影响药理作用。

思考题

1. 举例说明中药产地、品种、采收季节、贮存条件、炮制及煎煮方法的不同对中药药理作用的影响。

2. 中药配伍的目的是什么？

3. 中药七情的概念是什么？七情中，何者是“协同”？何者属“拮抗”？何者“减毒”？何者为配伍禁忌？

第四章 中药药理作用的特点及中药药理学发展思路

学习指南：

了解中药药理的作用特点和中药药理学发展思路。

中药药理学是现代药理学的分支学科。药物通过使机体原有功能的增强或减弱来提高机体抗病能力，起到防病和治病的作用。但由于中医药理论与现代医药学是两种不同的理论体系，因此中药与西药在内涵与特点上是有区别的。中药既有与西药相同的某些基本作用规律，又有其自身的一些作用特点。

一、中药药理作用的特点

（一）中药药理作用与中药功效

从现代科学的角度研究和认识与中药功效相关的药理作用，是中药药理学的基本任务。

大量研究结果表明，中药药理作用与中药功效往往一致。如解表药“发散表邪、解除表证”的功效与该类药抗病原微生物、抗炎、解热、镇痛，以及提高机体免疫功能等作用有关；祛风湿药“祛除风湿、解除痹痛”的功效与抗炎、镇痛以及抑制免疫功能作用有关；温里药“温肾回阳”的功效与强心、升压和扩血管作用有关，而“温中散寒”的功效与镇痛、抗炎、调节胃肠功能、增强交感－肾上腺系统等功能有关。

但是，中药药理作用与中药功效之间还存在差异性：一方面，中药药理研究结果未能证实与某些中药功效相关的药理作用。如传统理论认为，大多数辛温解表药具有较强的发汗作用，但除麻黄、桂枝、生姜等被证实具有促进汗腺分泌或扩张血管促进发汗之外，其他解表药则未（或尚未）被证明有促进汗腺分泌作用。苦参具有利尿功效，但未见与之有关的药理作用报道。另一方面，通过现代研究发现了某些与传统中药功效无明显关系的药理作用。如葛根扩血管、改善心肌血氧供应，以及改善脑循环等心脑血管作用，古籍中未有明确的相关记载；五味子肝脏保护作用也未见中医文献记述。中药药理学补充和完善了传统中药的功效理论。

（二）中药作用的双向性

中药具有双向作用，同一种中药可产生相反的药理作用。中药作用的双向性与所用剂量大小和所含不同化学成分有关，可出现小剂量兴奋、大剂量抑制，或大剂量兴奋、小剂量抑制的现象。人参对中枢神经系统既有兴奋作用又有抑制作用，既有升压作用又有降压作用。人参这种双向作用的产生与所用剂量和不同化学成分有关。一般认为，人参小剂量兴奋中枢，大剂量抑制中枢；人参皂苷 Rg 类兴奋中枢，人参皂苷 Rb 类抑制中枢。当机体处于不同生理或病理状态下，人参表现出不同的作用，起到调整平衡作用。

中药的“双向调节作用”一词曾被广泛使用，其严格的定义应是指某一中药既可使机体从机能亢进状态向正常转化，也可使机体从机能低下状态向正常转化，因机体所处病理状态之不同而产生截然相反的药理作用，最终使机体达到平衡状态。

（三）中药作用的差异性

中药作用的差异性表现在种属差异和个体差异。中药药理学是实验药理学，通过研究中药对动物（正常动物和病理模型动物）的作用来揭示中药药理作用的机理和物质基础。大多数中药对人和动物的作用基本一致，如动物实验发现黄连有抗心律失常作用，临床用于治疗心律失常也有效，丹参对人和动物抗血栓作用一致等。然而，差异性也同样存在，如人口服茯苓煎剂可出现利尿作用，但家兔和大鼠灌胃均未发现有明显的利尿作用；丹皮酚对动物有降压作用，但对人却未见此种作用。由此提示，动物实验结果尚不能完全显示中药对人的作用。当然是否有方法学的问题影响了中药作用在动物身上的表达也要考虑。中药作用的个体差异除与年龄、性别、精神状态等因素有关外，中医药理论还特别强调人的体质对用药的影响，如阳盛或阴虚之体，慎用温热之剂；阳虚或阴盛之体，慎用寒凉之药。至于阳盛阴虚或阳虚阴盛之体的实质尚待研究。

（四）中药作用的量效关系

中药药理作用存在量效关系。然而，由于方法学等问题，大多数中药尤其是粗制剂的有效剂量的范围往往比较窄，量效关系很难表现。某些中药有效成分作用的量效关系比较明确，如附子强心作用有效成分去甲乌药碱，对离体蟾蜍心脏有强心作用，浓度在 $1\times10^{-8}\sim5\times10^{-6}$ g/ml 范围内，心肌收缩力增加达 22% ~

98%。又如小檗碱在0.1~300μmol/L范围内，可剂量依赖性地降低兔窦房结动作电位4相去极化速率，降低慢反应细胞的自律性。

（五）中药作用的时效关系

中药药理作用存在时效关系，某些中药有效成分或注射剂，可通过药代动力学的研究显示其时效关系（时量关系）。但中药煎剂口服给药作用的潜伏期、峰效时间以及生物半衰期等是经常困扰我们的问题。在尚无理想的方法揭示中药粗制剂时效关系的情况下，有学者通过中药血清药理研究，提出多数中药煎剂给动物灌胃后1~2小时内采血，可能得到血药浓度较高的血清。起效较慢的中药灌胃，每日2次，连续给药2日，第3日给药1次，即连续给药5次，可基本达到稳态血药浓度。

二、中药药理学发展思路

历经80多年的发展，我国中药药理学取得了显著的成就。单味药及单味药的有效组分、有效单体的研究很深入，化学结构、理化性质、靶器官、靶浓度相对比较清楚。近10多年来中药方剂和复方的研究逐渐成为中医药学研究的重点，它们来源于长期的医疗实践，是中医辨证施治经验和智慧的结晶。因此运用现代科学的技术手段，从西医学的角度阐明方剂和复方的作用原理，是中药现代化的关键环节之一。

（一）与物质基础结合，开展组－效分析研究

中药复方是一巨大的化学分子库，多种活性成分通过多种途径和靶点发挥药效。因此，应追踪分离全方的活性组分和成分，进而对活性组分和成分进行药理作用和作用机制的研究，是阐明方剂和复方作用机制的重要环节之一。

（二）合理使用动物模型有助于客观揭示复方的作用机制

选择和使用恰当的动物模型是观察药理作用的前提。到目前为止，已有几十种“病”的模型已建立，并逐步完善成熟；而“证”的模型的建立相对难度较大，有一定的局限性。因此，在选择和使用动物模型时应有整体观念，从多个相关的病理生理学角度选择和制备动物模型，方有可能揭示方剂和复方的作用途径和作用环节，阐明其作用机制。

（三）与临床研究相结合是揭示方剂和复方作用机制的重要环节

虽然有动物“证”的模型被用于中药药理学的研究，但由于证的现代生物学本质还未阐明，建立能准确反映证本质的模型还有一定的过程。因此，结合临

床研究是十分必要和重要的，与实验药理学的研究具有互补性，能够相互进行验证，并在临床药理学的研究中丰富和发展。这是揭示方剂和复方的作用机制不可缺少的重要环节。

小　　结

1. 中药药理作用的特点是：药理作用大多与功效之间有相关性，是临床用药的依据，少部分药理作用与功效之间无明显相关性，是现代药理研究的成果，有些作用已在临床应用；中药中有效成分多，故进入机体可出现多效性，量效关系和时效关系较单体药物复杂；由于器官功能的状态不同，还可出现不同的作用而呈现双向调节作用。

2. 中药方剂和复方的研究是今后中医药研究的重点，研究思路主要有重视与物质基础结合，开展组－效分析研究；合理使用动物模型；与临床研究相结合，是揭示方剂和复方作用机制的重要方法和手段。

思 考 题

1. 中药药理作用的特点是什么？举例说明。
2. 目前国内动物模型的应用现状如何？

各　论

第五章　解表药

学习指南：

1. 掌握解表药的主要药理作用，了解解表药的概念和分类。
2. 掌握麻黄、柴胡、葛根的主要药理作用和现代应用。
3. 熟悉桂枝的药理作用和现代应用。

第一节　概　述

凡以发散表邪、解除表证为主要作用的药物称为解表药。解表药主要具有发汗之功效，通过发汗而达到发散表邪的目的，从而解除表证。部分药物兼有利尿消肿、止咳平喘、透疹和止痛等作用。

表证是指外邪侵犯人体浅表部位（皮肤、肌肉、经络）所致的一类证候群，相当于西医学的上呼吸道感染及传染病初期的症状。主要表现为恶寒、发热、头痛、无汗或有汗、鼻塞、咳嗽、苔薄白、脉浮等。西医学认为，上呼吸道感染的主要原因在于机体受到不良因素的影响，抵抗力降低，造成寄生在上呼吸道的病原微生物（细菌、病毒等）乘机侵入黏膜上皮细胞，生长繁殖，导致炎症反应而出现诸多临床症状。

表证常分为表热证和表寒证。表寒证的特点是寒象较明显，表现为恶寒或恶风较重，发热轻，无汗或有汗，苔薄白，脉浮紧或浮缓。表热证的特点是热象较明显，表现为发热重，恶寒轻，口渴，咽痛，舌质红，苔薄黄，脉浮数。

解表药根据其性味和临床功效的不同，分为两类：辛温解表药（发散风寒药），多属辛温，适用于表寒证，代表药物有麻黄、桂枝、荆芥、防风等；辛凉解表药（发散风热药），多属辛凉，适用于表热证，代表药物有柴胡、葛根、牛蒡子、薄荷、菊花等。

解表药的主要药理作用如下：

1. 发汗作用 中医学认为本类药物一般都有发汗或促进发汗的作用，通过发汗使表邪从汗而解，有所谓“其在皮者，汗而发之”，“体若燔炭，汗出而散”的理论，可见发汗是中医治疗表证的重要方法之一。解表药中以辛温解表药的发汗作用较强。发汗的方式有两种，即温热性发汗和精神性发汗。前者是指受到体内外温度的刺激（如发热或外界的温度高于体温）时，全身汗腺分泌汗液；后者是精神紧张或情绪激动时的出汗。解表药的发汗多属于温热性发汗，依据是辛温解表药服用后身体有温热感。麻黄碱能使处于高温环境中的人出汗快而多，古人用辛温解表方剂如麻黄汤等也强调“温服”和“温覆”。解表药的发汗机制可能是：直接影响汗腺功能，促进汗液分泌；通过改善血液循环而促进发汗；通过兴奋外周 α 受体而促进汗液的分泌。

2. 解热作用 本类药物大多有不同程度的解热作用，使实验性致热动物体温降低，以柴胡作用最显著，桂枝、荆芥、防风、葛根、紫苏、浮萍等也有一定的退热效果。其解热机制可能是：通过发汗或促进发汗；通过抗炎、抗菌和抗病毒等作用而促使体温下降；通过扩张皮肤黏膜血管、增加散热等而使体温下降。此外，麻黄挥发油、柴胡皂苷、葛根素等还能使正常动物的体温下降。

3. 抗炎作用 呼吸道炎症是表证的常见症状。解表药中大部分有抗炎作用，如柴胡、麻黄、生姜、辛夷等对多种实验性炎症有明显的抑制作用。抗炎机制可能与下列因素有关：抑制组胺或其他炎性介质的合成和释放；增强肾上腺皮质的分泌功能；抑制花生四烯酸代谢；清除自由基。

4. 镇痛作用 头痛、周身痛和关节痛是表证的常见症状。本类药物中柴胡、桂枝、细辛、防风、紫苏等对多种动物的实验性疼痛均有明显的镇痛作用。部分药物还有镇静作用。

5. 抗病原微生物作用 表证是外邪客表所致，细菌、病毒、寒冷等均可视为外邪。体外实验证明，柴胡、桂枝、紫苏、防风、薄荷、桑叶等对多种细菌，如金黄色葡萄球菌、溶血性链球菌、肺炎链球菌、伤寒沙门菌、痢疾志贺菌、大肠埃希菌以及某些致病性真菌均有一定的抑制作用。另外，麻黄、桂枝、柴胡、紫苏、菊花等对流感病毒有一定的抑制作用。

6. 免疫调节及抗变态反应作用 柴胡、苏叶、葛根等能促进巨噬细胞的吞噬作用，增强机体免疫功能，提高机体抗病能力。此外，麻黄、桂枝、生姜，以及麻黄汤、小青龙汤等对变态反应有抑制作用。

综上所述，解表药的发汗、解热、抗炎、镇痛和抗病原微生物作用是解除表证的药理学基础，增强免疫功能对解除表邪也具有积极的作用。

常用解表药的主要药理作用和用途见表5－1。

表5－1　　解表药主要药理作用总括表

类别	药物	发汗	解热	抗菌	抗病毒	镇痛	镇静	抗炎	抗过敏	其他作用
辛温解表药	麻黄	+	+	+	+	+		+	+	平喘利尿，升血压，兴奋中枢
	桂枝	+	+	+	+	+	+		+	利尿，强心，扩血管
	细辛		+	+	+	+	+	+		平喘，祛痰，强心，升压
	生姜	+			+	+		+	+	止吐，促消化液分泌
	荆芥		+	+	+	+	+	+	+	止血，抗氧化
	防风		+	+	+	+	+	+	+	促进免疫功能
	紫苏		+	+	+	+	+			止咳，祛痰，平喘，止血
	羌活		+	+	+	+	+	+	+	
	藁本		+		+	+	+	+	+	
	白芷		+	+		+	+			光敏作用
	苍耳子					+	+			
	辛夷花		+	+					+	平喘，降压
	香薷			+	+	+	+			
辛凉解表药	柴胡		+		+	+	+	+	+	保肝、利胆、降脂
	葛根		+			+			+	改善心脑血管功能
	薄荷		+	+	+	+	+	+		祛痰、止痒、保肝、利胆
	桑叶		+	+	+	+				祛痰、镇咳
	菊花			+	+	+				降压、增加冠脉血流量
	牛蒡子		+	+		+	+			利尿
	蔓荆子					+	+			
	升麻					+	+	+		
	浮萍		+							

第二节 常用药物

麻黄

本品为麻黄科植物草麻黄 Ephedra sinica Stapf、中麻黄 Ephedra intermedia Schrenk et C. A. Mey. 或木贼麻黄 Ephedra equisetina Bge. 的干燥草质茎。主要含多种生物碱和少量挥发油。生物碱中的主要有效成分是左旋麻黄碱，占生物碱总量的80% ~85%，其次为右旋伪麻黄碱，以及微量的 L－N－甲基麻黄碱、D－甲基麻黄碱、去甲基麻黄碱、去甲基伪麻黄碱等。挥发油中含有2，3，5，6－四甲基吡嗪和 L－α－萜品烯醇。麻黄味辛、微苦，性温。归肺、膀胱经。

【药理作用】

麻黄具有发汗解表、宣肺平喘和利尿消肿之功效，用于风寒感冒、胸闷喘咳、浮肿。现代药理作用如下：

1. 发汗 麻黄为辛温解表之峻品，其发汗作用为几千年临床实践所证实。近代实验研究证实麻黄水煎剂、水溶性提取物、麻黄挥发油、麻黄碱、L－甲基麻黄碱等均有发汗作用，其发汗特点是：口服和注射给药均有发汗作用，起效快，作用强，持续时间长，处于温热环境、配伍（与桂枝）后发汗作用更明显。

麻黄的发汗机制尚不清楚，可能与下列因素有关：①阻碍汗腺导管对钠离子的重吸收，而导致汗液分泌增加；②兴奋 α 受体使汗液分泌增加；③通过兴奋中枢神经的有关部位促进汗液的分泌。

此外，麻黄根有止汗的作用。

2. 平喘 近代研究证实麻黄碱、伪麻黄碱、麻黄挥发油是平喘的主要成分，L－α－萜品烯醇和2，3，5，6－四甲基吡嗪是近年来从麻黄中分离出来新的平喘成分。麻黄的平喘作用起效较慢，温和而持久，且口服有效。

麻黄的平喘机制主要是：直接兴奋支气管平滑肌 β 受体，激活腺苷酸环化酶，升高细胞内 cAMP 浓度，使平滑肌松弛；直接兴奋支气管黏膜血管平滑肌 α 受体，使血管收缩、血管壁通透性下降、黏膜水肿减轻，对哮喘的发作和预防有效；促进去甲肾上腺素能神经和肾上腺嗜铬细胞释放去甲肾上腺素和肾上腺素，间接地发挥拟肾上腺素作用；阻止过敏介质（如组胺、5－羟色胺等）的释放。

3. 利尿 麻黄的多种成分均有利尿作用，以 D－伪麻黄碱作用最强，静脉注射利尿作用较快，可持续0.5 ~1 小时，口服利尿作用稍弱。麻黄的利尿作用有剂量限制，量大反而使尿量减少。其利尿机制可能是通过扩张肾血管，增加肾小球的滤过率，或是阻碍肾小管对钠离子的重吸收，从而产生利尿作用。

4. 解热、抗炎　麻黄挥发油对多种实验性致热动物有解热作用，对正常小鼠的体温也有降低作用。麻黄的多种成分、多种制剂（水提取物和醇提取物）均有抗炎作用，以伪麻黄碱最强，口服和注射都有效。抗炎的环节是：抑制炎症早期的血管通透性增加；抑制炎症后期肉芽组织形成；对抗致炎物质的作用。

5. 抗病原微生物　体外实验证实，麻黄煎剂、麻黄挥发油对甲、乙型溶血性链球菌、金黄色葡萄球菌、流感嗜血杆菌、肺炎双球菌、炭疽芽孢杆菌、白喉棒状杆菌、大肠埃希菌、奈瑟菌属等均有不同程度的抑制作用。

6. 其他作用　麻黄碱能还兴奋大脑皮质，引起精神振奋、失眠等；此外，还有强心和升高血压、抑制肠平滑肌、抗过敏等作用。

综上所述，麻黄发汗解表、宣肺平喘、利尿消肿的功效与现代研究资料一致。麻黄的发汗、解热、抗炎、抗病原微生物作用是发汗解表的药理学依据；缓解支气管痉挛、减轻黏膜水肿、抗炎、抗过敏等作用，是宣肺平喘的药理学基础；利尿作用是消除水肿的关键。

【现代应用】

1. 感冒　麻黄汤、小青龙汤等麻黄的复方制剂可治疗普通感冒和流感。

2. 支气管哮喘　麻黄碱口服，可用于预防哮喘的发作，对急性发作效果差。

3. 预防某些低血压状态　麻黄碱可防治脊椎麻醉引起的低血压；口服还可治疗低血压。

4. 鼻塞　0.5% ~1%麻黄碱溶液滴鼻，可治疗鼻黏膜充血引起的鼻塞。

5. 肾炎　以麻黄为主的方剂，如麻黄连翘赤小豆汤能改善肾炎的全身浮肿症状。

【不良反应】

麻黄毒性较小，其所含的麻黄碱毒性较伪麻黄碱大，能引起小鼠眼球突出、举尾反应、紫绀和眼眶内出血等。人服用过量（治疗量的5 ~10倍）可引起烦躁不安、失眠、心悸、高血压等，甚至导致心肌梗死或死亡。

桂　枝

桂枝为樟科植物肉桂 Cinnamomum cassia Presl 的干燥嫩枝，其有效成分是挥发油，油中主要成分是桂皮醛（cinnamic aldehyde），约占62.29% ~78.75%。

其次为桂皮酸（cinnamic acid）及少量的乙酸桂皮酯（cinnamyl acetate）、乙酸苯丙酯（phenylpropy acetate）等。桂枝辛、甘，性温。归心、肺、膀胱经。

【药理作用】

桂枝具有发汗解肌、温通经脉、助阳化气、平冲降逆之功效，用于风寒感冒、脘腹冷痛、血寒经闭、关节疼痛、痰饮、水肿、心悸。现代药理作用如下：

1. 扩张血管、促进发汗 桂枝单用发汗力弱，与麻黄配伍，则加强其发汗作用。研究证明，桂皮油能扩张血管，改善血液循环，促使血液流向体表，从而有利于发汗和解热。

2. 解热、镇痛 桂皮醛、桂皮酸、桂枝汤对实验性发热家兔具有解热作用，并使正常小鼠的体温降低。其解热作用可能是皮肤血管扩张，使散热增加，以及促进发汗的结果。桂枝煎剂或水提取物及总挥发油给小鼠灌胃，能提高痛阈值，其复方制剂镇痛作用更强。

3. 抗炎、抗变态反应 桂枝煎剂和桂枝挥发油能抑制致炎物质如组胺和前列腺素 E 的合成和释放，产生抗炎作用。桂枝能抑制 IgE 所致肥大细胞脱颗粒作用，减少过敏介质的释放，还能抑制补体活性，表现出抗变态反应的作用。

4. 抗病原微生物 体外实验证实：桂枝水煎剂和醇提取物对金黄色葡萄球菌、大肠埃希菌、伤寒沙门菌等有抑制作用；桂皮油、桂皮醛对结核分枝杆菌有抑制作用；水煎剂对亚甲型流感病毒京科 68－1 株和孤儿病毒（$ECHO_{11}$）均有抑制作用。

【现代应用】

1. 预防流行性感冒 复方桂枝气雾剂（桂枝和香薷组成）喷咽喉部有一定疗效。

2. 降血压 桂枝、甘草、附子各 15g 代茶饮，有降压作用。

3. 风湿性关节炎 以桂枝为主，配伍其他药应用，有一定疗效。

4. 其他 桂枝与有关药物配伍还治疗多种疾病，如对冠心病、月经不调、痛经、心性和肾性水肿等，均有一定疗效。

柴　胡

为伞形科植物柴胡 Bupleurum chinense DC. 或狭叶柴胡 Bupleurum scorzonerifolium Willd. 等的干燥根。主要含柴胡皂苷（saikosaponins a、b、c、d 四种），并含 α－菠菜甾醇（α－spinasterol）、豆甾醇（stigmasterol）及少量挥发油（柴

胡醇 bupleurmol、丁香酚)、黄酮类等。柴胡味苦、辛，性微寒。归肝、胆经。

【药理作用】

柴胡具有和解表里、疏肝解郁、升举阳气之功效，主治感冒发热、寒热往来、胸胁胀痛、月经不调。现代药理作用如下：

1. 解热　中医用柴胡治寒热往来的半表半里之热有确切的疗效。这种现象相当于西医学的化脓性炎症、风湿热及疟疾。《本草纲目》：“盖热有在皮肤、在脏腑、在骨髓，非柴胡不可。”可见柴胡治疗热性疾病的重要性。实验证明，柴胡煎剂、柴胡醇浸膏、柴胡挥发油及粗皂苷对多种原因引起的实验性动物发热均有明显的解热作用，且能使正常动物体温降低。解热的主要成分是柴胡皂苷、皂苷元 A 和挥发油，其中挥发油的解热作用最强，且毒性小。西医学认为 cAMP 是重要的发热介质之一，可引起下丘脑体温调节中枢的体温调定点升高，而造成机体发热。实验显示，柴胡挥发油能抑制下丘脑部位 cAMP 的合成和释放，从而抑制体温调定点的上移，而使体温降低，产生解热作用。

2. 抗炎　柴胡粗皂苷、柴胡皂苷、柴胡挥发油均有抗炎作用，对正常或去肾上腺大鼠由多种致炎剂引起的炎症反应均有抑制作用。抗炎机制与下列因素有关：降低血管通透性；抑制白细胞游走；兴奋下丘脑－垂体－肾上腺内分泌轴，最终使糖皮质激素类分泌增加而产生抗炎作用；抑制致炎物质组胺、5－羟色胺的释放等。

3. 保肝利胆　柴胡皂苷、柴胡醇、α－菠菜甾醇对多种原因所致动物实验性肝损伤有治疗作用，能使丙氨酸转氨酶（ALT）和门冬氨酸转氨酶（AST）显著降低，肝细胞变性、坏死减轻，能促进肝功能恢复。临床也证实柴胡降酶幅度大，速度快，复方制剂降酶作用最强，如小柴胡汤、逍遥散等。柴胡的保肝机制可能是：柴胡皂苷对生物膜（如线粒体膜）有直接的保护作用；柴胡皂苷能促进脑垂体分泌 ACTH，进而促使糖皮质激素分泌增加，提高机体对非特异性刺激的抵抗能力而减轻对肝脏的损害；促进肝细胞 DNA 的合成，有利于肝细胞的恢复。

柴胡能使实验动物胆汁排出量增加，并使胆汁中的胆酸、胆色素和血中胆固醇浓度降低，其利胆有效成分是所含的黄酮类成分。醋炙柴胡利胆作用最强。

4. 降血脂　柴胡皂苷、皂苷元 a 和 b、柴胡醇、α－菠菜甾醇对实验性高脂血症动物的胆固醇、甘油三酯和磷脂水平均有降低作用，其中甘油三酯下降尤为显著；还能加速胆固醇及其代谢产物从粪便中排泄，从而使血脂下降。但柴胡对正常家兔血清胆固醇无明显影响。

5. 其他作用　柴胡还有镇静、镇痛、镇咳、促进免疫、抗菌、抗病毒等作用。

【现代应用】

1. 发热 柴胡注射液、柴胡口服液、柴胡糖浆对感冒、流感、肺炎、支气管炎、扁桃体炎、疟疾等引起的发热均有较好的解热作用，柴胡注射液给小儿滴鼻解热疗效高。

2. 病毒性肝炎 柴胡注射液或复方柴胡制剂（小柴胡汤、甘柴合剂）对急慢性肝炎均有较好的疗效。

3. 高脂血症 柴胡注射液肌内注射可明显降低甘油三酯。

4. 流行性腮腺炎 柴胡注射液肌内注射疗效较好。

【不良反应】

柴胡毒性小，柴胡皂苷和煎剂有溶血作用，但口服时并不明显。口服较大剂量时可出现嗜睡，甚至深睡现象，还可出现腹胀、食欲减退等；柴胡注射液能引起过敏反应，严重时有过敏性休克，应予以注意。

葛 根

本品为豆科植物野葛 Pueraria lobata（Willd.）Ohwi. 或甘葛藤 Pueraria thomsonii Benth. 的干燥根。其成分主要为黄酮类化合物，有大豆苷（daidzin，黄豆苷）、大豆苷元（daidzein，黄豆素）、葛根素（puerarin）等，还含有尿囊素、β-谷甾醇、淀粉等。葛根味甘、辛，性凉。归脾、胃经。

【药理作用】

葛根具有升阳解肌、透疹止泻、除烦止渴之功效，主治外感发热头痛、项背强痛、消渴、泄泻。现代药理作用如下：

1. 对心脏的作用

（1）*改善心脏功能* 葛根黄酮、葛根素静脉注射后可使麻醉犬心率减慢，总外周阻力减少，心输出量无明显改变，心肌耗氧量减少，同时还能改善心肌氧和乳酸的代谢，提高心肌工作效率。

（2）*扩张冠状血管* 葛根总黄酮和葛根素具有明显的扩张冠状血管作用，能使正常和痉挛状态的冠脉扩张，增加冠脉血流量；改变心电图缺血反应。葛根的多种制剂（水煎剂、醇浸膏）均对抗垂体后叶素引起的动物心肌缺血，对缺血心肌及缺血再灌注心肌有保护作用，这些作用可能是冠脉扩张所致。

（3）*抗心律失常* 葛根乙醇提取物、大豆苷灌胃后能明显对抗氯化钡、乌头碱所致大鼠心律失常，预防氯化钙所致的大鼠心室纤颤，并减少氯仿所致小鼠室颤发生率。葛根素灌胃及静脉注射能明显对抗乌头碱、氯化钡所致心律失常，静脉注射后也能显著对抗氯仿－肾上腺素诱发的兔心律失常。葛根抗心律失常机制目前认为是：降低心肌细胞膜对 K^+、Na^+、Ca^{2+} 的通透性，而使心脏抑制；β受体阻断效应。

2. 扩张血管

（1）扩张外周血管、降低血压　葛根素、葛根总黄酮静脉注射后，对外周血管具有一定的扩张作用。葛根水煎剂、醇浸膏、葛根总黄酮、葛根素、大豆苷元对高血压模型动物均有一定的降压效果。葛根素、大豆苷元能降低血浆肾素和血管紧张素水平，葛根素尚可降低血浆儿茶酚胺含量。其降压机制可能是：阻断β受体效应；抑制肾素－血管紧张素系统；影响血浆儿茶酚胺类代谢；改善血管的反应性（顺应性）。

（2）扩张脑血管　葛根总黄酮、葛根素给麻醉犬注射用药可使脑血管扩张、脑血流量增加，改善脑循环。葛根能减弱去甲肾上腺素所致的脑动脉血管收缩，也能减弱乙酰甲胆碱所致的脑动脉血管扩张，能使处于异常状态的脑血管功能恢复至正常水平。

3. 其他

（1）解热　葛根所含黄酮类物质是其解热作用的成分。葛根煎剂、乙醇浸膏、葛根素等对实验性发热动物均有解热作用，葛根素作用尤为突出。野葛的解热作用与阿司匹林相似，特点为起效快，药后3～5小时解热作用最明显。甘葛藤作用较弱，维持时间也较短，但两者均可使体温降至正常水平以下。其解热机制可能与以下环节有关：葛根使皮肤血管扩张，促进血液循环而增加散热。葛根素则通过阻断中枢部位的β受体而使cAMP生成减少，产生解热效应。

（2）降血糖、降血脂　中医所谓消渴证大致相当于西医学的糖尿病。葛根煎剂有轻度降血糖作用。葛根素是降糖的有效成分。葛根与相关药物配伍治疗糖尿病效果显著。

葛根素注射给药可明显降低血清胆固醇。对大鼠饮酒所致血清载脂蛋白 A_1（$APOA_1$）降低及甘油三酯升高，葛根口服液有显著对抗作用。

此外，葛根总黄酮、葛根素、大豆苷元、多糖等显示有抗实验性肿瘤作用。葛根总黄酮、葛根素有抗氧化作用，可减少组织丙二醛（MDA）、过氧化脂质（LPO）含量，增加超氧化物歧化酶（SOD）活性。葛根总黄酮能降低动物全血黏度和血小板黏附率，明显抑制二磷酸腺苷（ADP）诱导的体内血栓形成。

综上所述，葛根对心脑血管系统等作用能反映活血通脉功效；扩张血管、改善血液循环、解热、降血糖、降血脂等是其解肌退热、除烦止渴功效的药理学基础。葛根主要有效成分是葛根黄酮。

【现代应用】

1. 偏头痛 葛根片口服有效。

2. 突发性耳聋 口服葛根片或葛根乙醇提取物片，葛根总黄酮肌内注射或葛根素静脉注射均有较好效果。

3. 冠心病、心绞痛 可静脉滴注或静脉注射葛根素。葛根片或葛根复方制剂口服，有较好治疗效果。

4. 高血压病 用葛根片治疗伴有项强颈痛的高血压病，可明显改善症状。

5. 感冒、头痛、发热 常用葛根复方制剂（如葛根汤、桂枝加葛根汤等）。

6. 麻疹初起、发热、疹出不畅 用升麻葛根汤治疗。

【不良反应】

少数患者口服葛根片后有头胀感，减量后可消失。个别病人静脉滴注葛根素后出现皮疹、皮肤瘙痒症状，对症处理即可。

小　结

1. 解表药的主要药理作用有：发汗、解热、抗炎、镇痛、抗病原微生物、免疫调节及抗变态反应。

2. 麻黄的主要药理作用有：发汗、平喘、利尿、解热、抗炎、抗病原微生物；主要用于感冒、支气管哮喘、预防低血压、鼻塞和肾炎。

3. 桂枝的主要药理作用有：扩张血管、促进发汗、解热、抗炎、抗变态反应；主要用于预防流感、降血压、风湿性关节炎等。

4. 柴胡的主要药理作用有：解热、抗炎、保肝利胆、降血脂等；主要用于发热、病毒性肝炎、高脂血症、流行性腮腺炎等。

5. 葛根的主要药理作用有：改善心脏功能、扩张冠状血管、抗心律失常、扩张外周血管、扩张脑血管、解热、降血糖；主要用于偏头痛、突发性耳聋、冠心病、高血压及感冒等。

思考题

1. 何为解表药？说出其分类和主要代表药。

2. 试述解表药的主要药理作用。

3. 麻黄的主要药理作用和现代应用有哪些方面?
4. 比较麻黄、桂枝的发汗特点和机制。
5. 麻黄是怎样发挥其平喘作用的?
6. 麻黄通过哪些环节产生抗炎作用? 其抗炎特点是什么?
7. 简述桂枝的药理作用和现代应用。
8. 桂枝的解热特点和机制是什么?
9. 简述柴胡的药理作用和现代应用。
10. 柴胡是通过什么方式产生解热作用的? 其解热特点是什么?
11. 柴胡是如何产生抗炎作用的?
12. 柴胡是怎样产生保肝作用的?
13. 简述葛根的药理作用和现代应用。
14. 试述葛根对心脑血管系统的作用和有效成分。

制剂与用法

1. 盐酸麻黄碱片剂　口服，25mg/次，3 次/日。注射剂：皮下或肌内注射 15 ~30mg/次。极量：口服、皮下或肌内注射，60mg/次，150mg/日。

2. 桂枝茯苓丸　主治月经不调，产后恶露不尽。口服（小丸剂），6 丸/次，2 次/日。

3. 柴胡注射液　肌内注射，2ml/次，1 ~2 次/日。口服液：10 ~20ml/次，3 次/日。

4. 正柴胡饮冲剂　主治外感风寒初起、恶寒发热、无汗、头痛、四肢酸痛等。口服，3g/次，3 次/日。

5. 葛根酮片　口服，1 片/次，2 次/日。

6. 葛根浸膏片　口服，3 片/次，3 次/日。

7. 葛根素注射液　静脉滴注，200 ~400mg 加入生理盐水 250ml 或者 5% 葡萄糖液 500ml，1 次/日。

8. 葛藤降压片　具有平肝息风、解痉止痛的功效，用于高血压、冠心病、颈项强痛、失眠心悸。口服：4 ~5 片/次，3 ~4 次/日。

第六章 清热药

学习指南：

1. 了解清热药的概念及分类。
2. 掌握清热药的主要药理作用。
3. 掌握黄连、黄芩的主要药理作用和现代应用。
4. 熟悉大青叶、板蓝根、苦参、金银花及青蒿的主要药理作用和现代应用。
5. 了解栀子、穿心莲、知母、鱼腥草的主要药理作用及现代应用。

第一节 概 述

凡以清泄里热为主要作用的药物，称为清热药。清热药具有清热泻火、凉血、解毒、燥湿和清虚热等功效，主要用于里热证。

里热证主要是由于外邪入里化热，或因内郁化火所致的一类证候。西医学提示，外邪入里化热的证候与各种急性传染病、急性感染性疾病，特别是伴有全身毒血症时的表现相似，如高热、汗出、口干、烦躁、神昏及谵语等。脏腑偏胜、郁而化火（热）之证与西医学中各种器官或组织的感染性疾病相似，也包括由此引起的一些并发症状，如肺热引起的咳嗽多痰，胃热引起的头痛、牙龈肿痛，肝火上炎引起的目赤肿痛、头痛、眩晕，肝胆湿热所致的黄疸、胁痛，肠胃湿热引起的腹泻、痢疾、呕吐等。血分实热则表现为某些疾病引起的斑疹和鼻衄、牙龈出血、吐血、便血，以及烦躁、神昏谵语等症状。里热证有实热、虚热之分，虚热多由精虚血少、阴液大伤而内生，出现口干唇燥、虚烦不寐、盗汗，可见于西医学中大病后期体质虚弱，以及结核病等。另外，里热证也包括某些出血性疾病、头痛眩晕症、过敏性疾病及肿瘤等非感染性疾病。

清热药性属寒凉，多入肺、胃、心、肝、大肠经。根据清热药的主要功效，分为清热泻火药、清热燥湿药、清热凉血药、清热解毒药和清虚热药五类。

清热药的主要药理作用如下：

1. 抗病原微生物 大多数清热药对细菌、真菌、病毒、原虫等都有不同程度的抑制或杀灭作用。其中清热解毒、清热燥湿药抗菌、抗病毒作用最明显。

（1）抗菌、抗病毒　清热药抗菌谱较广。黄连、黄芩、黄柏、金银花、蒲公英、鱼腥草、紫草、苦参、龙胆草等，对革兰阳性菌如金黄色葡萄球菌、乙型溶血性链球菌、肺炎链球菌，及革兰阴性菌如大肠埃希菌、志贺菌属、变形杆菌、脑膜炎奈瑟菌等均有抑制作用；黄连、黄芩、秦皮等对幽门螺杆菌和空肠弯曲菌有抑制作用；黄连、黄柏对结核分枝杆菌、钩端螺旋体有抑制作用；金银花、鱼腥草、苦参、龙胆草、连翘、青黛等对多种皮肤癣菌也有明显的抑制作用；金银花、连翘、蒲公英、穿心莲、秦皮、板蓝根、贯众、鱼腥草、苦参、紫草等对流感病毒、疱疹病毒等有抑制作用；此外，鸦胆子和白头翁有抗阿米巴原虫作用，青蒿、鸦胆子有抗疟原虫作用。

体内和体外实验表明：清热药对病原微生物的抑制和杀灭作用均没有抗生素强。但清热药用于急性感染性疾病，临床疗效确切，能明显改善全身症状，由此表明可抗细菌毒素、解热、影响免疫功能等，在清热药抗感染作用中也发挥一定的作用。本类药物的不良反应较抗生素类小。

（2）抗菌机制　大部分清热药的抗菌机理尚不清楚。黄连、黄柏、龙胆草等抗菌作用可能与下列环节有关：破坏菌体结构，细胞膜出现皱缩并折入胞浆内；抑制菌体核酸及蛋白质合成；干扰菌体糖代谢等。

（3）抗菌成分　本类药物中已经明确的抗菌有效成分是黄连、黄柏、三棵针中的小檗碱，黄芩中的黄芩素，金银花中的绿原酸、异绿原酸，板蓝根和青黛中的色胺酮，秦皮中的秦皮乙素，苦参和山豆根中的苦参碱，鱼腥草内的癸酰乙醛等。

2. 抗毒素　大多数清热药具有抗细菌内毒素［内毒素是革兰阴性菌细胞壁上的一种黏多糖，可引起发热、循环障碍、休克及弥漫性血管内凝血（DIC）等］作用，能使内毒素降解，并能提高机体对内毒素的耐受能力。黄连、黄芩、鸭跖草、金银花、蒲公英、穿心莲、水牛角等能降低大肠埃希菌、霍乱弧菌等内毒素所致小鼠死亡率，并减轻腹泻等症状。

3. 抗炎　多数清热药具有抗急性炎症反应作用。黄连、黄芩、金银花、大青叶、板蓝根、鱼腥草、穿心莲、苦参、苦木、龙胆草、知母、栀子、赤芍、丹皮、玄参等对动物实验性炎症的各个阶段有显著的抑制作用，尤其对炎症早期毛细血管通透性、水肿和渗出抑制作用强。

4. 解热　发热是里热证和急性炎症的重要症状之一，多数清热药对动物实验性发热均有一定的解热作用。尤以清热泻火药、凉血药作用明显，如石膏、知母、栀子、丹皮、犀角、玄参有较好的解热作用；清热燥湿药、清热解毒药如黄连、黄芩、苦参、金银花、大青叶等也有一定的解热作用；清虚热药地骨皮、银柴胡对低热不退者有效。本类药物解热作用与解表药不同，退热时多不伴有明显的发汗。

5. 对免疫功能的影响 多数清热药能提高机体的免疫功能，增强机体的抗病能力。

（1）增强非特异性免疫功能 蒲公英、金银花、鱼腥草、穿心莲、黄连、黄芩、栀子等能使白细胞数量增加，提高白细胞和巨噬细胞的吞噬能力。

（2）增强特异性免疫功能 黄连、黄芩、山豆根、金银花等有促进细胞免疫的作用；山豆根、黄柏、金银花等有促进体液免疫的作用。

（3）抑制变态反应 黄芩、黄连、穿心莲等能对抗变态反应，产生免疫抑制作用。

6. 抗肿瘤 肿瘤为毒邪，清热药中苦参、青黛、紫草、北豆根、地骨皮、金银花等具有一定的抗肿瘤作用。

综上所述，清热药清泄里热功效与该类药抗病原体、抗毒素、抗炎、解热、调节机体免疫功能等药理作用有关。

部分清热药的主要药理作用见表6-1。

表6-1 清热药主要药理作用总括表

类别	药物	抗病原体	抗病毒	抗炎	解热	调节免疫功能	抗肿瘤	其他作用
清热泻火药	知母	+		+	+		+	抗交感、降血糖、抗溃疡
	石膏				+	+		镇静、催眠
	栀子	+		+	+			镇静催眠、镇痛、保肝利胆
清热燥湿药	黄芩	+	+	+	+	+	+	降压、降血脂、保肝
	黄连	+	+	+		+	+	降压、抗心律失常、抗溃疡
	黄柏	+	+	+	+			降压、抗溃疡
	苦参	+		+	+	+	+	止泻、抗心律失常、抗溃疡
	龙胆草	+		+		+		利胆、保肝、健胃、降压
清热凉血药	牡丹皮	+		+	+	+		降压、抗心律失常、镇静
	赤芍	+		+		+	+	抗血栓、保肝、镇静、解痉
	紫草	+		+	+	+	+	保肝、止血、降血糖
清热解毒药	金银花	+	+	+	+	+	+	降血脂、利胆、抗早孕
	连翘	+		+	+	+		止吐、保肝
	大青叶	+		+	+	+		抑制肠管、兴奋子宫

（续表）

类别	药物	抗病原体	抗病毒	抗炎	解热	调节免疫功能	抗肿瘤	其他作用
清热解毒药	板蓝根	+		+	+	+		抗血小板聚集、抗氧化
	鱼腥草	+	+	+		+		
	穿心莲	+	+	+	+	+	+	抗血小板聚集、保肝利胆
	山豆根	+		+	+	+	+	抗心律失常、抗溃疡
	青黛	+				+	+	保肝
	蒲公英	+	+				+	保肝利胆、抗溃疡
	野菊花	+	+	+		+	+	降血压
	牛黄	+		+	+			镇静、抗惊厥、降压、镇咳、祛痰、平喘、强心、利胆解痉
清虚热药	青蒿	+		+	+	+	+	镇痛、降压
	地骨皮	+				+	+	降血脂、降血糖、兴奋子宫
	胡黄连	+						利胆
	银柴胡							降低胆固醇、抗动脉粥样硬化

第二节　常用药物

黄　芩

本品为唇形科植物黄芩 Scutellaria baicalensis Georgi 的干燥根。主要化学成分为黄酮类，如黄芩苷（baicalin）、黄芩素（黄芩苷元，baicalein）、汉黄芩苷（wogonoside）、汉黄芩素（wogonin）、千层纸素 A（oroxylin－A）、黄芩新素Ⅰ（skullcapfavone Ⅰ）、黄芩新素Ⅱ（skullcapflavone Ⅱ）等。此外，尚含β－谷甾醇、苯甲酸、葡萄糖醛酸和多种微量元素等。黄芩味苦，性寒。归肺、胆、脾、大肠、小肠经。

【药理作用】

黄芩具有清热燥湿、泻火解毒、止血、安胎之功效，用于湿温、暑温，见胸闷呕恶、湿热痞满、泻痢、黄疸、肺热咳嗽、高热烦渴、血热吐衄、痈肿疮毒、胎动不安等。主要药理作用如下：

1. 抗病原微生物 黄芩抗菌范围较广。其煎剂对多种革兰阳性菌如金黄色葡萄球菌（作用最强）、乙型溶血性链球菌、肺炎链球菌、炭疽芽孢梭菌和白喉棒状杆菌有不同程度的抑制作用；对革兰阴性菌如志贺菌属、铜绿假单胞菌、变形杆菌、大肠埃希菌、伤寒沙门菌、副伤寒沙门菌、幽门螺杆菌及脑膜炎奈瑟菌、淋病奈瑟菌均有抑制作用；对钩端螺旋体和多种致病性真菌如堇色毛癣菌、白色念珠菌等也有抑制作用。黄芩抗菌的有效成分是黄芩苷和黄芩素。

黄芩煎剂对甲型流感病毒 PR_8 株有抑制作用，对感染流感病毒的小鼠有治疗效果，能降低感染小鼠的死亡率，减轻其肺部病变，延长生存期。

2. 抗炎 黄芩水煎醇沉液对大鼠酵母性足跖肿胀有明显的抑制作用；黄芩甲醇提取物、黄芩素、黄芩苷和汉黄芩素等均能抑制由醋酸诱导的小鼠毛细血管通透性增加，并减少由合成多胺引起的大鼠足跖水肿及抑制大鼠骨质退行性病变的继发性损害，表明黄芩对急、慢性炎症均有抑制作用。

黄芩的抗炎机制与抑制炎性介质的合成和释放有关，花生四烯酸（AA）的代谢产物是重要的致炎物质，黄芩素、黄芩苷等可影响花生四烯酸代谢，使前列腺素 E（PGE）和白三烯（LT）的合成减少，从而减轻炎性介质扩张血管、增加毛细血管通透性及白细胞的趋化作用；黄芩新素Ⅱ、汉黄芩素、汉黄芩苷、黄芩素等均能抑制大鼠腹膜肥大细胞释放组胺（HA）。

3. 对免疫功能的影响 黄芩对免疫功能有不同的影响：

（1）*抗变态反应* 黄芩抗Ⅰ型变态反应（过敏反应）作用显著。Ⅰ型变态反应是由外来过敏原引起的，由 IgE 抗体介导引起肥大细胞脱颗粒释放组胺（HA）和 5－羟色胺（5－HT）等过敏介质，导致局部和全身性过敏反应。黄芩抗变态反应的机制是：稳定肥大细胞膜，减少炎性物质组胺等的释放。黄芩苷和黄芩苷锌是抗变态反应的主要成分。

（2）*提高机体免疫功能* 黄芩苷锌腹腔注射能明显提高小鼠腹腔巨噬细胞吞噬功能，小剂量的黄芩苷可使 NK 细胞活性增强而增加机体免疫力，但大剂量的黄芩苷则使 NK 细胞活性明显降低，影响免疫功能。

4. 解热 黄芩苷腹腔注射或静脉注射对发热大鼠有明显的解热作用，但对正常体温大鼠无降温作用。黄芩茎叶总黄酮口服给药，对于酵母引起的大鼠发热也有显著的解热作用。

5. 保肝、利胆 黄芩及黄芩提取物等对半乳糖胺、四氯化碳诱导的实验性肝损伤有保护作用，能使肝糖原含量增加，转氨酶降低。

黄芩素和黄芩苷等可促进实验动物胆汁分泌，显示利胆作用，尤以黄芩素作用最明显。

6. 镇静　黄芩苷对中枢神经系统有明显的抑制作用，产生镇静效应。

综上所述，黄芩的清热燥湿、泻火解毒功效与抗病原体、抗炎、调节免疫功能、解热、保肝、利胆等药理作用有关。主要有效成分是黄酮类。

【现代应用】

1. 小儿肺炎　黄芩与银花藤制成冲剂有效。

2. 急性菌痢　黄芩、黄连、黄柏等研末，口服有效。

3. 病毒性肝炎　用黄芩苷注射液4ml（相当生药200g）肌内注射，或6ml加入10%葡萄糖250ml中静脉点滴，15日为1疗程，共2～3个疗程，疗效显著。

4. 预防猩红热　单味黄芩煎汤（生药9g）口服，有较好的预防作用。

5. 其他感染　急性胰腺炎息者，用清胰汤（黄芩、厚朴、枳壳等）口服或鼻饲，均有明显疗效；急性胆囊炎，黄芩苷静脉注射加口服有效；沙眼，2%～3%黄芩苷药水滴眼有效。

【不良反应】

黄芩水煎剂口服不良反应较少，黄芩苷注射可引起少数人胃部不适或腹泻，点眼有胀痛感。

黄　连

本品为毛茛科植物黄连 Coptis chinensis Franch.、三角叶黄连 Coptis deltoidea C. Y. Cheng et Hsiao 或云连 Coptis teeta Wall. 的干燥根茎。上述3种黄连分别称为味连、雅连和云连。黄连根茎的主要成分是小檗碱（黄连素 berberine），约占7%～9%，尚含有黄连碱（coptisine）、掌叶防己碱（巴马亭 palmatine）、甲基黄连碱（worenine）、非洲防己碱（columbamine）、木兰花碱（magnoflorine）、药根碱（jatrorrhizine）等。黄连味苦，性寒，归心、脾、胃、肝、胆、大肠经。

【药理作用】

黄连具有清热燥湿、泻火解毒功效，主治湿热痞满、呕吐吞酸、泻痢、黄疸、高热神昏、心烦不寐、血热吐衄、目赤、牙痛、消渴、痈肿疔疮；外用可治疗湿疹、湿疮、耳道流脓等。现代药理作用如下：

1. 抗病原体　黄连清热燥湿、泻火解毒之功效主要以抗病原体作用为基础。

（1）抗菌谱及抗菌机制　黄连及小檗碱具有广谱抗菌作用。体外实验证明，对金黄色葡萄球菌、结核分枝杆菌、志贺菌属抗菌作用最强；对白喉棒状杆菌、百日咳鲍特杆菌、幽门螺杆菌、鼠疫耶尔森菌和脑膜炎奈瑟菌等有一定的抑制作用；对大肠埃希菌、变形杆菌、伤寒沙门菌作用较弱；黄连及三黄注射液（黄连、黄芩、黄柏等量组成）还具有抗真菌作用。

小檗碱或黄连制剂对多种流感病毒、阿米巴原虫、沙眼衣原体等均有抑制作用。

黄连低浓度抑菌，高浓度杀菌。抗菌机制可能是：①破坏细菌结构：超微结构观察发现，黄连能引起金黄色葡萄球菌中隔变形、弯曲和粗细不一；②抑制细菌糖代谢；③抑制 DNA 和蛋白质的合成。

（2）耐药性　金黄色葡萄球菌、乙型溶血性链球菌与痢疾志贺菌对小檗碱极易产生耐药性，但与青霉素、链霉素等未见交叉耐药性，黄连的复方制剂不易产生抗药性，且抗菌作用较单味药增加 10 倍。

2. 抗毒素　黄连及小檗碱能提高机体对细菌内毒素的耐受能力，也能降低内毒素的活性。如黄连对细菌内毒素所致的大鼠死亡有保护作用，能对抗大肠埃希菌毒素引起的腹泻；小檗碱能使霍乱弧菌的毒素失活，对抗该毒素所致的腹泻，减轻炎症反应，降低死亡率。

3. 抗炎、解热　小檗碱对急、慢性炎症均有抑制作用。如皮下注射小檗碱可抑制二甲苯引起的小鼠耳肿胀，小檗碱对大鼠角叉菜胶性足跖肿胀、慢性棉球肉芽肿均有明显抑制作用。黄连的其他成分如药根碱及黄连碱也有显著的抗炎作用。

黄连、小檗碱对实验性发热动物有解热作用。这一作用是通过抑制中枢发热介质的生成和释放产生的。

4. 镇静、催眠　黄连泻心火，解热毒，具有镇静和催眠作用。四氢小檗碱、四氢黄连碱等为叔胺类生物碱，脂溶性高，易透过血－脑屏障而使中枢抑制作用增强。小檗碱、黄连碱为季铵类的生物碱，脂溶性低，不易透过血－脑屏障而使中枢抑制作用较弱。

5. 其他作用

（1）降血糖　黄连和小檗碱均有降低血糖的作用，能使正常小鼠血糖降低，对葡萄糖和肾上腺素引起的血糖升高也有降低作用，对自发性糖尿病 KK 小鼠有降血糖作用，对四氧嘧啶致糖尿病小鼠也有降血糖作用。黄连的降血糖作用可能是抑制肝脏的糖原异生或促进外周组织对葡萄糖的酵解而产生的。

（2）对心血管系统的影响

①正性肌力作用：小剂量小檗碱对动物离体心脏和整体心脏均有明显的正性肌力作用。其机制是促进心肌细胞外 Ca^{2+} 内流，导致心肌细胞内 Ca^{2+} 浓度增加

所致，大剂量可抑制心脏，减弱其收缩力。

②负性频率作用：小檗碱静脉注射，可使清醒大鼠心率一过性加快而后缓慢持久地减慢，随剂量的增大，心率减慢更加显著。

③抗心律失常：小檗碱具有显著的抗心律失常作用，能防治氯化钙、氯化钡、肾上腺素、乌头碱、电刺激及冠状动脉结扎所诱发的室性心律失常，并有明显的量效关系，临床证实对多种原因引起的室性及房性心律失常也有效，表明有广谱抗心律失常的作用。另外，药根碱也有抗心律失常作用。抗心律失常的机制可能与降低心肌细胞自律性、延长动作电位时程（APD）及有效不应期（ERP）、消除折返冲动有关。

④降压：小檗碱能使血管扩张，产生明显的降压作用，其舒张压下降最为明显，且降压强度及持续时间随剂量加大而加强，反复给药无快速耐受性，同时伴有心率减慢。降压机制是小檗碱能竞争性阻断血管上 α_1 受体，使外周阻力血管扩张所致。此外，药根碱对麻醉、清醒大鼠以及肾性高血压大鼠亦有显著的降压作用，其降压作用的机理也与 α 受体阻断作用有关。

（3）抗溃疡　黄连及小檗碱具有抗实验性胃溃疡作用。对大鼠实验性胃黏膜损伤有明显保护作用，对大鼠醋酸性胃溃疡有促进愈合作用。小檗碱抗胃溃疡机制是通过抑制胃酸分泌和抗幽门弯曲杆菌作用产生的，这可能是黄连治疗溃疡病的作用机制之一。

小檗碱还有抗心肌缺血和抗脑缺血、抑制血小板聚集、降血脂、抗缺氧、抗肿瘤、益智等作用。

综上所述，黄连清热燥湿、泻火解毒功效与其抗病原体、抗内毒素、抗炎、解热、镇静、催眠、抗溃疡、降血糖、抗肿瘤等药理作用有关。黄连还有显著的心血管药理活性。小檗碱是黄连主要的有效成分。

【现代应用】

1. 感染性疾病　单味黄连及小檗碱治疗细菌性痢疾，疗效肯定，为目前常用药。小檗碱口服治疗衣原体或支原体引起的尿道炎，有一定疗效。小檗碱口服治疗慢性胆囊炎，30 天 1 个疗程，共 3 个疗程，疗效显著。双黄连粉针剂对急性扁桃体炎、肺炎均有一定疗效。

2. 糖尿病　小檗碱口服治疗Ⅱ型糖尿病，可使血糖降低，症状消失，无毒副作用。

3. 心律失常　小檗碱口服 0.3 ~ 0.5g，治疗室性快速型心律失常效果较好。

4. 烧伤　将无菌敷料蘸黄连煎液覆盖创面，治疗Ⅱ度烧伤，用药 12 ~ 23 日，均获痊愈。

5. 胃及十二指肠溃疡 小檗碱口服给药疗效满意。

6. 急性肾盂肾炎 用双黄连粉针剂静脉滴注有一定疗效。

黄连与其制剂还可用于焦虑症、失眠、慢性胆囊炎等。

【不良反应】

本品毒性小，黄连煎剂和小檗碱可引起变态反应，轻者表现为药疹、皮炎、血小板减少，重者表现为过敏性休克。消化道反应有恶心、呕吐、腹胀及腹泻。小檗碱静脉滴注可引起急性心源性脑缺血综合征，严重时死亡。长期口服小檗碱偶见血红蛋白和血细胞减少及溶血性贫血。

苦 参

本品为豆科植物苦参 Sophora flavescens Ait. 的干燥根。主要成分为生物碱和黄酮类。已发现具有药理活性的 5 种生物碱是苦参碱（matrine）、氧化苦参碱（oxymatrine）、槐胺碱（sophoramine）、槐果碱（sopho - carpine）及槐定碱（sonhoridine），其他生物碱还有槐醇碱（sophoranol）、N - 甲基野靛碱（N - methylcytisine）等。总黄酮约含 0.3%，进一步分离可得到二氢黄酮、黄酮醇和二氢黄酮醇。苦参味苦、性寒。归心、肝、胃、大肠、膀胱经。

【药理作用】

苦参具有清热燥湿、杀虫、利尿等功效，主治热痢便血、黄疸、尿闭、赤白带下、阴肿阴痒、湿疹、湿疮、皮肤瘙痒、疥癣、麻风。主要药理作用如下：

1. 抗病原微生物 苦参碱对志贺菌属、大肠埃希菌、变形杆菌、乙型溶血性链球菌及金黄色葡萄球菌均有明显抑制作用。苦参碱有抗柯萨奇 B 组病毒的作用，在体外对该病毒引起的细胞病变有抑制作用，体内能抑制该病毒在心肌中的增殖，还能延长感染小鼠存活时间。苦参水煎液对毛癣菌和黄癣菌等多种皮肤真菌有抑制作用。

2. 抗炎 苦参碱对各种致炎剂（巴豆油、冰醋酸、角叉菜胶、鸡蛋清）引起的急性渗出性炎症均有显著的对抗作用，而对棉球诱发的肉芽组织增生性慢性炎症却无对抗作用。苦参碱的抗炎作用可能与稳定溶酶体膜、减少炎症介质的释放有关。苦参醇浸膏在体外对阴道滴虫有杀灭作用。

3. 抗变态反应 苦参有免疫抑制作用。对正常马血清作为过敏原所致豚鼠过敏性休克，苦参液肌内注射可降低死亡率，显示具有抗 I 型变态反应作用。苦参碱对小鼠脾脏 T 细胞增殖有抑制作用，并抑制白细胞介素 2（IL - 2）的生成或释放。氧化苦参碱皮下注射，可显著抑制小鼠腹腔巨噬细胞的吞噬能力。苦参碱、槐胺碱、氧化苦参碱、槐定碱、槐果碱均有免疫抑制作用，其中苦参碱的免疫抑制作用较强，而槐果碱作用较弱。

4. 抗肿瘤　苦参煎剂、苦参总生物碱、氧化苦参碱、脱氧苦参碱和苦参碱等，对小鼠移植性肿瘤均有抗肿瘤作用，仅在作用强度和瘤株的选择上有所差别。对小鼠艾氏腹水癌，氧化苦参碱的作用最强；苦参碱对小鼠肉瘤 S_{180}、小鼠实体性宫颈癌（U_{14}）也有抑制作用；苦参提取液能明显诱导人早幼粒白血病细胞（HL－60）、K562 人红白血病细胞向正常的方向分化。苦参抗肿瘤特点是毒性低，对骨髓和机体免疫功能没有抑制作用。抗肿瘤机制可能是：①直接杀伤肿瘤细胞；②促进癌细胞分化；③抑制癌细胞 DNA 合成；④诱导癌细胞凋亡。

5. 解热　苦参注射液或氧化苦参碱给家兔静脉注射，对四联菌苗引起的体温升高有明显的解热作用，给正常大鼠腹腔注射，可使体温显著降低，产生降温作用。

6. 其他作用

（1）抗心律失常　苦参及其总黄酮类等成分均有明显的抗心律失常作用。苦参总碱对氯化钡诱发的大鼠心律失常及氯仿－肾上腺素诱发的猫心室纤颤有一定的对抗作用。苦参总碱、苦参碱、氧化苦参碱、苦参总黄酮小鼠腹腔注射、大鼠和兔静脉注射均能对抗多种实验性心律失常，苦参碱能显著对抗乌头碱、氯化钡、结扎冠脉所致的心律失常，使心率减慢。槐定碱、槐胺碱及槐果碱也有抗实验性心律失常作用，唯作用强度不如前者。另外，苦参总黄酮也有抗实验性心律失常作用。

（2）抗心肌缺血　苦参水煎醇沉液、苦参总碱能减轻垂体后叶素引起的急性心肌缺血，苦参总碱能对抗垂体后叶素引起的兔和犬冠脉血流量降低，从而保护心肌。苦参抗心肌缺血作用可能是扩张冠状血管、增加对心肌的供血和供氧所致。

另外，苦参还有保肝、升高白细胞、镇静、抗胃溃疡及杀精子等作用。

综上所述，苦参的抗病原微生物、抗炎、抗变态反应、解热等药理作用是清热燥湿的药理学依据，抗心律失常、抗心肌缺血等是苦参功效的新发展。苦参主要有效成分是生物碱。

【现代应用】

1. 急性菌痢　苦参片剂有较好的疗效。

2. 妇科疾病　苦参局部应用对滴虫性阴道炎、念珠菌性阴道炎、宫颈炎及外阴瘙痒等有一定疗效。

3. 皮肤病 苦参制剂治疗急慢性湿疹、荨麻疹、药物性剥脱性皮炎、银屑病、疥疮、体癣、足癣以及肛门周围皮肤炎（外用），均有较好疗效。

4. 心律失常 苦参制剂对多种心律失常有效，对冠心病引起的期前收缩疗效较好，对心房纤颤也有一定的疗效。

5. 肿瘤 应用复方苦参注射液并配合化疗对恶性肿瘤病人能显著提高疗效。

6. 哮喘 苦参制剂对喘息型慢性支气管炎和支气管哮喘均有效。

【不良反应】

苦参制剂口服对胃肠有刺激性，表现为恶心、呕吐、食欲不振、反酸及腹泻等，临床反应率达30%。还可引起变态反应，如荨麻疹、过敏性休克等。少数人出现头昏、耳鸣及烦躁等精神症状。

金银花

本品为忍冬科植物忍冬 Lonicera japonica Thunb. 的干燥花蕾或带初开的花。主要化学成分为绿原酸类化合物，如绿原酸（chorogenic acid）和异绿原酸（isochorogenic acid），此外，还含有黄酮类化合物如木樨草素（luteolin）、木樨草素-7-葡萄糖苷、忍冬苷，以及肌醇、挥发油、皂苷等。金银花味甘，性寒。归肺、心、胃、大肠经。

【药理作用】

金银花具有清热解毒、疏散风热功效，主治痈肿疔疮、喉痹、丹毒、热毒血痢、风热感冒、温病发热。主要药理作用如下：

1. 抗病原微生物 金银花具有广谱抗菌作用。体外实验证实，对多种革兰阳性菌如金黄色葡萄球菌、乙型溶血性链球菌、肺炎链球菌，革兰阴性菌如志贺菌属、大肠埃希菌、伤寒沙门菌、百日咳鲍特菌、铜绿假单胞菌、脑膜炎奈瑟菌、淋病奈瑟菌等有不同程度的抑制作用，对结核分枝杆菌也有一定的抑制作用。金银花在体内也有抗菌作用，能降低铜绿假单胞菌感染小鼠死亡率，减轻大肠埃希菌引起的实验性腹膜炎。抗菌成分为绿原酸和异绿原酸，黄酮类也有一定抗菌活性。

金银花在体内、体外均有明显的抗病毒作用。体外实验证明，金银花能抑制流感病毒、孤儿病毒、单纯疱疹病毒等所致细胞病变，体内给药能提高抗病毒能力、减轻症状、降低死亡率。

2. 抗内毒素 细菌释放的内毒素入血可引起全身毒血症状，出现发热、头痛、白细胞增多等。金银花可减少内毒素引起的小鼠死亡率，对内毒素引起的发热有解热作用，并加速内毒素从血中清除。

3. 抗炎　金银花对急、慢性炎症均有明显的抑制作用，对角叉菜胶、新鲜鸡蛋清引起的大鼠足跖肿胀和大鼠巴豆油性肉芽囊肿均有抑制作用，既能减少炎性渗出也能抑制炎症增生。

4. 解热　金银花及其复方制剂银翘散、银黄注射液等具有一定解热作用。

5. 增强免疫功能　金银花能促进白细胞的吞噬功能，增加小鼠血清溶菌酶的活性，从而提高机体的非特异性免疫功能。

6. 其他作用

（1）降脂　金银花煎剂能减少肠内胆固醇的吸收，降低血中胆固醇含量。

（2）止血　绿原酸能缩短凝血及出血时间，有止血作用。

（3）抗早孕　金银花乙醇提物对小鼠、犬、猴等均有抗早孕作用，且随剂量增加而增强。

综上所述，金银花清热解毒功效与抗病原微生物、抗内毒素、抗炎、解热及提高机体免疫功能有关。绿原酸及异绿原酸是其主要有效成分。

【现代应用】

1. 呼吸道感染　金银花及其多种复方制剂广泛用于治疗急性扁桃体炎、感冒、流感、咽炎、流行性腮腺炎等，疗效明显。

2. 小儿肺炎　金银花注射液与黄芩配伍治疗小儿肺炎，疗效显著。

3. 其他　金银花与黄连、黄芩、连翘等配伍治疗多种感染性疾病，如对急性痢疾、皮肤化脓性感染、急慢性湿疹、传染性肝炎等有一定疗效。

【不良反应】

金银花不良反应较少，口服未见毒性反应，但金银花注射液可引起过敏性休克，银黄注射液也可引起过敏反应，金银花提取物有一定的溶血作用。

大青叶和板蓝根

大青叶为十字花科植物菘蓝 Isatis indigotica Fort. 的干燥叶。板蓝根为菘蓝的根。大青叶的主要化学成分有菘蓝苷（大青素 B，isatan B）、靛蓝（indigo）、靛玉红（indirubin）、色胺酮（trypanthrin），以及挥发油等。靛蓝（indigo）为菘蓝苷的水解产物。板蓝根主要含有靛蓝和靛玉红，但不及大青叶含量高，此外还含有多糖等。两者味苦，性寒。归心、胃经。

【药理作用】

大青叶与板蓝根具有清热解毒、凉血消斑、利咽功效，主治热毒入血、发斑神昏、咽喉肿痛、丹毒口疮、火眼、痄腮等。主要药理作用如下：

1. 抗病原微生物

（1）大青叶具有广谱抗菌作用，对金黄色葡萄球菌、溶血性链球菌、肺炎链球菌、白喉棒状杆菌，以及大肠埃希菌、流感嗜血杆菌、志贺菌属、伤寒沙门菌等均有抑制作用，对耐药的金黄色葡萄球菌仍然有效。对多种致病性皮肤真菌也有抑制作用。对乙型脑炎病毒、腮腺炎病毒及流感病毒等也有抑制作用。此外对钩端螺旋体也有一定的抑制作用。

（2）板蓝根抗病原微生物作用与大青叶相似，但抗病毒作用较为显著。

靛蓝和靛玉红可能是抗病原微生物的有效成分。

2. 抗炎、解热 大青叶煎剂可显著抑制二甲苯引起的局部皮肤炎症反应，降低毛细血管通透性，并使大鼠甲醛性足跖肿胀减轻或消退加速。大青叶煎剂对伤寒、霍乱混合疫苗所致实验性家兔发热有明显的解热作用，且降温快，毒性小。

3. 提高机体免疫功能 板蓝根多糖能明显提高实验动物免疫功能：①增加正常小鼠脾脏重量，并可对抗氢化可的松所致脾脏萎缩，但对胸腺无明显影响；②增加正常小鼠外周血中白细胞、淋巴细胞数及α-醋酸萘酯酶（ANAE）阳性淋巴细胞数，并可对抗氢化可的松的抑制作用；③提高网状内皮系统的吞噬能力，促进炭粒廓清；④促进溶血素抗体生成；⑤增加二硝基氟苯诱导的小鼠迟发型变态反应等。

4. 保肝 大青叶与板蓝根具有显著的保肝作用，靛蓝混悬液灌胃对四氯化碳引起的动物肝损伤有明显保护作用，板蓝根穴位注射对乙型肝炎病毒表面抗原携带者，可促进 HBsAg、HBeAg 转阴。

5. 其他作用 板蓝根注射液及靛玉红有抗白血病作用。板蓝根多糖灌胃，对实验性高血脂大鼠有降低胆固醇和甘油三酯作用。

综上所述，大青叶与板蓝根清热解毒、凉血消斑的功效，主要与抗病原微生物、提高机体免疫功能、保肝等药理作用有关。靛蓝、靛玉红是其主要有效成分。

【现代应用】

1. 上呼吸道感染 常为病毒、细菌混合感染。大青叶和板蓝根是治疗上呼吸道感染的常用中药。板蓝根治疗病毒性感冒尤为常用，退热效果显著。

2. 扁桃体炎、咽炎　板蓝根冲剂治疗慢性滤泡性咽炎、干燥性咽炎、慢性扁桃体炎等，疗效显著。

3. 急性传染性肝炎　大青叶、板蓝根与其他药配伍用于急性传染性肝炎的预防，可减少发病率；用于治疗能明显缓解症状，促进肝功能好转。

4. 流行性乙型脑炎　大青叶、板蓝根制剂对乙脑有较好的疗效，用药后4~5天头痛、呕吐、抽搐等症状减轻或消失。

5. 腮腺炎　大青叶、板蓝根制剂对病毒性腮腺炎疗效显著，早期给药更好，且不留后遗症。

【不良反应】

大青叶与板蓝根内服不良反应较少，偶有胃肠道反应。板蓝根注射液可引起过敏反应表现，如皮疹、眼结膜充血、呼吸急促、头晕等，严重时有过敏性休克和肾损伤等，应引起注意。

穿心莲

本品为爵床科植物穿心莲 Andrographis paniculata（Burm. f.）Nees 的全草。主要化学成分为内酯类和黄酮类化合物，地上部分主要含有内酯类，如穿心莲甲素（去氧穿心莲内酯，deoxyandrographolide）、穿心莲乙素（穿心莲内酯，andrographolide）、穿心莲丙素（穿心莲苷、新穿心莲内酯，neoandrographolide）、穿心莲丁素（脱水穿心莲内酯，14-deoxy-11，12-didehydrographolide）；其根主要含黄酮类化合物。穿心莲味苦，性寒。归心、肺、大肠、膀胱经。

【药理作用】

穿心莲具有清热解毒、燥湿功效，主治发热头痛、肺热咳嗽、咽喉肿痛，以及湿热泻痢、热淋、湿疹等。主要药理作用如下：

1. 抗病原微生物　穿心莲水煎液体外抗菌实验表明，对金黄色葡萄球菌、铜绿假单胞菌、志贺菌属、大肠埃希菌、淋病奈瑟菌等均有一定的抑制作用，但抗菌强度不高。根据对志贺菌属的体外实验和临床对急性菌痢的疗效比较发现，穿心莲黄酮类成分在体外对志贺菌属有明显的抑制作用，而内酯类成分无作用；但临床结果则相反，穿心莲内酯类成分有良好的疗效，而黄酮类成分疗效差。穿心莲的体外抗菌和临床疗效不一致，说明穿心莲抗感染作用不是直接作用于菌体，可能与其提高机体非特异性免疫功能、解热、抗炎等其他作用有关。

2. 抗炎　穿心莲内酯类（甲、乙、丙、丁素）各成分对多种致炎物质所致渗出性炎症均有较强的抑制作用，但对肉芽组织增生无明显影响，其中穿心莲丁素作用最强。穿心莲抗炎作用可能与兴奋垂体－肾上腺皮质系统功能有关。

3. 对免疫功能的影响 含穿心莲内酯及黄酮类的穿心莲注射液，能提高小鼠腹腔巨噬细胞及外周血液中性粒细胞吞噬金黄色葡萄球菌及白色念珠菌的能力，并能提高外周血溶菌酶活性，表明能增强机体非特异性免疫功能。穿心莲内酯灌胃给药能抑制网状内皮系统的吞噬功能，使小鼠胸腺萎缩，显示免疫抑制作用。不同给药途径似乎对穿心莲的作用有较大影响。

4. 解热 穿心莲甲、乙、丙、丁素对伤寒沙门菌、副伤寒沙门菌引起的家兔发热有显著的解热作用，对2，4－二硝基酚引起的大鼠发热也有显著的解热效应，解热作用丁素最明显，甲、丙素次之，乙素较弱。

5. 抗蛇毒 穿心莲有抗蛇毒作用。其乙醇提取物能延长蛇毒中毒小鼠呼吸衰竭和死亡发生的时间。

6. 其他作用

（1）抗血小板聚集 穿心莲在体内、体外均能抑制二磷酸腺苷（ADP）诱导的血小板聚集，作用较强，有效成分是黄酮类化合物。

（2）抗心肌缺血 穿心莲总黄酮类静脉注射对犬急性心肌缺血所致心肌损伤有减轻作用。对异丙肾上腺素引起的大鼠心肌损伤也有一定的保护作用，表现为病态心电图恢复及梗死的心肌面积缩小。穿心莲抗心肌缺血引起的损伤作用可能与抗氧自由基有关。

（3）保肝、利胆 穿心莲内酯对多种实验性化学性肝损伤有保护作用，降低血清中丙氨酸转氨酶（ALT）和门冬氨酸转氨酶（AST）。穿心莲内酯能明显促进大鼠及豚鼠胆汁分泌，增加胆酸和胆盐的排泄。

综上所述，穿心莲清热解毒、燥湿功效以抗菌、抗炎、增强免疫、解热及抗毒等药理作用为基础。其主要有效成分是穿心莲内酯类。

【现代应用】

1. 肠道感染 穿心莲内酯片、穿心莲乙素片及穿心莲甲素注射液等，常用于治疗急性肠炎和痢疾，疗效明显。

2. 呼吸道感染 穿心莲内酯片、穿心莲苷片对上呼吸道感染、急性扁桃体炎、咽炎有较好疗效。穿琥宁注射液（脱水穿心莲内酯琥珀酸半酯）对病毒性肺炎及支气管感染疗效显著。

3. 湿疹及荨麻疹 穿心莲内酯注射液对湿疹、顽固性荨麻疹、神经性皮炎、带状疱疹等皮肤疾病均有效。

【不良反应】

口服可引起胃部不适、食欲减退等症状。穿心莲内酯大剂量口服，可引起血清 ALT 暂时升高，停药后可恢复正常。穿心莲注射液及穿琥宁注射液偶可引起过敏反应，严重时发生过敏性休克，应慎重使用。

鱼腥草

本品为三白草科植物蕺菜 Houttuynia cordata Thunb. 的全草或干燥地上部分。主要化学成分为挥发油，油中有效成分为醛酮化合物癸酰乙醛（鱼腥草素，decanoylacetaldehyde）及月桂醛（lauraldehyde）等，二者均有鱼腥草的特殊气味。还含有黄酮类如槲皮素（querceitrin）、异槲皮素、槲皮苷等，此外，含有大量钾盐、绿原酸等。鱼腥草味辛，性微寒。归肺经。

【药理作用】

鱼腥草具有清热解毒、消痈排脓、利尿通淋功效，主治肺痈咳吐脓血、肺热咳嗽、热毒疮疡、热淋等。

1. 抗病原微生物

(1) 抗菌　鱼腥草具有广谱抗菌作用。鱼腥草煎剂对多种革兰阳性菌如金黄色葡萄球菌、乙型溶血性链球菌、肺炎链球菌、白喉棒状杆菌，革兰阴性菌如变形杆菌、志贺菌属等有不同程度的抑制作用，对结核分枝杆菌等也有一定的抑制作用。主要抗菌成分是鱼腥草素。目前已有鱼腥草素的合成品，它对金黄色葡萄球菌（包括耐青霉素菌株）、肺炎链球菌、甲型链球菌、流感嗜血杆菌抑制作用较强，对卡他球菌、伤寒沙门菌抑制作用稍弱，对志贺菌属、大肠埃希菌、铜绿假单胞菌等抑制作用较弱。合成鱼腥草素在体内、外均显示有抗结核分枝杆菌作用，体外还能抑制白色念珠菌、新型隐球菌及多种致病性真菌的生长。

(2) 抗病毒　鱼腥草对多种病毒都有抑制作用。鱼腥草煎剂有明显的抗流感病毒京科 68－1 株、孤儿病毒 $ECHO_{11}$ 活性，对乙肝病毒、出血热病毒等也有抑制作用。

2. 抗炎　鱼腥草煎剂能抑制巴豆油和二甲苯引起的大鼠耳肿胀及皮肤毛细血管通透性增加，以及醋酸引起的小鼠腹腔毛细血管通透性增加，对大鼠甲醛性足跖肿胀有抑制作用。鱼腥草素是主要抗炎成分，槲皮素、槲皮苷等也具有抗炎活性。

3. 增强免疫功能　鱼腥草制剂能明显提高白细胞和巨噬细胞的吞噬功能，

提高血清备解素水平。合成鱼腥草素也能提高慢性气管炎患者白细胞吞噬白色葡萄球菌的能力，以及提高血清备解素水平，显示鱼腥草能提高机体免疫功能。

4. 抗变态反应 鱼腥草挥发油体外对卵白蛋白所致豚鼠过敏性哮喘有明显的对抗作用，能明显拮抗慢反应物质（SRA－A）引起的豚鼠离体回肠和肺条的收缩，还能对抗组胺引起的过敏症状。

此外，还有抗内毒素、抗癌、利尿、止血等作用。

综上所述，鱼腥草清热解毒、消痈排脓、利尿通淋功效，主要与抗病原微生物、抗炎、提高免疫功能和利尿等药理作用有关。其主要有效成分为鱼腥草素。

【现代应用】

1. 急性呼吸道感染 鱼腥草多种制剂及合成鱼腥草素对上呼吸道感染、支气管肺炎、急性支气管炎、大叶性肺炎、肺脓疡等均有较好疗效，这是鱼腥草及其制剂的主要临床应用。

2. 妇科炎症 鱼腥草制剂及合成鱼腥草素对宫颈炎、附件炎、盆腔炎等有一定疗效。注射鱼腥草液治疗输卵管阻塞性不孕症，临床显示半数病人有效。

3. 皮肤病 鱼腥草鲜草捣烂局部外用，治疗单纯性疱疹、疖痈及创口感染有较好疗效。

此外，鱼腥草也常用于治疗外科术后感染、细菌性痢疾、慢性鼻炎、鼻窦炎等，用于癌性胸腔积液也有一定疗效。

【不良反应】

鱼腥草口服毒性较小，但有鱼腥臭味，有刺激性，肌内注射可引起疼痛，阴道给药可引起黏膜充血。鱼腥草注射液可引起过敏性皮炎，甚至过敏性休克，乃至死亡，使用时应注意。

牛　黄

本品为牛科动物牛 Bos taurus domesticus Gmelin 的干燥胆囊结石，少数为胆管、肝管中的结石，统称天然牛黄。主要化学成分是胆红素（含量达40%）、胆酸、去氧胆酸、牛磺酸、胆固醇等，还含有两种酸性肽类成分（$SMC-S_2$、SMC－F)，能促使平滑肌收缩。牛黄味苦，性凉。归肝，心经。

用牛胆汁或猪胆汁经提取加工而成的称人工牛黄，可作为天然牛黄的替代品。

【药理作用】

牛黄具有清热解毒、息风止痉、化痰开窍功效，主治温热病及小儿惊风、壮热神昏、痉挛抽搐，痰热阻闭心窍所致神昏，热毒郁结所致咽喉肿痛、口舌生疮、痈疽疔毒等证。现代药理作用如下：

1. 抗病毒　牛黄对乙脑病毒有直接灭活作用，其灭活作用是在毒血阶段，而对脑内病毒繁殖期无影响，天然牛黄比人工牛黄疗效好，含胆红素的制剂又比不含胆红素的制剂好。

2. 抗炎　牛黄对急、慢性炎症均有抑制作用。对二甲苯、蛋清、甲醛所致小鼠或大鼠炎性肿胀均有明显的抑制作用，并能抑制棉球肉芽增生。抗炎机制与抑制前列腺素 E_2 的合成和抑制白细胞的游走有关。

3. 解热　牛黄具有解热和降温作用，能降低2，4－二硝基酚所致发热大鼠体温，也能使正常大鼠体温降低。牛磺酸是解热作用的主要成分，此外，胆酸、胆红素也有一定的解热作用。

4. 镇静、抗惊厥　牛黄具有中枢抑制作用。口服能减少小鼠的自主活动，对抗咖啡因引起的中枢兴奋，并能协同戊巴比妥钠的催眠作用，延长小鼠睡眠时间。

牛黄可拮抗多种药物所致的惊厥，如对抗咖啡因、印防己毒、戊四氮等引起的小鼠惊厥，延长惊厥潜伏期。牛磺酸是牛黄中枢抑制作用的有效成分，对皮质、脑干、脊髓均有一定抑制作用。

5. 降压　牛黄、牛磺酸口服可降低自发性或肾性高血压大鼠的血压，作用显著而持久。去氧胆酸、胆红素、胆酸钙、酸性肽类成分等也有不同程度的降压作用。降压作用与扩张血管、抗肾上腺素作用以及中枢性降压作用有关。

6. 利胆、解痉　牛黄及去氧胆酸能松弛胆道括约肌，促进胆汁排泄，酸性肽类成分（SMC－S_2 和 SMC－F）则使胆囊平滑肌收缩，并可抑制去氧胆酸对胆囊的松弛作用，从而有助于胆汁的排出，产生利胆作用。牛黄水提液及去氧胆酸钠也能对抗乙酰胆碱所致离体肠管收缩，显示解痉作用。

此外，牛黄尚有强心、抑制血小板聚集、促进红细胞生成、保肝及镇咳祛痰等作用。

综上所述，牛黄清热解毒、息风止痉、化痰开窍功效与抗病毒、抗炎、解热、镇静抗惊厥、降压及镇咳祛痰等药理作用有关。

【现代应用】

1. 高热惊厥　用于治疗小儿高热惊厥、急性感染性高热惊厥、乙型脑炎、肝性脑病及肺性脑病昏迷惊厥等，疗效显著。常用牛黄制剂有牛黄醒脑注射液、安宫牛黄丸、牛黄清心丸等。

2. 急性呼吸道感染 牛黄制剂常用于治疗流感、上呼吸道感染、支气管炎及肺炎等。

3. 其他感染 急性咽炎、扁桃体炎、牙周炎、无名肿毒等。

【不良反应】

常用牛黄制剂牛黄解毒片、牛黄解毒丸、牛黄上清丸、清开灵注射液等均能引起过敏反应，如皮疹、血小板减少等，使用时应注意。

知　母

本品为百合科植物知母 Anemarrhena asphodeloides Bge. 的干燥根茎。根茎主要含多种甾体皂苷（约含6%），其中含有知母皂苷（timosaponin）A－Ⅰ、A－Ⅱ、A－Ⅲ、A－Ⅳ、B－Ⅰ及B－Ⅱ。皂苷元主要为菝葜皂苷元（sarsasapenin）等。此外，还含黄酮类，如芒果苷（mangiferin）、异芒果苷（isomangiferin）和知母聚糖（anemarans）A、B、C、D等。知母味苦、甘，性寒。归肺、胃、肾经。

【药理作用】

知母具有清热泻火、生津润燥之功效，主治外感热病、高热烦渴、肺热燥咳、骨蒸潮热、内热消渴、肠燥便秘等。现代药理作用如下：

1. 抗病原微生物 体外实验表明，知母煎剂对金黄色葡萄球菌、肺炎链球菌、伤寒沙门菌、志贺菌属、白喉棒状杆菌等均有一定抑制作用。知母乙醇、乙醚等提取物对结核分枝杆菌 $H_{37}RV$ 有较强的抑制作用，而皂苷无作用。对于小鼠实验性结核分枝杆菌感染，知母可使肺部病变减轻，但死亡率不降。芒果苷是其抗结核分枝杆菌的有效成分之一。知母对某些致病性皮肤真菌有不同程度的抑制作用。异芒果苷及芒果苷均有显著的抗单纯性疱疹病毒作用，可阻止单纯疱疹病毒Ⅰ（HSV－I）在细胞内的复制。

2. 解热 知母对实验性高热动物有明显的解热作用，其解热特点是慢而持久。解热机理可能是抑制细胞膜上 Na^+，K^+－ATP 酶活性，使产热减少所致。知母解热的主要有效成分是菝葜皂苷元、知母皂苷。

3. 抗炎 知母所含芒果苷有显著的抗炎作用。灌胃或腹腔注射芒果苷对角叉菜胶所致大鼠足跖水肿和棉球肉芽肿有显著抑制作用。

4. 对交感神经和β受体功能的影响 知母能使交感神经和β受体功能降低。

其机制是知母及其皂苷元能使多巴胺－β羟化酶活性降低，NA合成和释放减少；能抑制过快的β受体蛋白质合成，下调过多的β受体；能使阴虚模型动物脑、肾中β受体功能下降，血中cAMP含量减少。此外，知母还能调节失调的β受体和M受体功能，使之恢复正常。

5. 降血糖　知母水提物和多糖能降低正常动物的血糖，对四氧嘧啶糖尿病和胰岛素抗血清所致糖尿病降血糖作用更加显著。知母能促进横膈、脂肪组织对葡萄糖的摄取，使横膈中糖原含量增加，但肝糖原含量下降。知母降血糖的有效成分为知母聚糖A、B、C、D，以B活性最强。

此外，知母还有改善学习记忆、抗癌、镇静、利胆、强心、利尿等药理作用。

综上所述，知母抗病原微生物、解热、抗炎、对交感神经和β受体功能的调节等作用是清热泻火的药理学基础，主要有效成分是知母皂苷及皂苷元。生津润燥功效则与降血糖等作用有关，主要有效成分为知母聚糖。

【现代应用】

1. 急性传染病、感染性疾病　用知母配伍石膏（白虎汤）等治疗流行性出血热、肺炎、流行性脑膜炎、乙型脑炎、钩端螺旋体病等有一定疗效。

2. 糖尿病　常与天花粉、麦冬等配伍。

3. 肺结核潮热或肺热咳嗽　可单用知母及用其复方。

4. 前列腺肥大症　可与黄柏配伍应用。

栀　子

本品为茜草科植物栀子 Gardenia jasminoides Ellis 的干燥成熟果实。主要化学成分为苷类，如栀子苷（gardenoside）、去羟栀子苷（京尼平苷 geniposide）及其水解产物京尼平（genipin）等。此外，尚含β－谷甾醇、藏红花苷、栀子素、藏红花酸、熊果酸等成分。栀子味苦，性寒。归心、肺、三焦经。

【药理作用】

栀子具有泻火除烦、清热利尿、凉血解毒的功效，主治热病心烦、黄疸、尿赤、血淋涩痛、血热吐衄、目赤肿痛、火毒疮疡，外治扭挫伤痛。现代药理作用如下：

1. 镇静、镇痛　栀子醇提取物腹腔注射或灌胃能减少小鼠自发活动，延长环己烯巴比妥钠睡眠时间，表明有镇静作用。其镇静成分为熊果酸。栀子醇提取物及京尼平苷对醋酸诱发的小鼠扭体反应有明显的抑制作用，表现为镇痛作用。

2. 降温、解热 栀子醇提物能使正常大鼠、小鼠体温显著下降，作用持久。其中熊果酸是降温有效成分之一。栀子醇提物对酵母所致发热大鼠有明显解热作用，其生品作用较强。

3. 抗病原体 栀子对金黄色葡糖球菌、卡他球菌、淋病奈瑟菌、脑膜炎奈瑟菌及毛癣菌、黄癣菌等多种皮肤真菌均有不同程度的抑制作用，对乙肝病毒-DNA 聚合酶（HBV-DNAP）也有抑制作用。水煎液能杀死钩端螺旋体和血吸虫的成虫。

4. 抗炎 栀子的多种溶剂提取液和京尼平苷均有一定的抗炎和治疗组织损伤的作用。如栀子水提物对二甲苯所致小鼠耳壳肿胀、醋酸所致小鼠腹腔毛细血管通透性增高、甲醛及角叉菜胶所致大鼠足跖肿胀、大鼠棉球所致肉芽组织增生均有明显的抑制作用。栀子甲醇、乙醇、乙酸乙酯提取物和京尼平苷对二甲苯所致小鼠耳肿胀也有明显抑制作用，对外伤所致小鼠和家兔实验性软组织损伤有明显治疗效果。

5. 利胆、保肝 栀子具有显著利胆作用。其醇提物和藏红花苷、藏红花酸、栀子苷、栀子素、京尼平苷均可促进胆汁分泌。人口服栀子煎剂后，经胆囊 X 线片可见胆囊收缩，容积缩小，也表明栀子促进胆汁排泄。栀子具有显著保肝作用，对四氯化碳、半乳糖胺引起的动物肝损伤有明显的保护作用，可降低死亡率。对异硫氰酸 α-萘酯（Anit）所致大鼠急性黄疸模型，可使血清胆红素、丙氨酸转氨酶（ALT）和门冬氨酸转氨酶（AST）均明显降低，也显示其保肝作用。

此外，栀子还有抑制心肌收缩力、防止动脉粥样硬化、降压等作用。

综上所述，栀子泻火除烦功效以镇静、镇痛、降温和解热等作用为基础，熊果酸是其镇静、降温的主要有效成分之一。清热利尿、凉血解毒功效与抗病原体、抗炎、利胆、保肝等作用有关，京尼平苷是其利胆主要有效成分之一。

【现代应用】

1. 急性黄疸性肝炎 栀子煎剂治疗急性黄疸性肝炎有一定疗效。

2. 扭挫伤 生栀子粉用蛋清和面粉调敷患处有效。

3. 急性卡他性结膜炎 用栀子泡水当茶饮治疗卡他性结膜炎，有较好疗效。

【不良反应】

大剂量栀子及其有效成分对肝脏有一定毒性作用，使用时应注意观察。

青　蒿

本品为菊科植物黄花蒿 Artemisia annua L. 的干燥地上部分。主要含倍半萜类的青蒿素（artemisinin)、青蒿甲、乙、丙、丁、戊素（artemisinin Ⅰ、Ⅱ、Ⅲ、Ⅳ、Ⅴ)、青蒿酸（artemisicacid)、青蒿醇（artemisinol)、青蒿酸甲酯（methyl-areannuate）等和黄酮香豆素类成分及挥发性成分。青蒿味苦、辛，性寒。归肝、胆经。

【药理作用】

青蒿具有清热解暑、除蒸、截疟功效，主治暑邪发热、阴虚发热、夜热早凉、骨蒸劳热、疟疾寒热、湿热黄疸等。现代药理作用如下：

1. 抗病原微生物　青蒿水煎液对葡萄球菌、卡他球菌、炭疽芽孢梭菌、白喉棒状杆菌有较强的抑菌作用，对金黄色葡萄球菌、志贺菌属、铜绿假单胞菌、结核分枝杆菌等也有一定的抑菌作用。1% 的青蒿挥发油对多种皮肤癣菌有抑杀作用。另外，青蒿素对流行性出血热病毒、流感病毒有抑制作用。青蒿中的谷甾醇和豆甾醇也有一定的抗病毒效应。

2. 抗疟原虫　青蒿素是青蒿的抗疟有效成分，具有高效、速效、低毒等特点。青蒿素的衍生物蒿甲醚、青蒿酯钠也具有良好的抗疟作用，对鼠疟、猴疟和人疟均有明显的抑制作用。体内实验证明，青蒿素对疟原虫红细胞内期有直接杀灭作用，但对红细胞前期和外期无影响。其抗疟机制主要是抑制疟原虫表膜、线粒体膜、核膜、内质网膜的功能而产生杀灭疟原虫的作用，青蒿素分子结构中所独有的过氧基是产生抗疟作用的必要基团。另外，青蒿素对血吸虫成虫具有明显的杀灭作用。

3. 抗内毒素　青蒿素、青蒿醇提取物可降低大肠埃希菌内毒素休克小鼠的死亡率。

4. 抗炎　青蒿水提物对大鼠、小鼠蛋清性、酵母性关节肿胀和二甲苯所致小鼠耳壳肿胀有明显的抑制作用。莨菪亭是其抗炎成分之一。

5. 解热、镇痛　青蒿水提物有明显的解热作用，能使实验性发热动物的体温下降，还可使正常动物的体温下降。乙酸乙酯提取物、正丁醇提取物也有明显的解热作用。花前期的青蒿解热作用强，提示青蒿的解热活性物质在花前期含量较高。对化学刺激和热刺激引起的疼痛反应，青蒿水提物有显著的抑制作用。

此外，青蒿还有抗癌、轻度抑制心脏、降压等药理作用。

综上所述，与青蒿清热解暑、除蒸功效相关的药理作用为抗病原微生物、抗内毒素、抗炎、解热、镇痛等作用。与青蒿截疟功效相关的药理作用为抗疟原虫作用。青蒿主要有效成分是青蒿素。

【现代应用】

1. 疟疾 青蒿素制剂及青蒿素治疗间日疟、恶性疟有良好疗效，特别是对抗氯喹疟疾和脑型恶性疟疗效突出。在疗效、低毒方面优于氯喹和其他抗疟药，缺点是复发率高。青蒿素衍生物蒿甲醚，抗疟效价是青蒿素的14倍，疗效显著，复发率低。

2. 高热 青蒿水煎液或注射液对各种发热均有一定的疗效。

3. 皮肤真菌病和神经性皮炎 青蒿油搽剂外用，对手、足、体、股癣和神经性皮炎均有效。

4. 慢性支气管炎 青蒿挥发油制剂治疗慢性支气管炎有较好的祛痰、镇咳、平喘作用。

此外，青蒿及其有效成分对盘形红斑狼疮、鼻衄、口腔黏膜扁平苔癣、尿潴留等均有一定的治疗效果。

【不良反应】

青蒿毒性低，其浸膏片口服对胃肠有刺激性，出现恶心、呕吐、腹痛、腹泻等症状。青蒿注射液偶可引起变态反应。青蒿琥酯能抑制骨髓造血，而且能通过胎盘屏障损伤胎肝有核细胞。青蒿酯钠还有明显的胚胎毒作用。

小　　结

1. 清热药的主要药理作用是：抗病原微生物、抗毒素、抗炎、解热、抗肿瘤。

2. 黄芩的药理作用是：抗病原体、抗炎抗变态反应、促进免疫功能、解热、保肝、利胆及镇静等，主要有效成分是黄酮类。

3. 黄连的药理作用是：抗病原体、抗毒素、抗炎、解热、镇静催眠、降血糖，对心脏有正性肌力作用、负性频率作用、抗心律失常作用，此外还有降压作用。主要有效成分为小檗碱。

4. 苦参的药理作用有：抗病原体、抗炎、抗变态反应、抗肿瘤、解热、止泻、抗心律失常、抗心肌缺血等。主要有效成分为生物碱类。

5. 金银花的药理作用有：抗病原体、抗内毒素、抗炎、解热、提高机体免疫功能等。主要有效成分是绿原酸和异绿原酸。

6. 大青叶与板蓝根的药理作用有：抗病原体、抗炎、提高机体免疫力及保肝等。主要有效成分是靛蓝和靛玉红。

7. 穿心莲的药理作用有：抗病原体、抗炎、影响免疫功能、解热、抗蛇毒、抗血小板聚集等。主要有效成分是穿心莲内酯。

8. 鱼腥草的主要药理作用是：抗病原体、抗炎、增强免疫机能、抗变态反应。主要不良反应是变态反应，严重时出现过敏性休克，甚至死亡。主要有效成分为鱼腥草素。

9. 牛黄的主要药理有：抗病毒、抗炎、解热、镇静、抗惊厥、降压、利胆、解痉。主要有效成分是胆红素。

10. 知母的药理作用有：抗病原体、解热、抗炎、影响交感神经和β受体功能、降血糖。主要有效成分是知母聚糖。

11. 栀子的药理作用有：镇静、镇痛、降温、解热、抗病原体、抗炎、利胆及保肝。熊果酸是其镇静、降温的主要有效成分之一，京尼平苷是其利胆主要有效成分之一。

12. 青蒿的药理作用有：抗病原体、抗疟原虫、抗内毒素、抗炎、解热、镇痛。主要有效成分是青蒿素。

思考题

1. 清热药的清热作用与该类药物哪些药理作用有关？

2. 清热药的抗病原微生物作用有何特点？

3. 清热药是如何影响机体免疫功能的？

4. 黄芩的抗炎和抗变态反应机制是什么？

5. 黄芩的主要药理作用和现代应用有哪些方面？黄芩的主要有效成分是什么？

6. 黄连和小檗碱的抗菌谱有哪些？其抗菌机制是什么？临床用于治疗哪些疾病？

7. 黄连清热燥湿、泻火解毒功效与哪些药理作用有关？

8. 简述苦参的药理作用和现代应用。

9. 金银花的清热解毒作用与哪些药理作用有关？

10. 大青叶与板蓝根药理作用有何异同点？

11. 试述鱼腥草的药理作用和现代应用？

12. 哪些实验证明牛黄有镇静和抗惊厥作用？该作用的临床应用如何？

13. 知母的清热泻火功效与哪些药理作用有关?
14. 简述栀子的药理作用和现代应用。
15. 试述青蒿的药理作用和现代应用。

制剂与用法

1. 黄芩片 清热利湿,主治湿热泻痢、肺热咳嗽、风热感冒。口服,1~2片/次,3次/日。

2. 黄芩苷片 主治湿热黄疸、胁肋胀痛。口服,2片/次,3次/日。

3. 双黄连口服液(金银花、黄芩、连翘) 每支装10ml。辛凉解表,清热解毒,用于外感风热引起的发热、咳嗽、咽痛。口服,20ml/次,3次/日,小儿酌减或遵医嘱。

4. 银黄口服液(金银花提取物,以绿原酸计;黄芩提取物,以黄芩苷计) 每支装10ml。清热解毒,用于上呼吸道感染、急性扁桃体炎、咽炎。口服,10~20ml/日,3次/日,小儿酌减。

5. 牛黄解毒片(牛黄、雄黄、石膏、大黄、黄芩等) 清热解毒,用于火热内盛、咽喉肿痛、牙龈肿痛、口舌生疮、目赤肿痛。口服,小片,3片/次,大片,2片/次,2~3次/日。孕妇禁用。

6. 苦参片 为糖衣片,每片重0.35g。清热燥湿、祛风利尿,用于肠炎、痢疾、肾炎、黄疸、皮肤瘙痒等。4~6片/次,3次/日。

7. 板蓝根冲剂 板蓝根700g,糖粉120g,淀粉110g。每10g相当于原生药16.6g。清热解毒,用于扁桃体炎、流行性腮腺炎、咽炎等。5g/次,2次/日。

8. 穿心莲片(每片含穿心莲干浸膏,小片0.105g,大片0.210g) 清热解毒、凉血消肿,用于感冒发热、咽喉肿痛、口舌生疮、顿咳劳嗽、泄泻痢疾、热淋涩痛、痈肿疮疡、毒蛇咬伤。口服,2~3片/次(小片),3~4次/日;或1~2片/次(大片),3次/日。

9. 鱼腥草注射液 鱼腥草2000g,吐温-805ml,氯化钠9g。微带乳光的无色澄明液体,2ml安瓿装。抗菌消炎,用于上呼吸道感染、慢性支气管炎、扁桃体炎、肺炎、宫颈炎。肌内注射,2~4ml/次,2次/日。

10. 知柏地黄片(知母、黄柏、熟地黄、山茱萸等) 滋阴降火,用于阴虚火旺、潮热盗汗、口干咽痛、耳鸣遗精、小便短赤。口服,6片/次,4次/日。

11. 栀芩清热液(栀子、甘草、黄芩、连翘、薄荷油等) 每瓶装10ml;100ml。疏风散热、清热解毒,用于三焦热毒炽盛,发热头痛、口渴、尿赤等。口服,10~20ml/次,2次/日。

12. 青蒿鳖甲片（青蒿、鳖甲胶、地黄、知母、牡丹皮） 每片重0.45g。养阴清热，用于温热病后期，夜热早凉、阴虚低热、热退无汗。口服，6片/次，4次/日。

第七章 泻下药

学习指南：

1. 掌握泻下药的主要药理作用。
2. 掌握大黄的主要药理作用、现代应用。
3. 熟悉番泻叶、芒硝的主要药理作用、现代应用。
4. 了解芫花、火麻仁、芦荟的主要药理作用、现代应用。

第一节 概 述

凡能引起腹泻，或润滑大肠、促进排便的药物称为泻下药。泻下药具有泻下通便、消除积滞、通腑泄热、祛除水饮等功效，主要用于里实证。

里实证主要是由于胃肠实热内结、阴亏津枯，或水饮内停所致的一类证候。泻下药根据其泻下作用以及作用强度一般可分为：润下药，如火麻仁、郁李仁等；攻下药，如大黄、芒硝、番泻叶、芦荟等；峻下逐水药，如芫花、甘遂等。

里实证的主要病因是胃肠道蠕动功能减弱、病原微生物感染等，其病理过程包括便秘、发热、腹痛、炎症等。研究证明，泻下药的药理作用表现为泻下、利尿、抗感染、抗炎、抗肿瘤等作用。其中泻下功效是治疗里实证的药理学基础。

1. 泻下 本类药物虽成分有别，但都能通过不同的作用机制刺激胃肠道黏膜，使肠蠕动增加而致泻。如芒硝因含硫酸钠，在肠内不易被吸收，致使肠内渗透压升高，大量水分保留在肠腔，使肠容积增大、肠管扩张，机械性地刺激肠壁，引起肠蠕动增加而致泻；牵牛子因含牵牛子苷，在肠液中分解出牵牛子素刺激肠壁，使肠液分泌增多并使蠕动增强而致泻；芫花中的芫花素刺激肠壁可引起剧烈的水泻；火麻仁则因含脂肪油可润滑肠道，加之脂肪油在碱性肠液中能产生脂肪酸，刺激肠壁使蠕动增加，促进排便。

2. 利尿 芫花、大戟、商陆、牵牛子、大黄等均有不同程度增加大鼠尿量的作用。大戟对大鼠实验性腹水模型亦有明显的利尿作用。

3. 抗感染 甘遂、芫花、大戟和大黄对革兰阴性菌、革兰阳性菌中的多种细菌有效，且对某些病毒、真菌以及有些致病性原虫均有抑制作用。

4. 抗炎　大黄、商陆有明显的抗炎作用，能抑制炎症早期水肿及后期的肉芽组织的增生。芦荟、芒硝也有一定的抗炎作用。

5. 抗肿瘤　大黄、芦荟、商陆、大戟、芫花均有抗肿瘤的作用。

表 7－1　泻下药主要药理作用总括表

类别	药物	泻下	利尿	抗感染	抗炎	抗肿瘤	其他
攻下药	大黄	+	+	+	+	+	止血、保肝、利胆、降血脂、抗溃疡、改善肾功能
	芒硝	+		+	+		利胆
	番泻叶	+		+		+	止血、肌松
	芦荟	+		+	+	+	保肝、降血脂、愈创
润下药	火麻仁	+					降压、降血脂
	郁李仁	+					降压
峻下逐水药	芫花	+	+	+		+	镇咳祛痰、抗早孕、致流产
	牵牛子	+	+	+			兴奋肠道平滑肌
	大戟	+	+	+		+	
	商陆		+	+	+	+	镇咳祛痰、平喘、增强免疫
	甘遂	+	+	+			镇痛
	巴豆	+		+			
	千金子	+				+	

第二节　常用药物

大　黄

本品为蓼科植物掌叶大黄 Rheum palmatum L.、唐古特大黄 Rheum tanguticum Maxim. ex Balf. 或药用大黄 Rheum officinale Baill. 的干燥根及根茎。大黄的主要成分为蒽醌苷及游离蒽醌衍生物，约占 2%～5%。蒽醌苷和二蒽醌苷为大黄的主要泻下成分。大黄还含有大量的鞣质，如没食子酸、d－儿茶素，以及多糖等。大黄味苦，性寒。归脾、胃、大肠、肝、心包经。

【药理作用】

大黄具有泻热通肠、凉血解毒、逐瘀通经等功效，用于发热谵语、温热瘴疟、下痢赤白、腹痛里急、黄疸水肿、癥瘕积聚、留饮宿食、心腹痞满、二便不通、吐血衄血、血闭血枯、损伤积血及一切实热。

1. 对消化系统的作用

（1）泻下　大黄有泻下作用，致泻的主要有效成分为结合型蒽醌苷如番泻苷 A、B、C 等，有较强的泻下作用，其在胃和小肠中被吸收后在肝中分解，分解产物经血循环而兴奋胃肠神经节以收缩大肠，引起腹泻，其作用广泛而强烈。又因含鞣质及没食子酸类，具有收敛作用。大剂量使用时，先泻后便秘；若煎药时间过长，蒽醌苷分解，而鞣质成分保留，只具有便秘作用。大黄致泻作用部位主要在大肠，不影响小肠对营养物质的吸收。大黄泻下作用与下列因素有关：蒽酮有胆碱样作用，加快肠蠕动；结合型的蒽醌苷水解成苷元，刺激肠黏膜及肠壁肌层内的神经丛，促进胃肠蠕动；抑制肠平滑肌上的 Na^+，K^+－ATP 酶，使肠的容积增大，机械性刺激肠壁，使肠蠕动加快；部分原形蒽苷经肝转化后，由血液或胆汁运至大肠发挥致泻作用。

大黄的致泻作用受煎煮的时间及炮制方法的影响。久煎及炮制后，结合型蒽醌减少，致泻作用减弱。生大黄的致泻作用比酒炒大黄及醋炒大黄强，大黄炒炭后，几乎没有致泻作用。

（2）保肝利胆　大黄对实验性的肝损伤有保护作用，明显降低 ALT 值，减轻肝细胞肿胀、变性和坏死等病理改变。大黄能促进胆汁的分泌，增加胆红素的排泄，并能促进胆囊的收缩，松弛胆囊奥狄括约肌，使胆汁的排出量增加。

（3）保护胃黏膜　大黄对胃黏膜具有保护作用，增加胃壁前列腺素 E_2（PGE_2）的含量，增强胃黏膜的屏障功能。大黄还能降低胃液量、胃液游离酸及胃蛋白酶的活性，但酒炖大黄无此作用。

（4）抗急性胰腺炎　大黄对实验性急性胰腺炎有促进其恢复作用，并对多种胰酶有抑制作用，这种作用可减轻胰酶对胰腺细胞的自我消化。大黄在临床上治疗急性胰腺炎，疗效迅速可靠。

2. 利尿、改善肾功能　大黄、大黄酸、大黄素、芦荟大黄素有利尿作用，并增加 Na^+、K^+的排出。大黄利尿作用与其抑制 Na^+，K^+－ATP 酶，使 Na^+的重吸收减少、排出增加有关。

大黄对慢性肾功能衰竭和氮质血症病人有治疗作用，能降低尿素氮（BUN）及肌酐。大黄治疗氮质血症的机理可能是：①大黄的泻下作用使肠内氨基酸吸收减少；②血中必需氨基酸的增高使蛋白质的合成增加；③抑制体蛋白质的分解从而减少 BUN 的来源；④促进尿素和肌酐随尿液排泄；⑤抑制肾代偿性肥大、缓解高代谢状态。大黄能抑制肾小球系膜细胞的生长，也能明显抑制系膜细胞 DNA 和蛋白质的合成，减少系膜上纤维连接蛋白的沉积，延缓肾衰的发展，改善其功能。

3. 对血液系统的影响　大黄能明显缩短出血和凝血时间，其止血的有效成分为没食子酸、d－儿茶素。大黄促进血小板的黏附和聚集，有利于血栓的形成，降低抗凝血酶Ⅲ（AT－Ⅲ）的活性，降低毛细血管的通透性，增加局部血管的收缩性，及使血小板数和纤维蛋白的含量增加，均与其止血作用有关。

大黄有改善微循环的作用。大黄抑制细胞膜的 Na^+，K^+－ATP 酶活性，提高血浆的渗透压，使血液稀释，从而降低血液的黏度、改善微循环障碍。

大黄有明显的降血脂作用。大黄可使高脂模型动物血清和肝脏总胆固醇（TC）、甘油三酯（TG）、低密度脂蛋白（LDL）、极低密度脂蛋白（VLDL）及过氧化脂质降低，有效成分为蒽醌类、没食子酸等化合物。

4. 抗菌　大黄对多种细菌都有抑制作用，其中以葡萄球菌、链球菌最敏感；白喉杆菌、枯草杆菌、伤寒和副伤寒杆菌以及痢疾杆菌等也较敏感。抑菌的有效成分为蒽醌衍生物，其中以大黄、大黄素和芦荟大黄素的作用最强。此外，大黄对多种真菌，如许兰毛癣菌、趾间毛癣菌、红色表皮癣菌等也有抑制作用。

5. 抗炎　大黄对早期炎症的渗出、肿胀和后期的肉芽增生均有抑制作用。其抗炎作用与垂体肾上腺皮质系统无关，目前认为大黄抗炎作用的药理学基础与抑制花生四烯酸代谢有关。大黄可抑制环氧化酶，使 PGE 的合成减少，并抑制白三烯 B_4 的合成。

6. 其他作用

（1）*抗肿瘤*　d－儿茶素等对淋巴肉瘤有较强的抑制作用；大黄粗提取物、大黄素或大黄酸对小鼠 S－37、黑色素瘤、乳腺瘤、艾氏腹水癌等均有抑制作用。

（2）*免疫抑制*　大黄能抑制红细胞抗体的产生，并有抑制活性细胞的作用，但能增强小鼠腹腔巨噬细胞的吞噬功能，有利免疫的调节。

大黄还有抗精神病、强心等作用。

【现代应用】

1. 便秘　大黄、大黄通便冲剂对一般的便秘有效。大黄为主药的复方治疗对习惯性便秘、损伤性便秘效果很好。

2. 急性胆囊炎　大黄水煎液对急性胆囊炎有较好的疗效。

3. 胃溃疡　大黄片治疗慢性胃炎、胃溃疡疗效较好。

4. 急性胰腺炎 单味大黄及大黄的复方治疗急性胰腺炎，疗效显著。

5. 急、慢性肾功能衰竭 在急性尿闭期，有人采用大黄制剂灌肠有较好的疗效。长期服用小剂量的大黄制剂能有效延缓肾功能衰竭。

6. 各种出血性疾病 单味大黄粉或大黄醇提片有效。

7. 治疗急性糜烂性胃炎 用制大黄浸泡半小时左右，液体变黄色服用，可取得较好的疗效。

8. 治疗急性菌痢、急性肠炎 用单味大黄，大便恢复正常平均时间为3～4日，细菌转阴时间平均8.4日。

9. 高脂血症 大黄粉、大黄浸膏片、大黄醇提片、大黄冲剂治疗高血脂有较好的疗效。

【不良反应】

大黄毒性低，但生大黄尤其鲜大黄过量使用，可引起恶心、呕吐、腹痛、头昏、小便黄染等。大黄蒽醌衍生物部分可从乳汁分泌，哺乳妇女服用，可致乳婴腹泻，故应慎用。

芒　硝

本品为硫酸盐类天然矿物精制而成的结晶，又称玄明粉（元明粉）。主要含硫酸钠（$Na_2SO_4 \cdot 10H_2O$），约占96%～98%，尚含少量的硫酸镁、硫酸钙、氯化钠、氯化镁。芒硝味咸、苦，性寒。归胃、大肠经。

【药理作用】

芒硝具有泻热通便、润燥软坚、清火消肿的功效，用于实热积滞、腹胀便秘、停痰积聚、目赤障翳、丹毒痈肿等。

1. 泻下 芒硝泻下的主要成分为硫酸钠。口服后，产生大量硫酸根离子，不易被肠黏膜吸收，使肠腔内渗透压增高，体内水分向肠转移，致使肠内容积扩大，机械性刺激肠壁，反射性地引起肠蠕动增强而致泻。芒硝对大肠、小肠均有作用，由于小肠蠕动加快，肠内容物在小肠停留的时间缩短，影响小肠对营养物的吸收。

2. 其他作用

（1）利胆　芒硝有利胆作用，少量多次口服，可刺激小肠壶腹部，反射性地引起胆囊收缩，胆总管括约肌松弛，促进胆汁排出。

（2）利尿　静脉注射4.3%的硫酸钠，有利尿作用。

（3）抗感染　用10%～25%溶液外敷创面，对皮肤疮肿有消肿止痛的作用。

【现代应用】

1. 便秘　单味芒硝口服或和其他药物配伍使用。

2. 乳腺炎　芒硝局部外敷，适用于急性乳腺炎早期。

3. 小儿中毒性肠麻痹　芒硝的复方研末，用酱酒调成糊状，敷于脐下腹部，有较好的疗效。

【不良反应】

口服芒硝如肠内浓度过高时，可产生胃肠不适感。孕妇禁用。

番泻叶

本品为豆科植物狭叶番泻 Cassia angustifolia Vahl 或尖叶番泻 Cassia acutifolia Delile 的干燥小叶。番泻叶的主要成分为番泻苷 A、B、C、D、E、F（sennoside A、B、C、D、E、F）。番泻叶还含有大黄酸、大黄酚、芦荟大黄素等。番泻叶味甘、苦，性寒。归大肠经。

【药理作用】

番泻叶具有泄热行滞、通便利水的功效，用于热结积滞、便秘腹痛、水肿胀满。

1. 泻下　番泻叶有明显的泻下作用。番泻叶泻下的主要成分是二蒽酮苷，以番泻苷 A、B 作用最强。泻下机制同大黄。

2. 抗菌　番泻叶对多种细菌有抑制作用，如大肠杆菌、变形杆菌、白色念珠菌等。番泻叶水浸剂（1:4）在试管内对奥杜盎小芽孢癣菌和星形奴卡菌等皮肤真菌也有抑制作用。

3. 其他作用　番泻叶有止血作用。番泻叶口服可使血小板的数量和纤维蛋白的量增加，能缩短凝血时间、血浆复钙时间、凝血酶时间和血块收缩时间。

【现代应用】

1. 便秘　番泻叶开水泡服可用于习惯性便秘、产褥期便秘。

2. 急性胰腺炎　单味番泻叶对急性胰腺炎有较好的疗效。

3. 上消化道出血　单味番泻叶泡水口服，对上消化道出血也有较好的疗效。

4. 肠道清洁准备　单味番泻叶可用于外科手术前、妇科手术前、放射线检查前肠道清洁准备。

【不良反应】

临床患者服用大剂量番泻叶后易致腹痛、恶心、胃部不适，但一般排便后大多自行消失。月经期妇女及妊娠妇女慎用或忌用。

火麻仁

本品为桑科植物大麻 Cannabis sativa L. 的干燥成熟果实。火麻仁主要成分为脂肪油，约占30%，此外还有胆碱等成分。火麻仁味甘、性平。归脾、胃、大肠经。

【药理作用】

火麻仁具有润肠通便的功效，用于血虚精亏、肠燥便秘。

1. 泻下 本品含油脂成分，可滑润肠壁和粪便，同时脂肪油在肠内转化为脂肪酸，刺激肠壁，增加肠的分泌和蠕动，减少肠内的水分吸收，故有缓泻作用。

2. 降脂 火麻仁对实验性高脂血症大鼠，有明显降胆固醇作用。

3. 降压 火麻仁有降低血压的作用，其降压的持续时间随剂量的增加而延长，静脉注射阿托品可对抗其降压作用。

【现代应用】

1. 便秘 麻子仁丸、五仁汤、润肠丸治疗老年人、产后津枯及各种慢性病引起的便秘及习惯性便秘都有较好的疗效。

2. 慢性支气管炎便结型 用仁杏汤治疗本病有较好的疗效。

3. 高血压 高血压兼便秘的病人，单用火麻仁或麻子仁丸，可降低血压。

【不良反应】

大量服用火麻仁制作的食品可引起急性中毒，临床见恶心、呕吐、腹泻、四肢麻木、烦躁不安、瞳孔扩大、昏睡或昏迷。可用生理盐水洗胃、输液、平衡电解质等处理。

芫　花

本品为瑞香科植物芫花 Daphne genkwa Sieb. et Zucc. 的花蕾。芫花主要成分为芫花素（genkwanin）、羟基芫花素（hydroxygenkwanin）、芫花酯甲（yuanhuacine）、芫花酯乙（yuanhuadine）、二萜原酸酯芫花酯丙（yuanhuafine）、二萜原酸酯-12-苯甲酰氧基瑞香毒素（12-benzoxydaphnetoxin）、芹菜素（apigenin）等。此外，尚含谷甾醇、苯甲酸、黄嘌呤氧化酶及刺激性有毒油状物等。芫花味苦、辛，性温。归肺、脾、肾、大肠经。

【药理作用】

芫花具有泻水逐饮、解毒杀虫的功效，用于水肿胀满、胸腹积水、痰饮聚积、气逆喘咳、二便不利，外治疥癣秃疮、冻疮。

1. 利尿　芫花有明显的利尿作用，煎剂及乙醇浸剂适量，可使大鼠尿量增加，同时排钠量也增加。

2. 泻下　芫花有泻下作用，能刺激肠黏膜，引起剧烈的水泻和腹痛。芫花刺激性油状物对家兔离体十二指肠先兴奋后抑制，对大鼠离体十二指肠则产生强直性收缩作用。

3. 对子宫平滑肌的作用　芫花对妊娠子宫的平滑肌有兴奋作用，芫花酯甲、乙、丙、丁及芫花萜是兴奋子宫的主要有效成分。芫花对子宫的作用子宫局部用药强于静脉给药。

4. 其他

（1）镇咳祛痰　醋芫花的醇水提取液和苯制芫花醇水提取液及羟基芫花素均有一定的镇咳祛痰作用，羟基芫花素是镇咳祛痰的主要有效成分。

（2）抗菌　醋芫花及苯制芫花醇水提取液对肺炎球菌、溶血性链球菌均有抑制作用。芫花水浸液对许兰毛癣菌、奥杜盎小孢子菌、星形奴卡菌等有抑制作用。芫花煎剂对金黄色葡萄球菌、伤寒杆菌、绿脓杆菌和大肠杆菌有抑制作用。

（3）抗肿瘤　芫花有抗肿瘤作用。芫花烯对小鼠 P_{388} 淋巴细胞白血病有显著的抗白血病活性。

此外，芫花还有镇静、镇痛、抗惊厥、降温、降压等作用。

【现代应用】

1. 水肿、腹水　芫花可用于各种高度水肿，多与甘遂等配伍使用，用于腹水、胸水及其他水肿。

2. 引产 芫花多种制剂可用于中、晚期的引产，多采用羊膜腔给药。

3. 传染性肝炎 黄芫花、芫花水浸膏片对急慢性肝炎有促使丙氨酸转氨酶值趋于正常和自觉症状改善的作用，特别对转氨酶持续不降病例，用药一定时间后可获得改善，但对其他肝功能指标改变不明显。

【不良反应】

服用芫花过量可引起呕吐、泄泻、血尿等；芫花引产可致软产道损伤、弥散性血管内凝血（DIC）、发热、寒战、羊水栓塞等，有些也可出现溶血性的尿毒血症。孕妇禁用。

芦　荟

本品为百合科植物库拉索芦荟 Aloe barbadensis Miller、好望角芦荟 Aloe ferox Miller 或其他同属近缘植物叶的汁液浓缩干燥物。库拉索芦荟含芦荟总苷约25%，其中以芦荟苷（barbaloin）为主，也有少量的异芦荟苷（isobarbaloin）和芦荟大黄素（aloeemodin），以及芦荟树脂等成分。好望角芦荟含芦荟苷约9%，以及芦荟树脂等成分，而异芦荟苷含量甚微或基本不含。芦荟味苦，性寒。归肝、胃、大肠经。

【药理作用】

芦荟具有清肝热、通便的功效，用于便秘、小儿疳积、惊风，外治湿癣。

1. 泻下 芦荟及其有效成分芦荟苷在肠道中能释放出大黄素，产生刺激性泻下作用，给犬、猫口服均可致泻，主要作用部位在大肠。

2. 保肝 芦荟总苷对实验性肝损伤有保护作用，能降低四氯化碳或硫代乙酰胺引起的 ALT 升高。

3. 促进伤口愈合 芦荟有促进再生作用，能加速家兔皮肤人工损伤的愈合，又能促进离体蛙角膜试验性损伤的上皮形成。

芦荟还有抗菌、抗肿瘤、抗炎等作用。

【现代应用】

1. 便秘 用于热结便秘，单用可取得满意疗效。

2. 慢性肝炎 芦荟粉、芦荟注射液对慢性肝炎有效。

3. 外科感染 痈肿、扭伤、烧伤用鲜芦荟涂患处，对局部的炎症有消肿止痛作用，能促进软组织再生，加速愈合，不留瘢痕。

4. 萎缩性鼻炎　芦荟注射液对萎缩性鼻炎有治疗作用。

小　结

1. 泻下药的主要药理作用有：泻下、利尿、抗感染、抗炎、抗肿瘤。

2. 大黄的主要药理作用有：对消化系统有泻下、保肝利胆、胃黏膜保护、抗急性胰腺炎的作用；利尿、改善肾功能；对血液系统有止血、改善微循环、降血脂的作用；抗菌；抗炎；抗肿瘤；免疫抑制等。

3. 芒硝的主要药理作用有：泻下、利胆、利尿、抗感染。

4. 番泻叶的主要药理作用有：泻下、抗菌、止血等。

5. 火麻仁的主要药理作用有：泻下、降脂、降压等。

6. 芫花的主要药理作用有：利尿、泻下、对子宫平滑肌的兴奋作用、镇咳祛痰、抗菌、抗肿瘤等。

7. 芦荟的主要药理作用有：泻下、保肝、促进伤口愈合等。

思考题

1. 举例说明泻下药有哪些药理作用？

2. 试述大黄“攻积导滞”功效的药理学基础。

3. 大黄治疗胰腺炎的药理学基础如何？

4. 大黄止血作用有效成分及作用机理是什么？

5. 大黄泻下作用的主要成分及作用机制是什么？

6. 芒硝如何发挥泻下作用？

7. 番泻叶止血作用及作用机理如何？

8. 火麻仁如何发挥泻下作用，主要有效成分是什么？

9. 芫花“泻水逐饮，祛痰止咳”的药理学基础是什么？

10. 芦荟“清肝热，通便”的药理学基础是什么？

制剂与用法

1. 大黄流浸膏　泻下、健胃，用于便秘及食欲不振。口服，每次0.5～1ml，日1～3ml。

2. 三黄片　清热解毒、泻火通便，用于三焦热盛、目赤肿痛、口鼻生疮、咽喉肿痛、牙龈出血、心烦口渴、尿赤便秘。口服，每次4片，日2次。

3. 大黄清胃丸 清热解毒、通便，用于胃火炽盛、口燥舌干、头痛目眩、大便燥结。口服，每次1丸，日2次。

4. 大黄䗪虫丸 破血消癥、祛瘀通经，用于治疗癥瘕积聚、鼓胀等病证。口服，每次1丸，日服1~2次。

5. 一捻金散剂（或蜜丸） 消食导滞、祛痰、通便，用于小儿停乳停食、腹胀便秘、痰盛喘咳。散剂0.4、0.6、1.2、1.5克/袋，蜜丸0.6克/丸。如患儿<1岁，0.3克/次，1~3岁，0.6克/次，4~6岁，1.2克/次，每日大便通后停用。

6. 麻仁丸 润肠通便，用于治疗肠胃燥热、脾虚便秘之证，以及肠燥便秘、习惯性便秘、痔疮出血、痔疮便秘等。内服，6~9克/次，1~2次/日。

7. 麻仁润肠丸 润肠通便，用于肠胃积热、胸腹胀满、大便秘结。口服，每次1~2丸，日2次。

第八章 祛风湿药

学习指南：

1. 掌握祛风湿药的主要药理作用。
2. 掌握秦艽、雷公藤的主要药理作用、现代应用。
3. 熟悉防己的主要药理作用、现代应用。
4. 了解独活的主要药理作用、现代应用。

第一节　概　述

凡以祛除风湿、解除痹痛为主要作用的药物称祛风湿药。祛风湿药有祛除风湿、舒筋活络、清热、止痛及强筋骨等功效，临床主要用于治疗痹证。

痹证是因机体正气不足，感受风寒湿邪、风湿热邪，邪气流注或痹阻经络而发病。以肌肉、筋骨、关节发生酸痛、麻木、屈伸不利，甚或关节肿大灼热等为主要临床症状。机体免疫功能异常、内分泌功能紊乱以及感染是主要发病因素。

根据祛风湿药的主要性能，将本类药物分为3类：祛风湿止痹痛药，如独活、威灵仙、防己、秦艽、雷公藤等；舒筋活络药，如木瓜、豨莶草、络石藤、海风藤等；祛风湿强筋骨药，如五加皮、桑寄生等。祛风湿药的药理作用表现在：

1. 抗炎　祛风湿药对多种实验性炎症有抗炎作用。秦艽、五加皮、独活和粉防己等能降低毛细血管的通透性，故能抑制炎症渗出从而消除炎症肿胀。秦艽、五加皮、雷公藤、防己、豨莶草、独活等对甲醛、蛋清和角叉菜胶等所致大鼠足跖肿胀均有抑制作用。粉防己碱能减少中性粒细胞的游出和β－葡萄糖醛酸酶的释放，对多形核白细胞的游走呈剂量依赖性抑制作用。

2. 镇痛　秦艽、防己、独活、青风藤、细柱五加等均有镇痛作用。青风藤碱化学结构与吗啡相似，镇痛作用弱，且无成瘾性，但有快速耐药性产生，停药后消失。粉防己碱镇痛效力为吗啡的1/8。木防己碱镇痛作用在中枢。

3. 对免疫功能的影响　祛风湿药如雷公藤、五加皮、豨莶草、独活和青风藤等对机体免疫功能均有抑制作用。雷公藤总碱和木防己碱可使动物胸腺萎缩。

青风藤碱可降低小鼠的胸腺重量和抑制小鼠腹腔巨噬细胞吞噬功能，对体液免疫和细胞免疫均有明显抑制作用。豨莶草和细柱五加等也可明显抑制小鼠腹腔巨噬细胞吞噬功能。雷公藤红素可逆性抑制 T 淋巴细胞的增生，雷公藤总苷可部分抑制局部同种移植抗宿主反应（GVHR）。雷公藤总苷可降低 IgM 和 IgG 水平，也可明显降低小鼠血浆和脾脏环磷酸鸟苷（cGMP）含量，提高 cAMP/cGMP 比值。部分祛风湿药有免疫增强作用，如细柱五加总苷能促进小鼠网状内皮系统的吞噬功能，并能提高小鼠血清抗体滴度。

4. 其他作用

（1）降压　粉防己、秦艽、青风藤、独活、臭梧桐、蝮蛇、川乌等有降血压作用，其中大部分药物有直接扩张血管作用。

（2）抗肿瘤　粉防己、木瓜、川乌、马钱子、寻骨风等有抗肿瘤作用。

表 8-1　祛风湿药主要药理作用总括表

药物	抗炎	镇痛	免疫	其他
秦艽	+	+		镇静、抗菌、降压、利尿、抗过敏、升血糖、保肝利胆
独活	+	+	-	镇静、降压、解痉、抗血小板聚集、抗心律失常、抗肿瘤
威灵仙	+	+		抗菌、利胆、抗疟
防己	+	+		降压、抗菌、抗心律失常、抗血小板聚集、抗心肌缺血、抗过敏、抗肝纤维化、抗肿瘤
徐长卿	+	+		降压、抗菌、抗氧化、降血脂
雷公藤	+	+	-	抗菌、抗肿瘤、抑制生殖系统、杀虫
豨莶草	+	+	-	降压、扩血管、抗血栓形成、抗疟、抗菌、抗早孕
臭梧桐	+	+		镇静、降压
木瓜	+			抗菌、抗肿瘤、保肝
五加皮	+	+	±	镇静、抗应激、降血糖、抗溃疡、抗利尿

注：±为调节作用，-为抑制作用，+为增强作用

第二节　常用药物

秦　艽

本品为龙胆科植物秦艽 Gentiana macrophylla Pall.、麻花秦艽 Gentiana straminea Maxim.、粗茎秦艽 Gentiana crassicaulis Duthie ex Burk. 或小秦艽 Gentiana dahurica Fisch. 的干燥根。秦艽主要成分为生物碱，如秦艽甲碱（龙胆碱，gentianine）、秦艽乙碱（龙胆次碱，gentianiaine）及挥发油等。秦艽味辛、苦，性平。归胃、肝、胆经。

【药理作用】

秦艽具有祛风湿、清湿热、止痹痛等功效，用于风湿痹痛、筋脉拘挛、骨节酸痛、日晡潮热、小儿疳积发热。

1. 抗炎　秦艽有明显的抗炎作用，秦艽乙醇浸出液和秦艽碱甲对大鼠甲醛、蛋清所致的足跖肿胀和关节肿均有显著的抑制作用。秦艽碱甲能兴奋下丘脑、垂体，使 ACTH 分泌增多，增强肾上腺皮质功能，是其抗炎的药理学基础。

2. 镇痛、镇静、解热　秦艽碱甲对小鼠、大鼠有不同程度镇痛作用。秦艽碱甲小剂量对大鼠、小鼠均有镇静作用，但较大剂量时则有中枢兴奋，最后导致麻痹而死亡。秦艽对酵母所致实验性发热大鼠有退热作用。

3. 抗过敏　秦艽碱甲能明显减轻豚鼠因组胺所致的哮喘、抽搐，对兔的蛋清性过敏性休克有明显保护作用，还能降低因注射蛋清而致大鼠毛细血管通透性增加作用。

4. 抗菌　秦艽乙醇浸液对痢疾杆菌、伤寒杆菌、肺炎球菌、副伤寒杆菌、霍乱杆菌、炭疽杆菌等有抑制作用。

5. 其他作用

（1）降压　秦艽碱甲有降低麻醉犬血压、减慢心率作用；其降压作用可能与直接抑制心脏有关。

（2）升高血糖　秦艽碱甲对大鼠和小鼠均有升高血糖作用。

此外，秦艽还有利尿等作月。

【现代应用】

1. 风湿性或类风湿性关节炎　秦艽总碱灭菌水溶液肌内注射，治疗效果好。

2. 流行性脑脊髓膜炎　秦艽注射液肌内注射有较好疗效。

此外，重用秦艽退黄疸，有较好疗效。

【不良反应】

秦艽碱甲临床用于风湿性关节炎时，口服后可出现恶心、呕吐等胃肠道反应，偶见一过性心悸反应。

雷公藤

本品为卫矛科雷公藤属植物雷公藤 Tripterygium Wilfordii Hook. f. 的干燥根茎。雷公藤主要成分为生物碱类、二萜类、三萜类，如雷公藤碱（wilfordine）、雷公藤次碱（wilforine）、雷公藤甲素（triptolide）、雷公藤内酯（triptophenolide）、雷公藤红素（tripterine）等。雷公藤味苦、辛，性寒，有大毒。归心、肝经。

【药理作用】

雷公藤具有祛风除湿、活血通络、消肿止痛、杀虫解毒功效，用于风湿痹痛、疔疮肿毒、皮肤瘙痒等。

1. 对免疫系统的作用 雷公藤的多种成分均有免疫抑制作用，如雷公藤甲素、雷公藤红素、雷公藤春碱、雷公藤新碱、雷公藤酚内酯、雷公藤总苷等。雷公藤对非特异性免疫、细胞免疫和体液免疫都有抑制作用，可用于预防器官移植排斥反应，雷公藤总生物碱及总二萜内酯能显著延长小鼠尾皮移植的存活时间。雷公藤红素抑制免疫功能的药理学基础与抑制白细胞介素-1（IL-1）、白细胞介素-2（IL-2）活性和抑制细胞释放前列腺素 E_2（PGE_2）有关。

2. 抗炎 雷公藤的多种化学成分均具有抗炎作用，如雷酚内酯、雷公藤红素、雷公藤总苷、雷公藤甲素等。雷公藤总苷抗炎作用是兴奋垂体-肾上腺皮质系统所致。雷公藤的抗炎作用是通过多个环节实现的，抑制炎症细胞趋化、抑制细胞释放 PGE_2 和其他炎症介质、抑制血小板聚集及炎症后期的纤维增生、降低细胞对酵母多糖的反应性，可能是其抗炎作用的主要环节。

3. 对血管和血液系统的作用 雷公藤可促进血管内皮细胞外基质成分的合成，抑制整合素的活性，并能轻度提高钙依赖性黏附分子的活性，从而调控血管的新生过程。雷公藤能降低佐剂性关节炎大鼠全血和血浆的黏度、红细胞比容、纤维蛋白原的含量及血小板的最大聚集率。

4. 杀虫抗菌 雷公藤水煎剂、醇浸液、醚提液、雷公藤红素和雷公藤生物碱能杀虫、蝇、蚕等。雷公藤对金黄色葡萄球菌、枯草杆菌、无核杆菌等均有明显的抑制作用。雷公藤对革兰阴性菌、真菌也有抑制作用。

5. 抗肿瘤　雷公藤甲素、雷公藤内酯二醇对小鼠淋巴细胞白血病 L_{1210} 和 P_{388} 白血病瘤株有抑制作用。雷公藤浸膏提取物（不含甲素、雷公藤内酯二醇、雷公藤内酯等）对小鼠腹腔接种肉瘤 S_{180}、肝腹水癌 H_{220}、艾氏腹水癌及乳腺癌后腹腔注射，能延长小鼠生存期。雷公藤内酯和雷公藤羟内酯的抗肿瘤作用与其抑制癌细胞的 RNA 和蛋白质的合成以及使 DNA 复制过程中所必需的 RNA 聚合酶失活，从而干扰 DNA 的复制有关。

6. 抗生育　雷公藤制剂及其多种成分有不同程度的抗生育作用。雷公藤总苷长期灌胃给药，可使雌性大鼠的性周期由正常变为不规则，卵巢的形态大致正常，子宫减重，部分子宫平滑肌纤维变细变薄，血浆雌二醇及孕激素水平无改变，动物仍可出现排卵现象。雷公藤总苷 30mg/kg 给雄性大鼠长期灌服，可出现不育，动物睾丸和附睾重量减轻，精子数量显著减少、失活。此外，雷公藤总苷、雷醇内酯、总生物碱、总萜均有抗生育作用。

7. 其他作用　雷公藤煎剂及总碱、总苷等对迟发性过敏反应有抑制作用，如可对抗 2，4－二硝基氯苯（DNCB）引起的小鼠过敏性皮炎和豚鼠变应性接触性皮炎。

此外，雷公藤还有降压、改善血液流变性、改善微循环等作用。

【现代应用】

1. 治疗类风湿性关节炎　雷公藤糖浆、浸膏片、雷公藤片、雷公藤总苷等均对类风湿性关节炎有较好疗效，饭后服，疗程一般 3 个月以内。

2. 治疗肾脏疾病　雷公藤煎剂、雷公藤片、雷公藤多苷片、雷公藤浸膏片等对本类疾病有效，但对慢性肾炎高血压型基本无效。

3. 治疗顽固性疼痛　雷公藤煎剂有镇痛作用，作用缓慢持久，其痛阈提高率与罗通定无明显差异。

4. 治疗红斑性狼疮　应用雷公藤制剂治疗本病，有较好疗效。

5. 治疗皮肤病　雷公藤治疗皮肤病变，适用范围十分广泛。对银屑病、玫瑰糠疹、神经性皮炎、皮肤血管炎、红皮病、带状疱疹、脓疱病、斑秃等有较好疗效。

6. 治疗白塞综合征　雷公藤是目前治疗白塞病较好的药物，煎剂和总苷有效，但煎剂副作用大。

【不良反应】

雷公藤的副作用以胃肠道反应最多见，出现恶心、呕吐、食欲不振、食管下部烧灼感、口干、肠鸣、腹痛、腹泻、便秘、便血。造血系统可见白细胞及血小板减少，但较轻，与皮质激素合用常不出现。神经系统出现头晕、乏力、嗜睡等。内分泌系统可见月经紊乱及闭经。生殖系统主要影响睾丸生殖上皮，抑制精原细胞减数分裂，停药后可恢复。心血管系统表现为心悸、胸闷、心律不齐、心电图异常。还可出现皮肤黏膜反应。中毒表现为：剧吐、腹绞痛、腹泻、心音弱快、心电图改变、血压下降、体温降低、休克、尿少、浮肿、尿液异常；后期发生骨髓抑制、黏膜糜烂、脱发等。主要死因为循环衰竭及肾功能衰竭。

独 活

本品为伞形科植物重齿毛当归 Aangelica pubescens Maxim. f. biserrata Shan et Yuan 的干燥根。主要成分为香豆素类，如甲氧基欧芹酚（Osthol）、佛手柑内酯（Bergapten）、欧芹酚甲醚（osfhol）、花椒毒素（xanthotoxin）、异欧前胡素（Isoimperoatorin）、挥发油枞油烯（Sylvestrene）等。独活味辛、苦，性微温。归肾、膀胱经。

【药理作用】

独活具有祛风湿、止痹痛的功效，用于风寒湿痹、腰膝疼痛、少阴伏风头痛。

1. 抗炎 独活有抗炎作用，甲氧基欧芹酚可抑制角叉菜胶所致大鼠足跖肿胀。

2. 镇痛、镇静 甲氧基欧芹酚可抑制醋酸引起的小鼠扭体反应。独活煎剂能明显延长热板法所致小鼠痛反应时间，镇痛作用与阿司匹林相当。独活流浸膏、独活煎剂小鼠灌胃给药，动物均表现安静睡眠状态。

3. 抗血栓形成 独活有抗血栓形成的作用，独活醇提物（H_6F_4）、水浸物能抑制 ADP 体外诱导的大鼠血小板聚集，聚集抑制率随药物浓度的提高而增加。甲氧基欧芹酚对 ADP、AA（花生四烯酸）、胶原、钙离子载体 A_{23187} 和凝血酶诱导的血小板聚集有抑制作用。H6F_4 腹腔注射对大鼠颈动脉旁路中形成的血栓有抑制作用，对实验性体外形成血栓，不但可以延长血小板聚集发生时间、特异性血栓形成时间，且使湿血栓长度缩短、湿重减轻。

4. 对心血管系统的影响

（1）降压 独活粗制剂 0.1～0.5ml/kg 静脉注射对麻醉犬和猫有降压作用，但持续时间短；切断双侧迷走神经，不影响降压效果，但可被阿托品部分或完全阻断。此外，甲氧基欧芹酚有拮抗钙通道的作用。

（2）抑制心脏 独活煎剂对离体蛙心有抑制作用，并随剂量的加大而加强，最终可使心脏停止收缩。

(3) 抗心律失常　独活成分 γ－氨基丁酸可对抗乌头碱诱发及大鼠冠脉结扎所致的心律失常。

5. 其他作用　香柑内酯、花椒毒素、异欧前胡素等对家兔离体回肠具有明显解痉作用。

此外，独活还有抗菌、抗溃疡、抗肿瘤等作用。

【现代应用】

1. 风湿性、类风湿性关节炎　多与其他药物配伍治疗有效。

2. 软组织损伤　独活挥发油制成注射液及其擦剂治疗软组织损伤有效。

此外，独活配合长波紫外光用于治疗银屑病。以独活为主的独活寄生汤还可治疗过敏性哮喘、鼻炎、婴儿湿疹等，均有效。

【不良反应】

部分患者用药后有头晕、头痛、恶心等不良反应。独活中的香豆素类化合物为“光活性物质”，进入机体后，受日光照射，可使受照射部位发生红肿、色素增加、表皮增厚现象。

防　己

本品为防己科植物粉防己 Stephania tetrandra S. Moore 的干燥根。防己主要成分为生物碱，如汉防己甲素（粉防己碱，tetrandrine）、汉防己乙素（防己诺林碱，demethyltetrandrine），此外还有黄酮、挥发油等。防己味苦，性寒。归膀胱、肺经。

【药理作用】

防己具有利水消肿、祛风止痛功效，用于水肿脚气、小便不利、湿疹疮毒、风湿痹痛。

1. 抗炎　防己有抗炎作用，粉防己碱（Tet）能抑制大鼠甲醛性足肿，降低大鼠血管通透性。Tet 能抑制中性粒细胞游出和 β－葡萄醛酸酶（β－G）释放，并能抑制兔多形核白细胞和全血白三烯 B_4 及血栓素 A_2 的生物合成。Tet 直接作用于肾上腺，使肾上腺皮质功能增强而发挥作用。

2. 免疫抑制　Tet 在体外能抑制植物血凝素（PHA）、刀豆素（ConA）等诱导的人外周血淋巴细胞转化，对中性粒细胞溶酶体释放也有抑制作用，显示 Tet

有免疫抑制作用。Tet的免疫抑制作用与钙通道的阻滞有关。

3. 抗过敏 Tet有抗过敏作用，可抑制组胺和Ach所致豚鼠回肠平滑肌的收缩作用，也能抑制过敏性慢反应物质（SRS－A）对豚鼠离体气管和肺条的收缩作用。Tet还能抑制致敏豚鼠肺内过敏介质或SRS－A释放，抑制大鼠腹腔肥大细胞脱颗粒和组胺释放，表明Tet不仅是过敏介质拮抗剂，也是过敏介质阻释剂。Tet对Ⅰ～Ⅳ型变态反应均有明显的对抗作用。Tet对天花粉诱导的肥大细胞Ca^{2+}内流有抑制作用，对血小板激活因子（PAF）、白三烯B_4（LTB_4）所致大鼠中性粒细胞浆游离Ca^{2+}升高有拮抗作用。Tet对钙离子通道的阻断作用可能是其抗过敏作用的药理学基础。

4. 解热、镇痛 Tet对人工发热家兔以及粉防己丙素对大鼠菌苗性发热有解热作用。粉防己总碱及甲、乙、丙素对多种原因引起的疼痛有镇痛作用。防己煎剂对化学刺激法K^+皮下透入、热刺激、电刺激等引起的疼痛有明显的镇痛作用。

5. 其他作用

（1）对心血管系统的作用

①抑制心脏和抗心律失常：防己有抗心律失常和抑制心脏作用，Tet对豚鼠乳头肌、麻醉犬心脏具有负性肌力作用，降低自律性和有效不应期。Tet对多种原因诱导的实验性心律失常均有对抗作用，对犬心脏浦氏纤维细胞的慢钙内流有明显抑制作用。Tet抑制心脏和抗心律失常的作用与其阻滞膜电压或受体依赖性Ca^{2+}通道，抑制细胞外Ca^{2+}内流和细胞内Ca^{2+}动员有关。

②扩张冠脉，抗心肌缺血：防己对离体猫心冠状血管有直接扩张作用，使冠脉流量增加，且与给药浓度成正比，也能增加心脏营养性血流量。防己对心肌缺血有明显保护作用，Tet能使结扎犬冠状动脉前降支心电图ST段变化总和（ΣST）降低，显示心肌损伤程度减轻，缩小心肌损伤范围，使梗死区心肌释放入血的肌酸磷酸激酶明显减少，对异丙肾上腺素（Iso）或垂体后叶素所致大鼠急性心肌缺血心电图变化有对抗作用。

③降压：防己对多种实验动物有降压作用。临床研究表明Tet具有潜在负性变力性与负性变时性效应，对正常血压无影响；但对高血压患者，Tet在安全有效降压的同时，能促进左心室功能改善。Tet降压作用与阻滞心肌和血管平滑肌电压依赖性钙通道及升高前列环素水平有关。

（2）抗血小板聚集 防己有抗血小板聚集作用，Tet对ADP、胶原和AA诱导的血小板聚集均有抑制作用，对钙依赖性磷酸酶活性也有抑制作用，而不影响血小板利用外源性AA合成TXA_2（血栓素A_2），但抑制胶原释放AA。

（3）保肝 防己有保护肝细胞、抗肝纤维化、降低门脉高压的作用。Tet对CCl_4所致肝损伤有保护作用，可使肝细胞膜流动性增加，乳酸脱氢酶释放和丙二醛形成显著减少，细胞内 Ca^{2+} 浓度降低。Tet 也能显著减轻 CCl_4 诱导实验性大鼠肝纤维化程度，降低纤维化大鼠血清 ALT、透明质酸酶、Ⅲ型前胶原含量。实验表明，Tet 能降低部分大鼠门脉结扎所致门脉高压，同时能够降低正常大鼠的平均动脉压和外周压力，但对肾脏血流动力学无明显影响。

此外，防己还有抗肿瘤、抗菌、抗矽肺、诱导细胞凋亡、抑制实验性糖尿病、利尿、抗过氧化等作用。

【现代应用】

1. 高血压病　Tet 口服、静脉注射有效。

2. 冠心病　Tet 对劳累型心绞痛疗效较好，对心绞痛合并高血压患者有效。

3. 矽肺　Tet 有一定疗效。

4. 风湿性、类风湿性关节炎　粉防己煎剂或 Tet 片口服有一定疗效。

5. 神经性疼痛　Tet 口服或肌内注射对三叉神经痛、腰骶神经炎等均有一定疗效。

【不良反应】

Tet 用药 7～8 个月后，鼻部、指甲、面部、上肢、口腔黏膜等部位出现紫褐色斑，无不适，停药后逐渐消退。还可出现腹胀、食欲不降、腹泻等消化道症状，停药后可恢复。

小　结

1. 祛风湿药的主要药理作用有：抗炎、镇痛、对免疫功能的影响等。

2. 秦艽的主要药理作用有：抗炎、镇痛、镇静、解热、抗过敏、抗菌。

3. 雷公藤的主要药理作用有：免疫抑制作用、抗炎、对血管和血液系统的影响、抗肿瘤、对生殖系统的影响等。

4. 独活的主要药理作用有：抗炎、镇痛、镇静、抗血栓形成、对心血管系统的作用等。

5. 防己的主要药理作用有：抗炎、免疫抑制、抗过敏、镇痛等。

思考题

1. 举例说明祛风湿药的抗炎作用。

2. 举例说明祛风湿药对免疫功能有哪些影响？

3. 举例说明祛风湿药“祛除风湿、解除痹痛”的药理基础。
4. 秦艽碱甲抗炎作用表现如何？其作用机理如何？简述其实验依据。
5. 秦艽碱甲对糖代谢有哪些影响？简述其作用机理和实验依据。
6. 雷公藤“祛风除湿，活血通络，消肿止痛”的药理学基础是什么？
7. 雷公藤抗免疫作用表现如何？其作用机制如何？
8. 雷公藤如何发挥其抗生殖作用？
9. 独活抗血栓形成的机制是什么？
10. 防己对心血管系统有何作用？其作用机制如何？
11. 防己“利水消肿、祛风止痛”的药理学基础是什么？

制剂与用法

1. 雷公藤总萜片 祛风湿、止痹痛，用于类风湿关节炎、红斑狼疮等免疫性疾病。每片含雷公藤内酯醇20μg，1次2片，1日3次。

2. 雷公藤多苷片 祛风解毒、除湿消肿、舒筋通络，用于风湿热瘀、毒邪阻滞所致的类风湿性关节炎、肾病综合征、白塞三联征、麻风反应、自身免疫性肝炎等。口服，按体重每1kg每日1～1.5mg，分3次饭后服用，或遵医嘱。

3. 防己关节丸 祛湿散寒、健脾利水，用于风寒湿痹、关节疼痛。口服，每次6g，日2次。

4. 舒筋活络丸 祛风除湿、舒筋活络，用于一般骨节风痛、腰膝酸痛。口服，每次1～2丸，日1～2次，用温开水或姜汤送服。

5. 祛风止痛片 舒筋活血、祛风止痛、强壮筋骨，用于四肢麻木、腰膝酸软、风寒湿痹等症。口服，每次6片，日2片。

6. 祛风舒筋丸 祛风散寒、舒筋活络，用于风寒湿痹、四肢麻木、腰腿疼痛。口服，每次1丸，日2次。

7. 莶风湿丸 祛风除湿、通络止痛，用于四肢麻痹、腰膝无力、骨节疼痛及风湿性关节炎。口服，小蜜丸每次6g，大蜜丸每次1丸，日2次。

8. 蛇仙风湿丸 搜风通络、祛风除湿、活血止痛，用于风湿性关节炎、类风湿关节炎、肩周炎、坐骨神经痛、腰腿痛、手足麻木、扭伤、跌打损伤。每日2～3次，每次2～4粒。

第九章　芳香化湿药

学习指南：

1. 了解芳香化湿药的主要药理作用。
2. 熟悉厚朴的药理作用及现代应用。

第一节　概　述

凡气味芳香，性偏温燥，具有化湿健脾作用的药物，称为芳香化湿药。本类药物味苦而辛，性温香燥，具有疏畅气机、宣化湿浊、健脾醒胃等功效，归脾、胃、肺、大肠经。临床主要用于湿浊困脾证，此外对于湿痰壅滞，以及湿温、暑湿、霍乱、痧胀等，亦可适当选用，以化除湿浊。

脾恶湿而喜燥，湿浊内阻中焦，则脾胃运化失常。脾为湿困，运化失调可致脘腹痞满、口淡多涎、呕吐泛酸、大便溏泄、食少体倦、口腻发甜、舌苔白腻等症，与西医学中消化系统疾病如急慢性胃肠炎、胃肠过敏、溃疡病、胃下垂、胃肠神经官能症、痢疾、霍乱等疾病相似。

芳香化湿药的主要药理作用：

1. 调整胃肠功能　芳香化湿药均含有挥发油，能刺激或调整胃肠运动功能。厚朴、苍术、砂仁等对乙酰胆碱、氯化钡等引起的动物离体肠肌痉挛有不同程度的解痉作用；佩兰、白豆蔻能提高肠道紧张度；砂仁有促进肠管推进运动作用。

芳香化湿药对胃肠运动的不同影响，与机体的机能状态和给药剂量有关，如苍术煎剂既能对抗乙酰胆碱所致的小肠痉挛，又能对抗肾上腺素所致的平滑肌抑制。厚朴煎剂在小剂量时对小鼠和豚鼠离体肠管表现为兴奋，而大剂量时则表现为抑制。

2. 促进消化液分泌　厚朴、广藿香、白豆蔻、草豆蔻、草果等均含有挥发油，通过刺激嗅觉、味觉感受器，或温和地刺激局部黏膜，反射性地增加消化腺分泌。

3. 抗溃疡　厚朴、苍术、砂仁等芳香化湿药，具有较强的抗溃疡作用，其作用环节主要包括：

（1）保护胃黏膜作用　从苍术中提取的氨基己糖具有促进胃黏膜修复作用。关苍术提取物能增加氨基己糖在胃液和黏膜中的含量。砂仁能促进胃黏膜细胞释放前列腺素，保护胃黏膜免遭许多外源性因素的损伤。

（2）抑制胃酸分泌　厚朴酚能明显对抗四肽胃泌素及氨甲酰胆碱所致的胃酸分泌增多，茅苍术所含的β－桉叶醇能阻断 H_2 受体，抑制胃酸分泌，同时能对抗皮质激素对胃酸分泌的刺激作用。

4. 抗病原微生物　芳香化湿药具有不同程度的抗病原微生物作用。

厚朴酚、苍术提取物、广藿香对金黄色葡萄球菌、溶血性链球菌、肺炎球菌、百日咳杆菌、大肠杆菌、枯草杆菌、变形杆菌、痢疾杆菌、绿脓杆菌等具有抑制或杀灭作用，其中尤以厚朴抗菌力强，抗菌谱广。藿香正气散对金黄色葡萄球菌，甲、乙型副伤寒杆菌，痢疾杆菌，变形杆菌有明显的抑制作用。

厚朴、苍术、广藿香、砂仁、白豆蔻对腮腺炎病毒、流感病毒等有抑制作用。

苍术对黄曲霉菌及其他致病性真菌有抑制作用，藿香的乙醚及乙醇浸出液对白色念珠菌、许兰黄癣菌、趾间及足跖毛癣菌等多种致病性真菌有抑制作用。

表 9－1　芳香化湿药主要药理作用总括表

药物	胃肠平滑肌		消化液分泌	抗溃疡	抗菌	抗病毒	其他作用
	兴奋	抑制					
厚朴	+	+	+	+	+	+	中枢抑制，降压，抗凝，抗变态反应
苍术	+	+		+	+		中枢抑制，保肝，利尿，降血糖，扩血管
广藿香	+	+	+		+	+	松弛气管平滑肌
砂仁	+		－	+			抗血小板聚集
白豆蔻	+		+		+		
佩兰	+					+	祛痰
草豆蔻	+	+	+				
草果	+		+				抗炎

第二节 常用药物

厚 朴

本品为木兰科植物厚朴 Magnolia officinalis Rehd. et Wils. 或凹叶厚朴 Magnolia officinalis Rehd. et Wils. var. biloba Rehd. et Wils. 的干燥干皮、根皮及枝皮。厚朴花为凹叶厚朴的干燥花蕾。厚朴主要含木脂素类、挥发油和生物碱类等成分。木脂素类成分主要有厚朴酚（magnolol）、四氢厚朴酚（tetrahydromagnolol）、异厚朴酚（isomagnolol）以及和厚朴酚（honokiol），挥发油主要为 β－桉叶醇（machilol），生物碱类成分主要为木兰箭毒碱（magonocurarine）。厚朴味苦、辛，性温。归脾、胃、肺、大肠经。

【药理作用】

厚朴具有燥湿消痰、下气除满功效，用于湿滞伤中、脘痞吐泻、食积气滞、腹胀便秘、痰饮喘咳。

1. 调整胃肠运动 厚朴酚能抑制组胺所致的十二指肠痉挛。厚朴煎剂低剂量对家兔、小鼠和豚鼠离体肠肌有兴奋作用，而高剂量时则产生抑制作用。厚朴乙醇提取物能明显对抗番泻叶性小鼠腹泻。

2. 促进消化液分泌 厚朴所含挥发油，通过刺激嗅觉、味觉感受器，或温和地刺激局部黏膜，能反射性地增加消化腺分泌。

3. 抗溃疡 厚朴酚对大鼠幽门结扎型溃疡及应激性溃疡等均有抑制作用。厚朴乙醇提取物对大鼠 HCl－乙醇所致的溃疡有明显的抑制作用。厚朴姜制后抗胃溃疡作用增强。厚朴抗溃疡作用与其抑制胃酸分泌过多有关。

4. 保肝 厚朴酚为抗肝炎病毒的有效成分，对急性实验性肝损伤具有降血清 ALT 作用；并能对抗免疫性肝纤维化损伤，明显防止肝纤维化及肝硬变的形成；同时能提高免疫性肝纤维化大鼠血浆超氧化物歧化酶（SOD）活性，降低过氧化脂质（LPO）含量。

5. 抗菌、抗病毒 厚朴煎剂有广谱抗菌作用，其抗菌成分为厚朴酚及和厚朴酚，性质稳定，不易被热、酸、碱等破坏。对金黄色葡萄球菌、溶血性链球菌、痢疾杆菌、乳酸杆菌、白喉杆菌、枯草杆菌及常见致病性皮肤真菌均有抑制作用。在豚鼠体内有一定的抗炭疽杆菌作用。厚朴的酚性成分、乙醚及甲醇提取物对致龋齿的变形链球菌抗菌作用显著。厚朴对小鼠实验性病毒性肝炎有一定程度的抑制作用，可减轻细胞变性坏死等实质性病理损害。

6. 抗炎、镇痛 厚朴乙醇提取物对醋酸引起的小鼠腹腔毛细血管通透性增高、二甲苯所致的耳壳肿胀、角叉菜胶引起的足跖肿胀均有明显的抑制作用。对醋酸所致的小鼠扭体反应及热痛刺激甩尾反应呈现抑制作用。

7. 其他作用 麻醉兔、猫静注或肌注厚朴花的酊剂水溶物都具有降压作用，并使心率加快。厚朴的乙醚浸膏腹腔注射，可抑制小鼠的自发活动，尚能对抗由于甲基苯丙胺或阿朴吗啡所致的兴奋作用。从厚朴中分离出的水溶性生物碱（厚朴碱）对横纹肌有松弛作用，此作用与静注筒箭毒碱相似，可被新斯的明对抗，故推测厚朴碱可能为非去极化型肌松药。此外，厚朴酚及和厚朴酚能抑制血小板聚集，发挥抗血栓作用；厚朴酚具有平喘作用；厚朴提取物尚有抗过敏、抗肿瘤作用。

【现代应用】

1. 消化系统疾病 用于治疗胃肠痛、急性胰腺炎、胃肠神经官能症、食管神经官能症及溃疡病等。

2. 细菌性痢疾 用厚朴粉4.5～9g，每日2～3次，或制成注射剂（每毫升含生药1g），每次2ml，每日2～3次，肌注，治疗菌痢疗效较好。

3. 龋齿 用厚朴酚凝胶或厚朴牙膏、厚朴酚含漱液能预防龋齿发生。

4. 肌强直 用厚朴9～15g，加水分煎2次，顿服，对治疗肌强直有一定疗效。

【不良反应】

厚朴中有毒成分主要是木兰箭毒碱，大剂量时可致呼吸肌麻痹而死亡。

广藿香

本品为唇形科植物广藿香 Pogostemon cablin（Blanco）Benth. 的干燥地上部分。广藿香含挥发油1.5%，油中主要成分是广藿香醇（patchouli alcohol），约占52%～57%，以及广藿香酮（pogostone）。其他成分尚有苯甲醛、丁香油酚、桂皮醛、广藿香吡啶以及多种倍半萜、黄酮类等。广藿香味辛，性微温。归脾、胃、肺经。

【药理作用】

广藿香具有芳香化浊、开胃止呕、发表解暑等功效，用于湿浊中阻、脘痞呕吐、暑湿倦怠、胸闷不舒、寒湿闭阻、腹痛吐泻、鼻渊头痛。

1. 促进胃液分泌　本品所含挥发油能刺激胃黏膜，促进胃液分泌，增强消化能力。对胃肠有解痉、防腐作用。

2. 抗菌　体外试验表明，藿香煎剂、水浸出液、醚浸出液、醇浸出液对许兰黄癣菌、趾间及足跖毛癣菌等多种致病性真菌有抑制作用。广藿香酮可抑制金黄色葡萄球菌、肺炎双球菌、溶血性链球菌、大肠杆菌、痢疾杆菌、绿脓杆菌。藿香黄酮类物质能抑制鼻病毒。藿香煎剂低浓度对钩端螺旋体有抑制作用，高浓度呈现杀灭作用。

此外，从藿香中分离的二萜类成分具有细胞毒活性。

【现代应用】

1. 急、慢性胃肠炎　现代常用藿香正气散（丸、水、胶囊）治疗急慢性胃肠炎、消化不良、胃肠过敏。

2. 念珠菌阴道炎　用藿香 6 份，葫芦茶、矮地茶各 2 份，煎 3 次，浓缩成浸膏再干燥研粉。每次用 0.5g 装入胶囊，塞入阴道，于午休及睡前各 1 次；或将药用冷开水调成糊状，浸带线棉球，于睡前塞入阴道，次晨取出，每日 1 次，15 次为 1 疗程。

此外，藿香配伍用药治疗早孕反应，单用藿香煎剂漱口，可去口臭。

【不良反应】

极少数人服用藿香正气水后出现过敏性药疹，甚至过敏性休克。

小　　结

1. 芳香化湿药具有疏畅气机、宣化湿浊、健脾醒胃等功效，其药理作用为调整胃肠功能、促进消化液分泌、抗溃疡、抗病原微生物等。主要有效成分是所含的挥发油。

2. 厚朴的药理作用主要为：调整胃肠运动、促进消化液分泌、抗溃疡、保肝、抗菌、抗病毒、抗炎、镇痛等。

3. 广藿香的药理作用为：促进胃液分泌、抗菌。

思 考 题

1. 简述芳香化湿药的主要药理作用。
2. 举例说明厚朴对胃肠道平滑肌的作用和应用。

3. 厚朴对骨骼肌有何作用，其作用特点和可能的机理是什么？

4. 藿香对消化系统有哪些作用？作用机理是什么？

制剂与用法

1. 藿香正气口服液与藿香正气水 主要成分：苍术、陈皮、厚朴、白芷、茯苓、大腹皮、生半夏、甘草浸膏、广藿香油、紫苏叶油。每支装10ml。解表祛湿、化湿和中，用于外感风寒，内伤湿滞，夏伤暑湿，头痛昏重，脘腹胀痛，呕吐泄泻及胃肠型感冒。1次5~10ml，1日2次，口服。用时摇匀。

2. 藿胆丸 主要成分：广藿香叶、猪胆粉。清热化浊、宣通鼻窍，用于风寒化热、胆火上攻引起的鼻塞欠通、鼻渊头痛。1次3~6g，1日2次，口服。

3. 不换金正气散 主要成分：广藿香、苍术、陈皮、厚朴、半夏、甘草。每袋重15g。燥湿化痰、理气和中，用于脾胃不和、痰湿中阻、胸膈痞闷、寒热往来、霍乱吐泻、山岚瘴气。取生姜、大枣少许，炖汤送服，1次15g，1日1~2次。

第十章　利水渗湿药

学习指南：

1. 掌握利水渗湿药的主要药理作用。
2. 掌握茯苓、猪苓、泽泻和茵陈的有效成分、药理作用及应用。

第一节　概　述

以通利水道、渗泄水湿为主要功效的药物，称为利水渗湿药。服用这类药物后，能使小便通畅，尿量增多，所以又称为利尿药。本类药物的性味多甘、淡、寒，归肾、膀胱经。具有利水消肿、祛湿通淋之功效，适用于水湿停蓄体内，或湿热相结所产生的病证，如水肿、小便不利、淋浊、湿痹、黄疸、痰饮、疮疹等。水湿所致疾病涉及西医学泌尿系统疾病，如肾衰竭、泌尿系统感染或结石、肝胆疾病、各种疾病所致的胸腔积液、腹水等。

根据利水渗湿药的主要性能，可分为利尿消肿药、利尿通淋药和利湿退黄药三类。

利水渗湿药的主要药理作用：

1. 利尿　本类药物中的大多数具有不同程度的利尿作用，但利尿机理不尽相同。猪苓、泽泻通过抑制肾小管对钠离子的重吸收，利尿作用较强；茯苓素对抗醛固酮；泽泻能增加心房钠尿肽（心钠素，ANF）的含量。影响利尿作用的因素较多，如药物的采收季节、实验动物的种类、给药途径、炮制方法等。

2. 抗病原微生物　本类药物中的大多数具有抗病原微生物作用，如茯苓、猪苓、茵陈、金钱草、木通、萹蓄、半边莲等具有抗菌作用，茵陈、车前子、木通、萹蓄、地肤子等具有抗真菌作用，茵陈等具有抗病毒作用。

3. 利胆保肝　茵陈、金钱草、萹蓄、垂盆草等有明显的利胆保肝作用，能促进或调节胆汁分泌，减轻四氯化碳等造成的肝损伤，降低血清转氨酶活性；某些药物能松弛奥狄括约肌、收缩胆囊、促进胆结石排出。

4. 抗肿瘤　茯苓多糖和猪苓多糖具有显著的抗肿瘤作用，能抑制多种实验性移植性肿瘤的生长，并能提高机体非特异性和特异性免疫功能。

表 10-1　利水渗湿药主要药理作用总括表

类别	药物	利尿	利胆	保肝	抗病原体	其他作用
利水消肿药	茯苓	+		+	+	增强免疫功能，抗肿瘤，降血糖
	猪苓	+		+	+	增强免疫功能，抗肿瘤，抗辐射
	泽泻	+	+	+	+	降血脂，降血糖，抗炎
利水通淋药	车前子	+	+		+	降血脂，降压，抗炎，抗溃疡
	木通	+	+	+	+	抗肿瘤，强心
	萹蓄	+	+	+	+	增强子宫张力，止血
	瞿麦	+	+			兴奋肠管
	石韦					止咳祛痰，平喘
利湿退黄药	金钱草	+	+		+	抗心肌缺血
	茵陈	+	+	+	+	降血脂，降血糖，降压，解热，抗炎

第二节　常用药物

茯　苓

本品为多孔菌科真菌茯苓 Poria cocos（Schw.）Wolf 的干燥菌核。多在 7~9 月采挖，晾干，生用。茯苓主要含有 β-茯苓聚糖（β-pachyman），约占干重的93%，另含三萜类茯苓酸（tumulosic acid）、茯苓素（poriatin）、茯苓醇等，以及麦角甾醇、胆碱、脂肪、卵磷脂、组胺酸、钾盐等化学成分。茯苓味甘淡，性平。归心、肺、脾、肾经。

【药理作用】

茯苓具有利水渗湿、健脾宁心的功效，用于水肿尿少、痰饮眩悸、脾虚食少、便溏泄泻、心神不安、惊悸、失眠。茯苓皮用于水湿外泛、皮肤浮肿。茯神用于心神不安、惊悸失眠。

1. 利尿作用　茯苓具有一定的利尿作用，但其利尿作用受动物种属、状态、给药途径等因素影响。茯苓对健康人利尿作用不明显，而对肾性和心性水肿病人利尿作用显著。用茯苓醇浸液给家兔腹腔注射 5 天，尿量明显增加，而用茯苓煎剂灌胃则无明显利尿作用。现代研究认为，茯苓素是茯苓利尿的有效成分，能与肾小管浆膜的醛固酮受体结合，拮抗醛固酮活性，提高尿中 Na^+/K^+ 比值；同时通过增强细胞膜上 Na^+，K^+-ATP 酶的活性和激活总 ATP 酶，促进机体水盐代谢，发挥利尿作用。

2. 免疫调节作用　茯苓多糖能显著增强机体免疫功能，促进特异性和非特异性免疫功能。对机体特异性免疫功能，可使玫瑰花结形成率及植物血凝素（PHA）诱发的淋巴细胞转化率升高，使小鼠脾脏抗体分泌细胞数（PFC）明显增多。对机体非特异性免疫功能，能增加免疫器官胸腺、脾脏、淋巴结的重量，增强正常小鼠腹腔巨噬细胞的吞噬功能，并能对抗醋酸可的松对巨噬细胞吞噬功能的抑制作用，对抗^{60}Co照射引起的小鼠外周血白细胞减少，增加α-醋酸萘酯酶染色阳性淋巴细胞数。茯苓多糖增强机体免疫功能的作用机理可能与其诱导产生白细胞介素-2（IL-2）有关。

茯苓素、茯苓三萜化合物低剂量有明显的免疫增强作用，但高剂量则表现为抑制作用。茯苓素对免疫功能具有调节作用。茯苓素能增强小鼠腹腔巨噬细胞的吞噬功能，从而提高机体的非特异性免疫功能，但对植物血凝素（PHA）、大肠杆菌内毒素（LPS）和刀豆蛋白A（ConA）诱导的淋巴细胞转化及对小鼠血清抗体和脾细胞抗体产生能力有显著的抑制作用。茯苓素对IL-2的产生呈现剂量依赖性的抑制作用，这种作用可能是其免疫抑制作用的机理之一。

3. 抗肝硬化　皮下注射茯苓醇5ml（含茯苓醇75mg）/kg，连用3周，给药组实验动物肝硬化明显减轻，肝内胶原含量降低，尿羟脯氨酸排出量增多，说明茯苓醇具有促进肝脏胶原蛋白降解、促进肝内纤维组织重吸收作用。茯苓还能降低转氨酶、胆红素及尿素氮含量，使血浆支链氨基酸与芳香族氨基酸比值恢复正常，防止肝性脑病的发生。

4. 抗肿瘤　茯苓素、茯苓多糖有明显的抗肿瘤作用，能抑制小鼠实体瘤S_{180}生长，延长艾氏腹水癌小鼠存活时间。茯苓素能显著抑制体外培养的小鼠白血病L_{1210}细胞的增殖。其抗肿瘤作用的机理可能是通过抑制肿瘤细胞的核苷转运而抑制肿瘤细胞DNA的合成，并提高巨噬细胞产生肿瘤坏死因子（TNF）的能力，增强杀伤肿瘤细胞作用。茯苓多糖能显著抑制体外培养的小鼠腹水型肉瘤S_{180}细胞和人慢性骨髓性白血病K_{562}细胞增殖，其抗肿瘤作用的机理包括提高宿主的免疫系统功能及直接的细胞毒作用两个方面。

此外，茯苓还有镇静、抗炎、抑菌、促进造血功能、抗皮肤色素沉着等作用。

【现代应用】

1. 水肿　茯苓饼干（每片含茯苓3.5g，每次8片，每日3次，1周为1疗程）治疗水肿病人，有较好疗效。

2. 腹泻　单味茯苓粉（每次0.5g，每日3次）治疗轮状病毒感染所致的婴幼儿秋冬季腹泻93例，总有效率为93.6%。

3. 精神分裂症 茯苓水煎剂（每日60g，水煎服，连服3个月）治疗慢性精神分裂症病人53例，总有效率为56.6%。

4. 病毒性肝炎 用新型羧甲基茯苓多糖60～120mg，肌注，或每日90～120mg，加入10%葡萄糖生理盐水500ml静滴，用药8周后能明显改善慢性肝炎患者的肝功能。

猪 苓

本品为多孔菌科真菌猪苓 Polyporus umbellatus（Pers.）Fries 的干燥菌核。猪苓主要含有猪苓多糖（glucan）、猪苓酸（poly－prorenic acid）A、猪苓酸 C、麦角甾醇、蛋白质等化学成分。猪苓味甘、淡，性平。归肾、膀胱经。

【药理作用】

猪苓具有利水渗湿功效，用于小便不利、水肿、泄泻、淋浊、带下。

1. 利尿 健康人服用猪苓煎剂8g（相当于生药5g），6小时内尿量增加62%，尿中 Na^+、K^+、Cl^- 增加45%。其利尿作用机理主要是抑制肾小管对电解质（如 Na^+、K^+、Cl^-）和水的重吸收。

2. 增强免疫功能 猪苓多糖能显著增强机体免疫功能，表现为：①促进B细胞的有丝分裂及对抗原刺激的反应性，增加抗体形成；②提高巨噬细胞的吞噬能力；③与IL－2协同能明显增加外周血单核细胞的细胞杀伤活性。

3. 抗肿瘤 猪苓多糖能直接作用于肿瘤，抑制其增殖和转移，并且通过改善机体免疫功能发挥抗肿瘤作用。猪苓多糖能增强化疗药物抗癌效果，增加荷瘤小鼠细胞免疫和体液免疫功能。

【现代应用】

1. 病毒性肝炎 常以猪苓多糖合并乙肝疫苗治疗慢性乙型肝炎，疗效较好；或与干扰素、卡介苗合用，治疗丙型肝炎。

2. 银屑病 猪苓多糖注射液（每支4ml肌注，连用20天，休息10天，3个月为1疗程）治疗寻常型银屑病59例，总有效率90%。

3. 肿瘤 猪苓多糖配合化疗、放疗用于治疗膀胱癌、肺癌、肝癌等。

【不良反应】

猪苓多糖注射液可引起过敏反应，出现药物性皮炎、血管神经性水肿，甚至过敏性休克等。有报道，猪苓多糖可致系统性红斑狼疮。

泽　泻

本品为泽泻科植物泽泻 Alisma orientalis（Sam.）Juzep. 的干燥块茎。泽泻主要含有泽泻萜醇 A、B、C，泽泻萜醇 A、B、C 的醋酸酯，表泽泻萜醇 A，泽泻醇，泽泻素，以及卵磷脂、胆碱、糖醛等化学成分。泽泻味甘，性寒。归肾、膀胱经。

【药理作用】

泽泻具有利小便、清湿热的功效，用于小便不利、水肿胀满、泄泻尿少、痰饮眩晕、热淋涩痛、高血脂。

1. 利尿作用　泽泻对人和动物均有利尿作用，但其利尿作用的强弱因采集季节、药用部位及炮制方法的不同而异。春季采集者作用较弱，冬季采集者作用强；冬季产的泽泻须有弱利尿作用，而泽泻根则无利尿作用；生泽泻及酒制、麸制泽泻有利尿作用，而盐泽泻则无利尿作用。

泽泻的利尿作用机理包括：①直接抑制肾集合管 K^+ 分泌和 Na^+ 的重吸收；②增加血浆心钠素（ANF）的含量；③抑制肾脏 Na^+，K^+ – ATP 酶，减少 Na^+ 重吸收等。

2. 降血脂、抗动脉粥样硬化　泽泻提取物、醇浸膏及乙酸乙酯浸膏等对家兔、大鼠实验性高脂血症有防治作用，能降低血清胆固醇、甘油三酯、低密度脂蛋白。从泽泻中分离出的不同萜醇类化合物能显著降低实验性高脂血症大鼠血清胆固醇含量，其中以泽泻萜醇 A 醋酸酯的作用最为显著。泽泻提取物减低胆固醇的作用机理可能为降低小肠胆固醇的吸收率和抑制小肠胆固醇酯化。

泽泻提取物能预防和抑制实验性主动脉粥样硬化斑块的形成，缓和其发展。其抗动脉粥样硬化的机理与其降血脂、升高高密度脂蛋白、调节 PGI_2/TXA_2 的动态平衡、抗氧化、抑制动脉壁内钙异常升高以及改善血液流变性等多种作用有关。

3. 抗脂肪肝　泽泻的水提取物可明显降低低蛋白饲料所致动物实验性脂肪肝的肝内脂肪含量。泽泻粉可抑制大鼠肝脂肪的蓄积。泽泻提取物对四氯化碳引起的大鼠急性肝损伤有保护作用。

泽泻抗脂肪肝的有效成分主要是其所含的胆碱、卵磷脂、不饱和脂肪酸。抗脂肪肝的作用机理可能与影响胆固醇代谢有关的酶及抑制肝内甘油三酯合成有关。

【现代应用】

1. 高血脂症 泽泻浸膏片（每片相当于生药3g，每天9片，分3次服）对Ⅱa、Ⅱb、Ⅳ和Ⅴ型高脂蛋白血症有效。

2. 高血压 用泽泻50～100g，配伍益母草、车前子、夏枯草、草决明等水煎服，9日为1疗程，治疗104例高血压，总有效率98.1%。

3. 梅尼埃病 泽泻汤（泽泻30g，白术20g加味，每日1剂，早晚分2次服，3日为1疗程）治疗梅尼埃病，3个疗程后，总有效率97.6%。

【不良反应】

大剂量或长期服用，可致水电解质失衡及血尿，甚至发生酸中毒。泽泻含有刺激性物质，内服可引起胃肠炎，出现恶心、呕吐、腹痛、腹泻等症状，贴于皮肤可引起发泡。极少数人可出现过敏反应和肝脏损害。

茵　陈

本品为菊科植物滨蒿 Artemisia scoparia Waldst. et Kit. 或茵陈蒿 Artemisia capillaris Thunb. 的干燥地上部分。茵陈主要含有香豆素类，如6，7－二甲氧基香豆素（6，7－dimethoxycoumarin）、色原酮类如茵陈色原酮（Capillarisin）、黄酮类如茵陈黄酮（areapillin）、蓟黄素（cirsimanitin）、香豆酸及其他有机酸等，从滨蒿中提得对羟基苯乙酮。茵陈味苦、辛，性微寒。归脾、胃、肝、胆经。

【药理作用】

茵陈具有清湿热、退黄疸之功效，用于黄疸尿少、湿疮瘙痒、传染性黄疸型肝炎。

1. 利胆 茵陈水煎剂、热水提取物、水浸剂、去挥发油水浸剂、挥发油、醇提取物等对正常实验动物或四氯化碳所致肝损伤大鼠，均能促进胆汁分泌和排泄。连续用茵陈水煎剂口服5天，可使胆石症患者胆汁流量明显增加，胆汁中胆固醇含量降低，可预防胆固醇结石的形成。茵陈利胆作用的有效成分主要有茵陈香豆酸（A、B）、6，7－二甲氧基香豆素、茵陈色原酮、茵陈二炔、对羟基苯乙酮等。

2. 保肝 茵陈煎剂对四氯化碳所致的动物实验性肝损伤有保护作用，能减轻肝细胞肿胀、气球样变、脂肪变及坏死程度，降低血清转氨酶的活性。茵陈能抑制β葡萄糖醛酸酶活性，减少葡萄糖醛酸的分解，增强肝脏的解毒功能。茵陈的保肝作用机理可能为诱导肝药酶、增强肝脏的解毒功能、保护肝细胞膜的完整及促进肝细胞的再生。

3. 抗病原微生物 茵陈蒿抗病原微生物作用较强，体外实验对金黄色葡萄球菌抑制作用显著，对痢疾杆菌、溶血性链球菌、白喉杆菌、牛型及人型结核杆菌、伤寒杆菌、大肠杆菌、绿脓杆菌、枯草杆菌以及黄曲霉菌、杂色曲霉菌等皮肤真菌均有一定的抑制作用。茵陈抗菌活性成分主要是茵陈炔酮、对羟基苯乙酮及其他挥发油成分。茵陈蒿乙醇提取物对流感病毒有抑制作用。

此外，茵陈尚有解热、镇痛、抗炎、抗肿瘤、利尿等作用。

【现代应用】

1. 高胆固醇血症 用茵陈每日15g代茶饮用，1个月为1疗程，治疗高胆固醇血症有较好疗效。

2. 胆道蛔虫症 用茵陈水煎剂30~60g，顿服，治疗胆道蛔虫症疗效较好。

3. 胆石症 用茵陈、大黄、金钱草等制成乳膏剂，贴敷胆石症患者腹部胆囊区治疗胆石症，疗效较好。

4. 病毒性肝炎 茵陈为防治肝炎的常用药物之一，单用有效，用茵陈蒿汤加减，疗效更好。

【不良反应】

长期大剂量服用，少数病人出现头晕、恶心、上腹饱胀、灼热等，可逐渐自行消失。个别人出现腹泻及短暂心慌。给小鼠灌胃茵陈二炔酮的LD_{50}为6.98mg/kg，6，7－二甲氧基香豆素的LD_{50}为497mg/kg，死亡前有阵发性惊厥。给小鼠腹腔注射对羟基苯乙酮的LD_{50}为0.5g/kg，口服的LD_{50}为2.2g/kg。

金钱草

本品为报春花科植物过路黄 Lysimachia christinae Hance 的干燥全草。金钱草含有黄酮类、苷类、鞣质、酚性成分、挥发油、氨基酸、胆碱、固醇、氯化钾、内酯类等成分。金钱草味甘、咸，性微寒。归肝、胆、肾、膀胱经。

【药理作用】

金钱草具有清热利湿、通淋、消肿等功效，用于热淋、沙淋、尿涩作痛、黄疸、痈肿疔疮、毒蛇咬伤、肝胆结石、尿路结石等。

1. 利胆、利尿 金钱草煎剂给小鼠灌胃，有明显的促进胆汁分泌和排泄作用。其作用可能是促进肝细胞分泌胆汁，肝胆管内胆汁增多，内压增高，奥狄括约肌松弛并排出胆汁，同时促进胆结石的排出。金钱草是“排石汤”的主要成分之一。

动物实验证明：金钱草有显著的利尿作用，与其所含的钾盐有关，并能使尿液变为酸性，促使在碱性条件下的泌尿系结石溶解。

2. 抗菌 四川小金钱草煎剂及酊剂对白喉杆菌有较强的抗菌作用，对金黄色葡萄球菌、溶血性链球菌、伤寒杆菌、痢疾杆菌、绿脓杆菌、枯草杆菌、大肠杆菌也有一定的抗菌作用。

此外，金钱草对小鼠的细胞免疫和体液免疫均有一定的抑制作用。

【现代应用】

1. 胆石症 金钱草每日50～60g，水煎服，早晚饭后0.5～1小时各服1剂，30天为1疗程，每日饮水2000ml以上，对胆石症疗效较好。

2. 蝮蛇咬伤 用鲜金钱草200g，早晚各煎服1次，同时配合输液疗法，7天为1疗程，连用1～2个疗程。

小 结

1. 利水渗湿药具有利水消肿、祛湿通淋之功效，其主要药理作用为：利尿、抗病原微生物、利胆保肝、抗肿瘤等。

2. 茯苓的药理作用为：利尿、免疫调节作用、抗肝硬化、抗肿瘤等。

3. 猪苓的药理作用为：利尿、增强免疫功能、抗肿瘤等。主要含有猪苓多糖、猪苓酸等成分。

4. 泽泻的药理作用为：利尿、降血脂、抗动脉粥样硬化、抗脂肪肝等。

5. 茵陈的药理作用为：利胆、保肝、抗病原微生物、解热、镇痛、抗炎、抗肿瘤等。主要含有香豆素类、色原酮类、香豆酸等。

6. 金钱草的药理作用为：利胆、利尿、抗菌。

思考题

1. 举例说明利水渗湿药的药理作用。

2. 简述茯苓的主要作用和应用。

3. 茯苓对免疫功能有何影响？表现在哪些实验指标上？其有效成分如何？

4. 试述茯苓、猪苓、泽泻的利尿作用特点及作用机理。

5. 泽泻的药理作用和应用如何?
6. 泽泻降血脂、抗脂肪作用表现在哪些方面?其作用机理如何?
7. 茵陈的主要作用和应用如何?
8. 茵陈利胆、保肝作用表现和作用机理如何?

制剂与用法

1. 五苓散 药物组成:茯苓、泽泻、猪苓、肉桂、白术。温阳化气、利湿行水,用于膀胱气化不利,水湿内聚引起的小便不利、水肿腹胀、呕逆泄泻、渴不思饮。1 次 6~9g,1 日 2 次,口服。

2. 安神补气丸 药物组成:茯苓、远志、黄芪、党参、熟地黄、柏子仁、酸枣仁、五味子、朱砂。每 10 粒重 1.9g。补气养神、宁心健脑,用于气血两亏、虚损发热、心跳气短、夜不安眠、神经衰弱等。1 次 20 粒,1 日 1~2 次,口服。

3. 茵莲清肝合剂 药物组成:茵陈、板蓝根、绵马贯众、茯苓、郁金、当归、红花、琥珀、白芍、白花蛇舌草等 19 味药。每瓶 100ml。清热解毒、芳香化湿、舒肝利胆、健脾和胃、养血活血,用于病毒性肝炎、肝炎病毒携带者及肝功能异常者。1 次 50ml,1 日 2 次,口服。服时摇匀。

4. 复方丹茵膏 药物组成:茵陈、丹参、柴胡、白茅根、板蓝根、甘草、大枣。清热利湿、解毒退黄,用于急性传染性肝炎。1 次 30g,1 日 2 次,口服。小儿酌减。

5. 急肝退黄胶囊 药物组成:茵陈、黄柏、板蓝根、白茅根、苍术、郁金、秦艽、蒲公英、车前草、黄芩等 13 味药。每粒装 0.25g。清肝利胆、退黄除湿,用于急性黄疸性肝炎,身目俱黄,发热或无热,食欲不振,胸脘痞满,小便短小而黄,舌苔黄腻。1 次 4 粒,1 日 3 次,口服。

6. 茵栀黄口服液 主要成分:茵陈提取物、栀子提取物、黄芩苷、金银花提取物。每支 10ml。清热解毒、利湿退黄,有退黄疸和降低转氨酶作用,用于湿热毒邪内蕴所致急性、迁延性、慢性肝炎和重症肝炎(Ⅰ型),也可用于其他重症肝炎的综合治疗。

7. 利胆石颗粒 药物组成:茵陈、枳壳、麦芽、法半夏、山楂、川楝子、稻芽、香附、莱菔子、陈皮等 15 味药。每袋装 25g。疏肝利胆、和胃健脾,用于胆囊结石、胆道感染、胆道术后综合征。1 次 1 袋,1 日 2 次,午、晚饭后开水冲服。

第十一章 温里药

学习指南：

1. 掌握温里药的主要药理作用。
2. 掌握附子的药理作用和现代应用。
3. 熟悉吴茱萸的主要药理作用和现代应用。
4. 了解干姜、肉桂的主要药理作用。

第一节 概 述

凡能温里散寒、温肾回阳，治疗里寒证的药物，称为温里药。温里药药性辛温，多入脾、胃、肝、肾经。温里药具有温里祛寒、健运脾胃、散寒止痛及补火助阳的功效，主要用于寒邪内盛、心肾阳衰所呈现的各种里寒证候。

里寒证常见两方面病证：一是寒邪入里，脾胃阳气受抑所出现的脾胃受寒或脾胃虚寒证，症见脘腹冷痛、呕吐泄泻等，相当于西医学中的消化道疾病，如慢性胃炎、溃疡病、胃肠功能紊乱、慢性肠炎；二是心肾阳虚，症见腰膝冷痛、畏寒肢冷、夜尿频多等，而心肾阳衰，症见四肢厥冷、脉微欲绝的“亡阳证”，则与西医学中的心功能不全、休克相似。寒邪有时也可侵犯肌肉、骨节、经络，其表现与西医学的头痛、风湿性关节炎、神经痛、腰腿痛等相似。总之，里寒证主要与心血管系统、消化系统的病变有关。里寒证还与某些神经、肌肉、关节等炎症有关。温里药常用的有：附子、干姜、肉桂、吴茱萸、胡椒、小茴香等。

温里药的主要药理作用有：

1. 对心血管系统的影响

(1) 强心　温里药对心脏的作用主要表现为正性肌力、正性频率和正性传导作用。例如，附子、干姜、肉桂、吴茱萸及其制剂均有强心作用，可使心肌收缩力增强，心率加快，心输出量增加。从附子中提取的消旋去甲乌药碱（DMC）是附子强心的主要成分，是β受体部分激动剂。肉桂的强心作用与其促进交感神经末梢释放儿茶酚胺有关，而干姜的醇提液有直接兴奋心肌作用。

(2) 抗心律失常　附子对异搏定所致小鼠缓慢型心律失常，能改善房室传导，恢复正常窦性心律；对甲醛所致家兔窦房结功能低下也有一定的改善作用。吴茱萸的提取物有减慢心率作用。

(3) 抗心肌缺血　附子、肉桂等能扩张冠脉，增加冠脉流量，对垂体后叶素及结扎冠状动脉所致的大鼠或犬急性心肌缺血有改善作用。附子和干姜等还能提高机体耐缺氧能力，延长动物在缺氧条件下的存活时间。

(4) 改善循环　附子、肉桂、干姜等温里药可扩张心脑血管，增加心脑血流量。部分温里药如胡椒、干姜、肉桂等所含的挥发油或辛辣成分可使体表血管、内脏血管扩张，改善循环，使全身产生温热感。温里药能“助阳”、“散寒”，治疗四肢厥逆（冷）主要与其改善循环作用有关。

(5) 抗休克　附子、肉桂、干姜等及其复方对失血性、内毒素性、心源性及肠系膜上动脉夹闭性等休克均能提高动脉压，延长实验动物存活时间和提高存活百分率。此外，对单纯缺氧性、血管栓塞性休克等亦有明显的防治作用。温里药抗休克的作用机理主要与其强心、扩张血管、改善微循环有关。

2. 对消化系统的影响

(1) 促进胃肠运动　温里药大多性味辛热，含有挥发油，具有增强胃肠运动、健胃祛风的作用。干姜、肉桂、胡椒、小茴香是人们日常生活中的辛辣调味品，能刺激味觉、增进食欲、促进消化。干姜、肉桂、丁香、吴茱萸能兴奋肠管，增强肠管张力，促进蠕动，排出胃肠积气。

(2) 促消化　干姜的芳香和辛辣成分能直接刺激口腔和胃黏膜，使胃液分泌增加，胃蛋白酶活性和唾液淀粉酶活性增加，有助于提高食欲和促进消化。丁香、高良姜、草豆蔻可增加胃酸排出量，提高胃蛋白酶活力。

(3) 利胆、止吐、抗溃疡　干姜、肉桂、丁香、高良姜等还能促进胆汁分泌。干姜浸膏可抑制由末梢性催吐药硫酸铜所致的犬的呕吐，吴茱萸、丁香、花椒、高良姜、小茴香等亦有止吐作用。干姜、肉桂、吴茱萸还有抗胃溃疡作用。

3. 抗炎、镇痛　附子、乌头、肉桂、干姜、吴茱萸等有不同程度的镇痛作用。附子、乌头、干姜、丁香、高良姜等均具有抗炎作用。

表 11－1　温里药主要药理作用总括表

药物	心血管系统			消化系统		神经系统			抗血栓	抗炎	其他作用
	强心	扩张血管	抗休克	健胃	止吐	镇静	镇痛	兴奋交感			
附子	+	+	+	+		+	+	+	+	+	增强免疫、抗寒冷、局麻
干姜	+	+		+	+		+	+	+	+	镇吐、抗菌、增强免疫

（续表）

药物	心血管系统			消化系统		神经系统			抗血栓	抗炎	其他作用
	强心	扩张血管	抗休克	健胃	止吐	镇静	镇痛	兴奋交感			
肉桂		+		+	+	+	+	+	+	+	抗菌、抗缺氧
吴茱萸		+		+	+	+	+	+	+	+	抗菌、镇吐、止泻
丁香				+	+						抗菌、驱虫、兴奋子宫
胡椒		+		+	+		+				升压、全身温热感
小茴香				+	+						增强胃肠运动，抗溃疡
荜澄茄				+	+	+	+				抗过敏、抗菌

第二节　常用药物

附　子

本品为毛茛科植物乌头 Aconitum carmichaeli Debx. 子根的加工品。其主根为川乌和草乌的块根（即乌头）。附子中含有多种生物碱，其中以乌头碱（aconitine，AC）、中乌头碱（mesaconitine，MAC）、次乌头碱（hypaconitine，HAC）等为主，此外，还分离出具有药理活性的消旋去甲乌药碱（dl－demethyl－coclaurine，dl－higenamine）、氯化甲基多巴胺即棍掌碱氯化物（Coryneinechoriole）、去甲猪毛菜碱（salsolinol，SAL）等。附子味辛、甘，性大热；有毒。归心、肾、脾经。

【药理作用】

附子具有回阳救逆、补火助阳、逐风寒湿邪之功效，主治亡阳虚脱、肢冷脉微、阳痿、宫冷、心腹冷痛、虚寒吐泻、阴寒水肿、阳虚外感、寒湿痹痛。

1. 强心作用　附子能增强心肌收缩力，加快心率，增加心输出量和心肌耗氧量。附子制剂及有效成分对多种动物离体和在体心脏、正常和衰竭心脏均有明显的强心作用，剂量加大可出现心律不齐。去甲乌药碱（DMC）是附子强心作用的主要成分之一，在浓度降低至10^{-9}g/ml时，仍有明显增强离体蟾蜍心肌收缩力作用。去甲乌药碱还可直接作用于离体培养的心肌细胞，使搏动加强。去甲乌药碱的强心作用可被β受体阻断剂普萘洛尔所拮抗，是β受体的部分激动剂，其强心作用与兴奋β受体有关。附子中所含的氯化甲基多巴胺、去甲猪毛菜碱亦有强心作用。生附子因含有大量乌头碱，对心脏呈现明显的毒性。经久煎后乌头碱水解为乌头原碱，毒性大减，而强心成分仍然存在。

2. 对血管和血压的影响　附子注射液或去甲乌药碱静脉注射有明显的扩张血管作用，可使麻醉犬心排出量、冠状动脉血流量、脑血流量及股动脉血流量明显增加，血管阻力降低。附子对血压的影响既有升压作用，又有降压作用，与其所含化学成分有关。降压的有效成分主要是消旋去甲乌药碱，具有兴奋β受体及阻断α_1受体的双重作用。升压的主要有效成分是氯化甲基多巴胺和去甲猪毛菜碱，氯化甲基多巴胺为α受体激动剂，去甲猪毛菜碱对β受体和α受体均有兴奋作用。

3. 抗休克　附子的回阳救逆功效主要以强心、抗休克作用为基础。附子及其复方制剂如参附汤、四逆汤对失血性休克、内毒素性休克、心源性休克及肠系膜上动脉夹闭性休克等有显著保护作用，能提高休克动物的平均动脉压，延长其存活时间及存活百分率。对纯缺氧性休克、血栓闭塞性休克等亦有明显的保护作用。抗休克的有效成分除与其强心的有效成分去甲乌药碱相关外，去甲猪毛菜碱对β受体和α受体均有兴奋作用，能兴奋心脏、加快心率、收缩血管、升高血压；氯化甲基多巴胺为α受体激动剂，亦有强心升压作用。由此可见，附子的抗休克作用，与其强心、收缩血管、升高血压，以及扩张血管、改善循环等作用有关。

4. 抗心律失常　附子有显著的抗缓慢型心律失常作用。附子对异搏定所致小鼠缓慢型心律失常有明显防治作用，能改善房室传导、加快心率、恢复窦性心律，减少异搏定中毒引起的动物死亡率。对甲醛所致家兔窦房结功能低下症有一定的治疗作用，使窦房结与房室结功能趋于正常，ST段及T波恢复正常。有效成分主要是消旋去甲乌药碱。附子的水溶性部分能对抗乌头碱所致大鼠的心律失常，无论静脉注射还是灌服，均能延长乌头碱引起大鼠心律失常的潜伏期，尤以水提物作用最为明显。附子对心肌电生理的不同影响，可能与其所含的不同成分有关。附子剂量过大，可导致心律失常，应加以注意。

5. 心肌保护作用　附子注射液静脉注射对垂体后叶素所引起的大鼠急性实验性心肌缺血和结扎犬冠脉引起的心肌缺血有显著对抗作用，对心电图ST段升高有抑制作用，可降低缺血心脏的心率、左室压力上升最大速度、左室作功指数、左室收缩压、室壁张力及左室后负荷，因此不仅降低心肌耗氧量，而且还增加缺血心肌的血流量。去甲乌药碱具有扩张冠状动脉和增加心肌营养性血流量的作用。附子抗心肌缺血作用可能与增加心肌血氧供应有关。附子水煎剂还对大鼠在冰水应激状态下所致心肌损伤有保护作用。

6. 局麻、抗炎、镇痛作用 附子能刺激局部皮肤，使皮肤黏膜的感觉神经末梢呈兴奋现象，产生瘙痒与灼热感，继之麻醉，丧失知觉。乌头碱也有局麻作用，阻遏兴奋在神经末梢的传导，高浓度可使神经干完全丧失兴奋和传导冲动的能力。附子煎剂对实验性炎症模型有明显的抑制作用。附子煎剂对巴豆油所致小鼠耳肿胀，对甲醛、蛋清、组胺、角叉菜胶等所致大鼠足跖肿胀均有显著抑制作用。乌头碱类生物碱也有抗炎作用。附子抗炎作用可能是通过多种途径实现的。附子可使动物肾上腺中维生素 C 和胆固醇含量减少，尿中 17－羟类固醇增加，血中嗜酸性粒细胞降低，碱性磷酸酶和肝糖原增加。故认为附子的抗炎作用主要是通过兴奋下丘脑－垂体－肾上腺皮质系统实现的。但在切除双侧肾上腺后，附子仍有抗炎作用，说明附子本身可能还具有皮质激素样作用。生附子及乌头碱能抑制醋酸所致的小鼠扭体反应。生附子能明显提高小鼠尾根部加压致痛法的痛阈值。附子液腹腔注射和附子水煎醇沉液对热刺激所致小鼠疼痛有显著的镇痛作用。乌头碱是附子所含双酯型二萜生物碱，既是毒性成分，又是镇痛作用的有效成分。

7. 其他作用

（1）对消化系统的影响　附子煎剂能兴奋离体空肠自发性收缩活动，具有胆碱样、组胺样作用，但却抑制胃排空。生附子、乌头碱对大鼠离体回肠肌则有收缩作用，此作用可被阿托品阻断，故可能与兴奋胆碱能神经系统有关。附子水煎剂还能抑制小鼠水浸应激性和大鼠盐酸损伤性胃溃疡的形成。

（2）抗寒冷、提高耐缺氧能力　附子冷浸液和水煎液在寒冷环境下能抑制鸡和大鼠的体温下降，延长生存时间，减少死亡数。此作用与附子强心、扩张血管、增加血流量等作用有关。50% 附子注射液腹腔注射，能显著提高小鼠对常压缺氧的耐受能力，延长小鼠在缺氧条件下的存活时间。

（3）增强免疫功能　附子注射液对体液免疫和细胞免疫有促进作用，能增加小鼠血清抗体滴度及脾脏抗体形成细胞数；增加玫瑰花结形成细胞数及 T 淋巴细胞转化率。另外能增加血清补体含量，对非特异性免疫有一定促进作用。

（4）对阴虚、阳虚证动物模型的影响　附子对甲状腺机能减退阳虚证模型动物，能使 M 受体数量减少，降低 cGMP 系统反应性，使之趋于正常。对甲亢和氢化可的松所致的阴虚证模型动物，附子能增加 β 受体数量，使 cAMP 系统的反应性进一步升高。由于阴虚时交感神经－β 受体－cAMP 系统功能偏亢，阳虚时副交感神经－M 受体－cGMP 系统功能偏亢，所以，附子可使阴虚证进一步恶化，使阳虚证得到改善。这在分子水平上为附子助阳提供了理论基础。

附子还有抗血栓形成、抑制脂质过氧化反应、延缓衰老等作用。

综上所述，附子回阳救逆、补阳助火功效主要与其强心、抗心律失常、抗休克、扩张血管、增加血流量、增强肾上腺皮质系统的功能、抗寒冷等作用相关；逐风寒湿邪又与抗炎、镇痛、抗寒冷、提高对缺氧的耐受能力等作用相关。附子增强免疫功能，对阴虚、阳虚动物模型的影响等其他作用，与附子温补肾阳功效有一定的关系。

【现代应用】

1. 休克　以附子为主组成的回阳救逆方——四逆汤、参附汤，治疗各种休克有肯定的疗效，可使血压恢复正常，明显改善末梢循环。

2. 缓慢型心律失常　附子注射液或以附子为主的复方可治疗各种缓慢型心律失常，如病态窦房结综合征、窦性心动过缓、窦房传导阻滞、房室传导阻滞等。

3. 风湿性关节炎、关节痛、腰腿痛、神经痛　因附子有抗炎、止痛、抗寒冷作用，用附子或其复方治疗有一定疗效。

4. 偏头痛　用附子治疗有较好的疗效。

【不良反应】

附子为毒性较大的中药，其毒性主要由乌头碱类生物碱引起。人口服乌头碱0.2mg即可导致中毒，乌头碱的致死量为3～4mg。常见的中毒症状主要以神经系统、循环系统和消化系统的表现为主，常见恶心，呕吐，腹痛，腹泻，头昏眼花，口舌、四肢及全身发麻，畏寒，严重者出现瞳孔散大、视觉模糊、呼吸困难、手足抽搐、躁动、大小便失禁、体温及血压下降等。乌头碱对心脏毒性较大，心电图表现为一过性心率减慢，房性、室性期外收缩和心动过速，以及非阵发性室性心动过速和心室颤动等。附子经过炮制，乌头碱类生物碱含量大大降低，毒性也明显降低。故临床应用附子时应先炮制后使用，并控制用量。附子经合理的配伍，也可明显降低毒性和不良反应，如四逆汤。

干　姜

本品为姜科植物姜 Zingiber officinale Rosc. 的干燥根茎。干姜含挥发油，主要成分为姜烯（zingiberene），还有姜醇（zin－giberol）、姜烯酮（shogaol）等，辣味成分有姜辣素（gingerol）、姜烯酮、姜酮（zingerone）、姜酚（gingerol）

等。干姜味辛，性热。归脾、胃、肾、心、肺经。

【药理作用】

干姜具有温中散寒、回阳通脉、燥湿消痰之功效，用于脘腹冷痛、呕吐泄泻、肢冷脉微、痰饮喘咳。

1. 对消化系统的作用 脾胃受寒或脾胃虚寒，可见脘腹冷痛、呕吐泄泻等症。这与西医学中的消化系统疾病如急慢性溃疡、急慢性肠炎等相似。干姜温中散寒主要是以对消化系统的作用为基础。

（1）*保护胃黏膜和抗溃疡作用* 给大鼠灌服干姜水煎液，对应激、醋酸诱发的胃溃疡，以及结扎幽门所致溃疡有明显的抑制作用。干姜石油醚提取物能对抗水浸应激性、吲哚美辛加乙醇性、盐酸性和结扎幽门性胃溃疡的形成。干姜抗溃疡活性成分可能是脂溶性物质。

（2）*解痉* 干姜浸膏对乙酰胆碱（Ach）、组胺、氯化钡（$BaCl_2$）所致豚鼠离体肠管痉挛有抑制作用。干姜石油醚提物能对抗蓖麻油引起的腹泻，干姜水提物则能对抗番泻叶引起的腹泻，但两种提取物都不影响小鼠胃肠推进运动。两种提取物都有抗炎作用，因此抗炎作用可能是干姜抗腹泻的主要机理之一。从干姜醇提物中提得的挥发油（10mg/ml）能竞争性拮抗乙酰胆碱、组胺致离体回肠收缩的效应，提示干姜醇提物解痉的药理效应可能与阻断胆碱能受体和组胺受体有关。姜的辛辣成分如姜酮、姜酚、姜烯酮给家兔灌胃可使肠管松弛，蠕动减少。

（3）*镇吐* 犬灌服干姜浸膏能抑制硫酸铜的催吐作用，但对家鸽由洋地黄、犬由阿朴吗啡诱发的呕吐无抑制作用，提示镇吐作用是末梢性的。姜酮及姜烯酮的混合物是镇吐的有效成分。

（4）*促进消化* 干姜所含芳香性挥发油对消化道有轻度刺激作用，可使肠张力、节律及蠕动增强，促进胃肠的消化机能。给犬灌服生姜煎剂，可使胃液分泌和游离酸分泌增加，脂肪分解酶的活性加强。干姜还能增加唾液分泌，增加对淀粉的消化能力。

2. 对心血管系统的作用 心阳不足，肢冷脉微，与西医学心功能不全相似。干姜回阳通脉功效与其对心血管系统的作用有关。

（1）*强心作用* 姜酚给犬静脉注射，可使心肌收缩力增加。干姜甲醇提取液可使离体豚鼠心房自主运动增强，强心的有效成分是姜酚和姜烯酮。

（2）*扩张血管* 姜酚及姜烯酚能扩张血管，促进血液循环。姜烯酚能抑制去甲肾上腺素（NA）对肠系膜静脉的收缩作用。

（3）*对血压的影响* 姜烯酚给大鼠静脉注射，可见血压一过性降低后上升，继之持续下降。

(4) 抗血小板聚集　干姜水提物对 ADP、胶原酶诱导的血小板聚集有明显的抑制作用，使实验性血栓形成延迟，并能显著延长白陶土部分凝血酶时间。在人血浆中加入一定浓度的干姜后，可明显抑制 NA 对血小板的聚集作用。姜烯酮还对家兔血小板环氧化酶活性和血栓烷 A_2（TXA_2）的生成有抑制作用。干姜挥发油亦具有抗血栓形成作用。

此外，干姜还具有抗炎、镇痛、镇静、催眠、抗病原微生物、保肝利胆及促进免疫等作用。

干姜温中散寒功效主要与其促进消化功能、抗溃疡、胃肠解痉、止吐等药理作用有关；干姜回阳通脉功效主要与其强心、扩张血管、增加血流量、抗血小板聚集等药理作用相关。

【现代应用】

1. 呕吐　干姜对手术后恶心呕吐有较好的疗效，也可用于胃寒呕吐等。

2. 冠心病　干姜胶囊能降低心脾两虚或夹气滞血瘀型冠心病患者血浆血栓素 B_2（TXB_2）水平，稳定血浆 6－酮前列腺素（6－Keto－$PGF_{1\alpha}$）水平，明显降低全血及血浆黏度。

3. 晕船　干姜粉具有明显的抗晕船作用。

肉　桂

本品为樟科植物肉桂 Cinnamomum cassia Presl 的干燥树皮。肉桂中含挥发油（桂皮油）1.98%～2.06%，其主要成分为桂皮醛（cinnamic aldehyde，占挥发油的75%～90%）、桂皮酸（Cinnamic acid），并含少量乙酸桂皮酯（cinnamylacetate）、乙酸苯丙酯（pheny1－propy1acetate），另外，尚含多糖、肉桂苷、香豆素等。肉桂味辛、甘，性大热。归肾、脾、心、肝经。

【药理作用】

肉桂具有补火助阳、引火归原、散寒止痛、活血通经之功攻，主治阳痿、宫冷、腰膝冷痛、肾虚作喘、阳虚眩晕、目赤咽痛、心腹冷痛、虚寒吐泻、寒疝、奔豚、闭经、痛经。

1. 对心血管系统的作用

(1) 强心　桂皮醛能增加豚鼠离体心脏的收缩力，增加心率，此作用可被β－受体阻断剂普萘洛尔预处理而抑制，利血平化而消失，说明肉桂的强心作用主要与其促进交感神经末梢释放儿茶酚胺有关。

（2）对血管和血压的影响　肉桂、桂皮醛等能扩张外周血管，明显增加冠脉和脑血流量，降低血管阻力，使血压下降。对肾上腺再生高血压大鼠，肉桂可使血压明显下降，尿醛固酮24小时总排出量显著降低。

（3）改善心肌血液供应　肉桂水提物和肉桂油能明显提高大鼠左室舒张压和冠脉压，促进心肌侧支循环开放，改善心肌血液供应。肉桂水煎液能增加离体兔心灌流量。

2. 对消化系统的作用　温中散寒是温里药的主要功效，温中散寒主要以对消化系统的作用为基础。

（1）抗溃疡　肉桂水溶性提取物对大鼠应激性及小鼠水浸应激性溃疡、冷刺激应激性溃疡的形成有抑制作用，对结扎大鼠幽门性溃疡形成也有抑制倾向。肉桂水提物腹腔注射能抑制大鼠胃液分泌和胃蛋白酶活性，增加胃黏膜氨基已糖的含量，增加胃黏膜血流量，有助于抑制溃疡的形成。肉桂醚提物也有抗溃疡作用，能抑制水浸应激性和消炎痛加乙醇性小鼠胃溃疡的形成，抑制盐酸性大鼠胃溃疡的形成，对结扎幽门性大鼠溃疡也有抑制形成倾向。肉桂苷也能抑制乙醇、氢氧化钠、5－HT性溃疡形成，对应激性及消炎痛性溃疡也有抑制作用。

（2）健胃、祛风　桂皮油对胃黏膜有直接的、缓和的刺激作用，能增加消化液分泌，增强消化机能，排出消化道积气。

3. 其他作用

（1）对内分泌的影响　肉桂能使幼年小鼠胸腺萎缩，使肾上腺中维生素C含量下降，可使阳虚模型小鼠肾上腺中胆固醇含量降低，提示肉桂对肾上腺皮质功能有明显的促进作用。肉桂水煎液具有改善性功能的作用，能提高血浆睾酮水平和降低血浆三碘甲状腺原氨酸（T_3）水平。

（2）抗炎作用　肉桂提取物对角叉菜胶致大鼠足跖肿胀、二甲苯致小鼠耳廓肿胀和棉球致大鼠肉芽组织增生均有显著抑制作用。

（3）镇痛　肉桂水煎液能减少醋酸引起的小鼠扭体次数，同时能延长小鼠热刺激反应潜伏期，对热刺激、化学刺激及压尾刺激引起的疼痛均有抑制作用。

（4）抗血小板聚集、抗凝血　肉桂提取物、桂皮醛在体外对ADP诱导的大鼠血小板聚集有抑制作用。肉桂水煎剂及水溶性甲醇部分在体外还能延长大鼠血浆复钙时间，而有抗凝血作用。

肉桂还具有镇静、抗惊厥、延缓衰老、抗菌、抗缺氧、抗心律失常等作用。

综上所述，肉桂补火助阳功效主要与促进肾上腺皮质功能、兴奋交感神经、影响内分泌功能、健胃祛风、增加血流量等作用相关；肉桂散寒止痛、活血通络功效又主要与其抗炎镇痛、抗血栓、抗凝血等作用相关。肉桂功效作用的物质基础是以桂皮醛、桂皮酸为代表的挥发油。

【现代应用】

1. 支气管哮喘、慢性支气管炎　肉桂粉的乙醇提取物和2%普鲁卡因混匀，注入双侧肺俞穴，治疗哮喘有一定疗效。单味肉桂粉或以肉桂为主的复方可用于慢性支气管炎的治疗。

2. 腰痛　肉桂粉内服，每次5g，1日2次，治疗肾阳虚腰痛（包括风湿性及类风湿性脊椎炎、腰肌劳损等），效果良好。

3. 面神经麻痹　采用肉桂粉外敷穴位，治疗面神经麻痹患者，有较好疗效。

4. 银屑病、荨麻疹　用肉桂苯哌嗪治疗银屑病、荨麻疹有效。

5. 小儿流涎　用醋调肉桂粉，每晚敷贴双侧涌泉穴有较好疗效。

此外，肉桂及其有效成分亦用于失眠的治疗和预防晕船。

吴茱萸

本品为芸香科植物吴茱萸 Evodia rutaecarpa（Juss.）Benth.、石虎 Evodia rutaecarpa（Juss.）Benth. var. officinalis（Dode）Huang 或疏毛吴茱萸 Evodia rutaecarpa（Juss.）Benth. var. bodinieri（Dode）Huang 的干燥近成熟果实。吴茱萸果实中含挥发油，主要有吴茱萸烯（Evoden）、罗勒烯（Ocimene），柠檬苦素类如吴茱萸内酯（Evodin）、吴茱萸内酯醇（Evodol）等，生物碱类如吴茱萸碱（Evodiamine）、吴茱萸次碱（Rutaecapine）、吴茱萸因碱（Wuchugine）、羟基吴茱萸碱（Hydroxyevodiamine）、吴茱萸卡品碱（Evocarpine），还有去甲乌药碱，对羟福林、dl－脱氧肾上腺素等。吴茱萸味辛、苦，性热；有小毒。归肝、脾、胃、肾经。

【药理作用】

吴茱萸具有散寒止痛、降逆止呕、助阳止泻的功效，主治厥阴头痛、寒疝腹痛、寒湿脚气、经行腹痛、脘腹胀痛、呕吐吞酸、五更泄泻，外治口疮、高血压。

1. 对消化系统的作用　吴茱萸的温中散寒，主要以其对消化系统的影响为药理学基础。

（1）*抗溃疡*　吴茱萸水煎液能显著抑制消炎痛加乙醇引起的小鼠胃溃疡形成和大鼠盐酸性溃疡形成，对水浸应激性和结扎幽门性胃溃疡也有抑制倾向。吴茱萸中的喹诺酮生物碱还具有抗幽门螺杆菌的作用。吴茱萸醇提物也具明显的抗水浸应激性溃疡的作用。吴茱萸水提取物也具明显的抗溃疡作用，其抗盐酸性溃痃作用接近甲氰咪胍。

（2）止泻　吴茱萸对蓖麻油和番泻叶引起的小鼠腹泻，均能减少腹泻次数，且随剂量增大作用持续时间延长，但作用产生较缓慢。

（3）对胃肠运动的影响　吴茱萸还能抑制正常小鼠的胃肠推进，抑制大鼠胃条自发活动，抑制乙酰胆碱和 $BaCl_2$ 引起的胃条痉挛性收缩。吴茱萸水煎液对离体兔小肠活动表现为双向作用，即低浓度显著抑制烟碱、毒扁豆碱、乙酰胆碱、酚妥拉明、利血平、氯化钙和组胺引起的离体小肠兴奋作用，且随吴茱萸剂量增加而作用明显增加。其对肠管的抑制作用，可能与直接兴奋β-受体有关。吴茱萸还有兴奋肠管作用，能拮抗六烃季胺、阿托品和肾上腺素对离体家兔小肠的抑制作用，但不能拮抗苯海拉明、罂粟碱、异搏定、美散痛对离体小肠的抑制作用。

2. 对心血管系统的作用　吴茱萸助阳功效，以对心血管系统的作用为基础。

（1）强心　吴茱萸碱能明显增加在体兔心肌收缩幅度，能使麻醉犬射血前期与左室射血期比值变小，心肌收缩功能指数增加，心搏出量、心输出量、心脏指数、左室每搏功增大，血压增高，又可使离体蟾蜍心肌收缩幅度增大。其强心作用系兴奋心脏β受体所致。从吴茱萸中分离得到的消旋去甲乌药碱（DMC）、脱氧肾上腺素等成分具有强心作用。

（2）对血压的影响　吴茱萸注射液给大鼠静脉注射有升压作用，血压从 12.00±1.37kPa 升到峰值 19.35±2.78kPa，升压作用持续 4.48±2.35 分钟，与 10.8μg/kg 肾上腺素所致的升压幅度和升压持续时间大致相当，且两者均有降压效应。吴茱萸注射液对麻醉犬也有一过性的升压作用，并与剂量呈依赖性关系。其升压作用可能是兴奋肾上腺素α受体所致。吴茱萸甲醇提取物对麻醉大鼠有轻微降压和加快心率作用。吴茱萸的煎剂、冲剂或蒸馏液静注或灌胃对犬都有显著降压作用，且有剂量依赖性，降压时间长达 3 小时以上，降压时不明显影响心率，吴茱萸的降压作用与扩张外周血管并与组胺系统有关。吴茱萸碱和吴茱萸次碱，对 KCl 和 NE 引起的大鼠主动脉血管收缩有显著抑制作用，且口服有增加皮肤血流量的作用。去氢吴茱萸碱是吴茱萸的降压成分之一，在降压的同时，减慢心率、降舒张压的作用强于收缩压，降压作用与前列腺素合成有关。去甲乌药碱也是其降压成分，在降压的同时，增加心率、降低外周阻力，降压作用与兴奋β受体有关。由此可见，吴茱萸的降压作用是通过多种活性成分、多种机制实现的。

（3）增加组织器官血流量　吴茱萸 70% 甲醇提取物灌胃可增加大鼠背部皮肤血流量，使其直肠温度上升，并可增加正常大鼠腹主动脉和腔静脉血流量，对水浸应激造成的血流量减少和温度下降有恢复作用。以激光 Doppler 法还可观察到精制吴茱萸有增加大鼠大脑皮质运动区脑血流量作用。

(4) 抗心肌缺血　在猫心肌缺血后，吴茱萸及吴茱萸汤能部分改善缺血 ECG，部分减少血中肌酸激酶（CK）及乳酸脱氢酶（LDH）的释放，明显增加血中一氧化氮（NO）的浓度，缩小心肌梗死面积，具有一定的保护心肌缺血的作用。吴茱萸汤比单味吴茱萸的作用强。其保护作用机理可能与NO的释放而扩张冠脉有关。吴茱萸水煎剂还对大鼠在冰水应激状态下内源性儿茶酚胺分泌增加所致的血小板聚集及心肌损伤具有一定的保护作用。精制吴茱萸能延长凝血时间，吴茱萸水提物可使大鼠血栓形成时间明显延长。

3. 抗炎、镇痛作用　吴茱萸水煎剂能抑制二甲苯引起的小鼠耳壳肿胀和降低乙酸所致的小鼠腹腔毛细血管通透性增加，抑制角叉菜胶引起的大鼠足跖肿胀。

吴茱萸水煎剂、吴茱萸的不同炮制品、乙醇提取物、吴茱萸碱、吴茱萸次碱及吴茱萸内酯等均有镇痛作用。吴茱萸水煎剂给小鼠灌胃能减少酒石酸锑钾或醋酸引起的扭体反应次数，延长小鼠热痛刺激反应潜伏期，并有一定量效关系。家兔静脉注射吴茱萸乙醇提取物能提高电刺激齿髓引起的痛反应阈值，对因体温降低引起的知觉敏感性增加也有抑制作用。精制吴茱萸还能对抗利血平化伴局部脑血管痉挛所致的小鼠偏头痛，能调节血和脑中5－HT的过度降低，提高痛阈，抑制脑内炎症性刺激物的升高。吴茱萸次碱、异吴茱萸胺及吴茱萸内酯是其镇痛活性成分。

吴茱萸还具有升高体温、抑菌、镇静、兴奋子宫等作用。

吴茱萸散寒止痛、温中止泻功效，主要与其抗炎、镇痛、抗溃疡、止腹泻等药理作用密切相关。吴茱萸又有助阳的功效，则主要与强心、升高血压、促进血液循环、抗心肌缺血、抗血栓和升高体温的药理作用相关。

【现代应用】

1. 肠胃疾病　吴茱萸20g，水煎至200ml，每次20ml，每日3次，连服3天，治疗泄泻；吴茱萸研末加醋，凡士林少许，调成软膏，敷于中脘、神阙穴，治疗胃痛，均有较好的疗效。

2. 神经性嗳气　吴茱萸与田七等量配伍，焙干研末，以淡盐水煎汤内服有效。

3. 口腔病　以陈醋调吴茱萸粉末敷涌泉穴，治疗口腔病。

4. 高血压　以吴茱萸15～30g用生理盐水或醋调敷双侧涌泉穴，治高血压显效率达93.8%。

5. 慢性前列腺炎　吴茱萸60g研末，用酒和醋各半调成糊状，外敷中极、会阴二穴，同时取本药 15 ~20g 水煎内服（若有热加竹叶 8g）均有较好的疗效。

6. 阳痿早泄 以吴茱萸末外敷神阙穴，治疗阳痿早泄有满意疗效。

7. 癫痫 吴茱萸外用贴敷穴位治疗癫痫，可减少和减轻癫痫发作。

小　结

1. 温里药的主要药理作用有：对心血管系统具有强心、抗心律失常、抗心肌缺血、改善循环和抗休克作用；对消化系统具有促进胃肠运动、促消化、利胆、止吐和抗溃疡作用；另外还有抗炎、镇痛作用。

2. 附子的主要药理作用有：对心血管系统具有强心、扩张血管、调节血压、抗休克、抗心律失常、心肌保护作用；以及局麻、抗炎、镇痛、抗寒冷、提高耐缺氧能力、增强免疫功能等作用。

3. 干姜的主要药理作用有：对消化系统具有保护胃黏膜和抗溃疡、解痉、镇吐、促进消化作用；对心血管系统具有强心、扩张血管、降压和抗血小板聚集作用等。

4. 肉桂的主要药理作用有：对心血管系统具有强心、扩张血管、降压和改善心肌血液供应作用；对消化系统具有抗溃疡、健胃祛风作用；以及促进肾上腺皮质功能、改善性功能、抗炎、镇痛、抗血小板聚集作用等。

5. 吴茱萸的主要药理作用有：对消化系统具有抗溃疡、止泻和调节胃肠运动作用；对心血管系统具有强心、调节血压、增加组织器官血流量和抗心肌缺血作用；以及抗炎、镇痛作用。

思考题

1. 与温里药“温中散寒”相关的药理作用有哪些？
2. 与温里药“温中止痛”相关的药理作用有哪些？
3. 附子对心血管系统的作用、作用机理以及有效成分是什么？
4. 用药理学术语说明附子的“回阳救逆”功效。
5. 简述附子对心血管系统的作用、作用机制以及有效成分。
6. 简述附子的抗炎作用及其作用机制。
7. 简述干姜温中散寒的药理依据。
8. 干姜对消化系统有何作用？有效成分是什么？
9. 肉桂补火助阳功效的药理学依据是什么？
10. 肉桂对消化系统的作用是什么？

11. 吴茱萸散寒止痛、温中止泻功效与哪些药理作用有关？助阳又与什么作用有关？

制剂与用法

1. 附子理中丸　由制附子、党参、干姜、甘草组成。温中健脾，用于脾胃虚寒、脘腹冷痛、呕吐泄泻、手足不温。大蜜丸，每丸重9g，1次1丸，日2~3次；水蜜丸，1次6g，日2~3次；口服。

2. 四逆汤　由制附子、干姜、炙甘草组成。温中散寒、回阳救逆，用于阳虚欲脱、冷汗自出、四肢厥逆、下利清谷、脉微欲绝。1次10~20ml，1日3次，口服。

3. 桂附地黄丸　由肉桂、制附子、熟地黄、制山茱萸等组成。温补肾阳，用于肾阳不足、腰膝酸冷、肢体浮肿、小便不利或反多、痰饮喘咳、消渴。水蜜丸，1次6g；小蜜丸，1次9g；大蜜丸，1次1丸；1日2次，口服。

4. 小青龙合剂（另有颗粒剂）　由麻黄、桂枝、白芍、干姜等组成。解表化饮、止咳平喘，用于风寒水饮、恶寒发热、无汗、喘咳痰稀。小青龙合剂，口服，1次10~20ml，1日3次；小青龙颗粒剂，开水冲服，1次6g（无蔗糖）或1次13g，一日3次。

5. 虚寒胃痛颗粒　由炙黄芪、炙甘草、桂枝、党参、白芍、高良姜、大枣、干姜组成。益气健脾、温胃止痛，用于脾虚胃弱所致的胃痛，症见胃脘隐痛、喜温喜按、遇冷或空腹加重，及十二指肠球部溃疡、慢性萎缩性胃炎见上述证候者。虚寒胃痛颗粒剂，每袋5g或3g（无蔗糖），1次1袋，1日3次，开水冲服。

6. 仲景胃灵丸　由肉桂、延胡索、牡蛎、小茴香、砂仁、高良姜、白芍、炙甘草组成。温中散寒、健胃止痛，用于脾胃虚弱、食欲不振、寒凝胃痛、脘腹胀满、呕吐酸水或清水。浓缩水丸，每袋1.2g，1次1袋，日3次，口服。

7. 小儿腹泻外敷散　由吴茱萸、丁香、胡椒、肉桂组成。温中散寒、止痛止泻，用于脾胃虚寒所致的泄泻，症见大便溏泻、脘腹疼痛、喜温喜按。散剂，每瓶5g，2岁以下，1次1/4瓶，2岁以上，1次1/3瓶，用食醋调成糊状，敷于脐部。

8. 艾附暖宫丸　由艾叶炭、醋制香附、制吴茱萸、肉桂等组成。理气养血、暖宫调经，用于血虚气滞、下焦虚寒所致的月经不调、痛经，症见行经后错、经量少、有血块、小腹疼痛、经行小腹冷痛喜热、腰膝酸痛。大蜜丸，每丸重9g，1次1丸；小蜜丸，1次9g；口服。

9. 左金丸（另有胶囊） 由黄连、吴茱萸组成。泻火、疏肝、和胃、止痛，用于肝火犯胃，脘胁疼痛，口苦嘈杂，呕吐酸水，不喜热饮。丸剂，1 次 3～6g，1 日 2 次，口服；胶囊剂，每粒 0.35g，1 次 2～4 粒，1 日 2 次，饭后服用。

第十二章 理气药

学习指南：

1. 掌握理气药的主要药理作用。
2. 掌握枳实与枳壳的药理作用和现代应用。
3. 熟悉香附、青皮、陈皮的主要药理作用和现代应用。

第一节 概 述

凡以疏畅气机，调整脏腑功能，消除气滞、气逆为主要作用的药物，称为理气药。理气药具有行气止痛、疏肝和胃、降逆平喘等功效，主要用于气滞和气逆证。

气升降出入运行于全身，是人体生命活动的根本。当人体某一脏腑或经络发生病变，则影响气的疏通，出现气滞或气逆。气滞的临床表现特点为胀、闷、痛，而气逆则表现呕恶、呃逆或喘息。随气机阻滞部位不同，可表现不同的临床证候，如脾胃气滞可致脘腹胀满疼痛、嗳气泛酸、恶心呕吐、便秘或腹泻；肝郁气滞可致胁肋疼痛、胸闷不舒、疝气、乳房胀痛或包块以及月经不调；肺气壅滞可致胸闷喘咳等。气滞或气逆证与西医学中的消化系统疾病如慢性胃炎、消化不良、溃疡病、胆道疾病、急性或慢性肝炎、肠炎、痢疾，以及支气管哮喘、痛经、乳腺包块、疝气等的临床表现相似。气滞或气逆证的病因主要是内脏平滑肌的运动功能紊乱，或表现为亢进，或表现为抑制。

理气药性味多辛苦温而芳香，主入脾、胃、肝胆、肺经。常用药物有枳实、枳壳、青皮、陈皮、木香、香附、乌药、大腹皮、荔枝核、甘松、佛手等。

理气药的主要药理作用有：

1. 对消化系统的影响

(1) 对胃肠运动的调节作用　理气药对胃肠运动既有抑制作用，也有兴奋作用，从而使紊乱的胃肠运动机能恢复正常。兴奋或抑制作用与胃肠的机能状态、药物剂量及动物种类等有关。

①抑制胃肠运动：大多数理气药具有松弛胃肠平滑肌的作用。枳实、枳壳、

青皮、陈皮、香附、木香、乌药等均可降低离体家兔肠管的紧张性，使收缩幅度减少、节律减慢，拮抗M受体激动剂乙酰胆碱、毛果芸香碱和氯化钡等引起的肠肌痉挛性收缩，与M受体阻断剂阿托品有协同作用。理气药的解痉作用机制可能是阻断M胆碱受体及直接抑制肠肌所致，部分药物的作用与兴奋α受体有关。理气药解痉作用的有效成分可能为多数药物所含有的对羟福林和N－甲基酪胺。

②兴奋胃肠运动：部分理气药如枳实、枳壳、乌药、大腹皮等能兴奋胃肠平滑肌，增强其运动。枳实、枳壳、乌药对麻醉动物在体肠肌，胃瘘、肠瘘动物的胃肠运动，可使其收缩节律加快、收缩幅度增强、张力增大，使胃肠蠕动加快。

（2）*对消化液分泌的影响*　理气药对消化液分泌呈促进和抑制双向作用，这与药物含有不同的成分及机体所处状态有关。许多理气药性味芳香，含挥发油，对胃肠黏膜具有刺激作用，可促进消化液分泌，呈现健胃和助消化作用，如陈皮、木香、乌药、佛手等。但部分理气药又可对抗病理性胃酸分泌增多，如甲基橙皮苷对病理性胃酸分泌增多有降低作用，对幽门结扎性胃溃疡大鼠，可使胃液分泌减少，降低溃疡发病率，具有抗溃疡作用。

（3）*利胆*　肝的疏泄作用与胆汁的排泄功能有关。青皮、陈皮、香附、沉香均有不同程度的利胆作用，能促进实验动物和人的胆汁分泌，增加胆汁流量，青皮和陈皮能显著增加胆汁中胆酸盐含量。

2. 对支气管平滑肌的作用　多数理气药有松弛支气管平滑肌作用。枳实、陈皮、甘松、香橼、沉香等均有松弛支气管平滑肌作用。青皮、陈皮、香附、木香能对抗组胺所致的支气管痉挛性收缩，可使支气管扩张，肺灌流量增加。其作用机制可能与直接松弛支气管平滑肌、抑制亢进的迷走神经功能、抗过敏介质释放、兴奋支气管平滑肌上的β受体有关。另外，陈皮、青皮、香橼中所含挥发油尚有祛痰止咳作用。

3. 对子宫平滑肌的作用　理气药对子宫机能具有调节作用。枳实、枳壳、陈皮、土木香等能兴奋子宫平滑肌，而香附、青皮、乌药、甘松则抑制子宫平滑肌，使痉挛的子宫平滑肌松弛，张力减小。理气药对子宫的不同作用与动物种属有一定关系。

4. 对心血管系统的作用　理气药制成的注射液静脉给药，对心血管系统具有升压和强心作用。枳实注射液能明显升高麻醉犬的血压，应用于休克病人亦有升高血压的作用。青皮、陈皮注射液对猫、兔、大鼠亦有明显升压效应，能收缩血管、提高外周阻力。青皮对各种实验性休克，如创伤性休克、失血性休克、内毒素性休克等有治疗作用，能使休克状态下的低血压迅速回升。枳实、枳壳、青皮、陈皮尚能兴奋心脏，使心肌收缩力加强，心输出量及冠脉流量增加。以上作用在灌胃给药时均不能呈现。

另外，木香中所含挥发油及其各种内酯成分则有不同程度的抑制心脏、扩张血管及降压作用。

综上所述，理气药抑制胃肠运动是其降逆、止吐、止泻、镇痛的药理作用基础，其兴奋胃肠运动是消除胀满的药理作用基础，其松弛支气管平滑肌是降逆止喘的药理作用基础。静脉注射产生的升压抗休克作用，则是理气药药理作用研究的新进展。

表 12-1　　理气药主要药理作用总括表

药物	调节胃肠运动		促消化液分泌	利胆	松弛支气管平滑肌	调节子宫机能		升压	强心	其他作用
	兴奋	抑制				兴奋	抑制			
枳壳	+	+		+		+	+	+	+	利尿、抗炎、抗溃疡
枳实	+	+		+		+	+	+	+	利尿、抗炎、抗溃疡
陈皮	+	+	+	+	+	+	+	+	+	抗溃疡、助消化、祛痰
青皮		+		+	+			+	+	祛痰、保肝
木香	+	+	+		+					抗溃疡、镇痛、抗菌
香附		+		+	+		+		+	抗炎、雌激素样作用
乌药	+	+	+				+			止血、抗菌
大腹皮	+									
荔枝核							+			
甘松		+			+		+			祛痰、镇静
佛手		+	+		+					祛痰、中枢抑制

第二节　常用药物

枳实和枳壳

枳实为芸香科植物酸橙 Citrus aurantium L. 及其栽培变种或甜橙 Citrus sinensis Osbeck 的干燥幼果。枳壳为酸橙 Citrus aurantium L. 及其栽培变种的干燥未成熟果实。主要含有挥发油、黄酮类成分，其中柠檬烯（limonene）是挥发油的主要成分，黄酮类有橙皮苷（hesperidin）、新橙皮苷（neohesperidin）、川陈皮素（nobiletin）、陈皮素（hesperetin）和柚皮苷（naringin）等。另从其中分离出有效成分 N－甲基酪胺（n－methyl－tyramine，MT）和对羟福林（synephrine，辛弗林）。枳实和枳壳味苦、辛、酸，性温。归脾、胃经。

【药理作用】

枳实具有破气消积、化痰散痞的功效，用于积滞内停、痞满胀痛、泻痢后重、大便不通、痰滞气阻胸痹、结胸、胃下垂、脱肛、子宫脱垂。枳壳具有理气宽中、行滞消胀之功效，用于胸胁气滞、胀满疼痛、食积不化、痰饮内停、胃下垂、脱肛、子宫脱垂。

1. 对胃肠平滑肌的作用 枳实和枳壳对胃肠平滑肌呈双向作用：既可兴奋胃肠道平滑肌，使其收缩加强，蠕动加快；又可降低胃肠平滑肌张力，减缓蠕动。枳实和枳壳煎液灌胃给药可促进胃瘘、肠瘘犬胃肠运动，使胃肠收缩节律增加。枳实水煎液给家兔灌胃，可兴奋兔胃平滑肌，使胃电图幅值、胃电频率明显增高；给绵羊灌胃，可增强绵羊在体回肠、空肠平滑肌的电活动，缩短移行性综合肌电的周期。正常人口服枳壳煎液，能使肠鸣音脉冲幅度增大（反映肠管环状肌收缩力加强），在 X 线下可观察到小肠蠕动加强，蠕动波明显加深。

枳实、枳壳对小鼠、豚鼠和家兔离体肠平滑肌皆呈抑制效应，且能对抗乙酰胆碱、氯化钡、磷酸组胺的兴奋肠平滑肌作用。此外，枳实在高浓度时抑制肠平滑肌，低浓度时则在短暂抑制后出现兴奋作用。

枳实、枳壳对胃肠平滑肌的双向调节作用，可能与动物的种属差异、机体的机能状态、药物浓度等因素有关。临床所见胸腹痞满、胃下垂、胃肠无力性消化不良、脱肛、疝气、肠梗阻等疾病，属机体机能低下，枳实兴奋胃肠平滑肌作用是其治疗这些疾病的药理学基础；而胃肠痉挛、泄泻属机能亢进，枳实、枳壳对此表现抑制效应，产生解痉、止痛、止泻作用。

2. 对子宫平滑肌的作用 枳实、枳壳对不同种属动物子宫有不同影响。枳实和枳壳的水煎液、酊剂、流浸膏对家兔离体或在体、未孕及已孕子宫，均呈现兴奋作用，表现为收缩力增强、张力增加、收缩频率加快，甚至出现强直性收缩；但对小鼠离体子宫，不论未孕或已孕，皆呈抑制效应。文献记载，家兔与人的子宫对药物的反应在许多方面最为接近，故枳实、枳壳兴奋家兔子宫，为临床用本品治疗子宫脱垂提供了药理学依据。

3. 镇痛 枳实挥发油能显著减少醋酸引起的小鼠扭体反应次数，表现一定的镇痛作用。

4. 对心血管系统的作用

(1) 兴奋心脏　枳实注射液、对羟福林及N－甲基酪胺对动物离体和在体心脏均有兴奋作用，可增强心肌收缩力，增加心输出量，改善心脏泵血功能，对左室内压最大上升速率（dp/dtmax）、心脏指数（CI）均有显著增强作用，并能降低左室舒张末压（LVEDP），轻度加快心率。此外，低浓度N－甲基酪胺静脉灌注，可显著降低冠脉阻力，增加冠脉流量，降低心肌耗氧量，也可使休克缺氧状态下的心电图的T波得到改善，表明枳实可改善心肌代谢。N－甲基酪胺增强心肌收缩力作用可被β受体阻滞剂烯丙洛尔所拮抗，且α受体阻滞剂酚妥拉明与妥拉苏林可减弱N－甲基酪胺及对羟福林的强心作用，表明枳实兴奋心脏的作用与激动α及β受体有关。N－甲基酪胺可使血浆及心肌中cAMP和cGMP含量增加，而对羟福林只增加cGMP含量。由于cAMP在β受体兴奋时增加，而cGMP在α受体兴奋时增加，提示N－甲基酪胺对α－受体、β－受体皆有兴奋作用，对羟福林主要兴奋α－受体。

(2) 收缩血管和升高血压　枳实注射液静脉注射可使麻醉犬血压明显升高。枳实注射液1.5g/kg给麻醉犬静脉注射，升压幅度与去甲肾上腺素0.1mg/kg相当。其升压特点是作用迅速，持续时间较长，呈双峰形上升，然后徐缓下降，无肾上腺素的“后继性降压”现象，升压同时无去甲肾上腺素样的暂时性呼吸抑制，心率无明显加快，连续用药无快速耐受性。枳实注射液能明显收缩肾、脑血管，提高肾与脑血管阻力，使股动脉血流量减少，并使总外周阻力增高。枳实升压的有效成分是对羟福林和N－甲基酪胺，其升压作用机理主要与兴奋α受体，使血管收缩，提高总外周阻力有关；兴奋心脏β受体，增加心肌收缩力，增加心输出量，也参与升压作用。

除上述作用外，枳实尚具有镇静、利尿、抗炎、抗变态反应等作用。

综上所述，枳实、枳壳调节胃肠平滑肌、兴奋及抑制子宫、抗溃疡、镇痛作用与其理气宽中、行滞消胀、化痰散痞功效密切相关；其强心、升压作用是现代研究的新进展。

【现代应用】

1. 休克　枳实注射液、对羟福林及N－甲基酪胺静脉注射对感染性休克、过敏性休克、心源性休克、药物性休克等有较好疗效。

2. 胃下垂、子宫脱垂、脱肛　单用枳实、枳壳水煎服，或配伍用补中益气汤有效。

【不良反应】

麻醉犬一次静脉注射剂量过大，升压过高过快（超过 180 ~ 200mmHg），可见暂时性异位节律及无尿。

陈　皮

本品为芸香科植物橘 Citrus reticulata Blanco 及其栽培变种的干燥成熟果皮。主要含有挥发油、黄酮类、生物碱、肌醇等成分。挥发油中主要含柠檬烯（limonene）、γ－松油烯（γ－terpinene）、β－月桂烯等；黄酮类主要为橙皮苷（hesperidin）、新橙皮苷（neohesperidin）、川陈皮素（nobiletin）、柚皮苷（naringin）以及对羟福林（synephrine）、肌醇、维生素 C、维生素 B_1 和 β－谷甾醇等。陈皮味苦、辛，性温。归肺、脾经。

【药理作用】

陈皮具有理气健脾、燥湿化痰之功效，用于胸脘胀满、食少吐泻、咳嗽痰多。

1. 对胃肠平滑肌的作用　陈皮对胃肠道平滑肌的自发活动有一定的抑制作用。陈皮水煎剂对新斯的明所致小鼠胃排空、小肠推进加快有拮抗作用；与肾上腺素、阿托品所致的胃排空减慢有协同作用。陈皮水煎剂对家兔离体十二指肠自发活动有一定的抑制作用，能明显拮抗乙酰胆碱、氯化钡引起的小肠收缩痉挛，使先用阿托品紧张性降低的小肠进一步松弛，且呈明显的量效关系。陈皮抑制胃肠平滑肌的作用可能为阻断 M 受体和直接抑制所致。橙皮苷对离体肠肌主要表现兴奋作用，橙皮苷能明显拮抗阿托品、肾上腺素引起的胃排空和小肠推进的抑制作用，对新斯的明所致的胃排空、小肠推进加快无影响。对在体肠肌，陈皮呈抑制效应，作用弱于肾上腺素，但较持久。另外陈皮还能缩短绵羊小肠的移行性综合肌电的周期，改善小肠的消化功能，作用比较缓和，以调理为主。

2. 抗胃溃疡　甲基橙皮苷皮下注射能明显抑制实验性胃溃疡，而且能抑制病理性胃液分泌增多。

3. 利胆、保肝　皮下注射甲基橙皮苷，可使麻醉大鼠胆汁及胆汁内固体物排出量增加，呈现利胆作用。橘油（陈皮挥发油）具有极强的溶解胆固醇结石的作用。陈皮的甲醇提取物对 α－萘异硫氰酸酯（ANIT）引起的大鼠肝损伤有保护作用，可降低肝损伤大鼠的血清 ALT 及 AST。

4. 祛痰、平喘　陈皮水提物对电刺激引起的离体豚鼠气管平滑肌收缩有明显抑制作用，其醇提物可完全对抗组胺所致的豚鼠离体支气管痉挛性收缩，川陈皮素可抑制蛋清所致的离体豚鼠支气管收缩。陈皮煎剂用于兔气管灌流，可轻度扩张气管，使灌流速度加快。陈皮挥发油中有效成分柠檬烯具有刺激性祛痰作用。

5. 对子宫平滑肌的作用　鲜橘皮煎剂对小鼠离体子宫有抑制作用。陈皮煎剂静脉注射，对麻醉兔在体子宫则呈强直性收缩，经15分钟后恢复正常。甲基橙皮苷可完全抑制大鼠离体子宫活动，并对乙酰胆碱所致子宫肌痉挛有对抗作用。

6. 对心脏的作用　陈皮对心脏具有兴奋作用。陈皮水提物静脉注射可显著增加实验动物的心输出量和收缩幅度，增加脉压差和每搏心排出量，提高心脏指数、心搏指数、左室作功指数，并可短暂地增加心肌耗氧量。

7. 对血管和血压的作用　给大鼠及麻醉犬静脉注射陈皮注射液，具有升高血压作用，但犬灌胃给药无升压作用。陈皮素类成分给麻醉猫静脉注射，亦有明显升压效果，而肌注或胃肠道给药无效。甲基橙皮苷给犬、猫、家兔静脉滴注，血压缓慢下降，具有降压作用，此作用由直接扩张血管所致。

陈皮尚有抗氧化、抗炎、抗菌、抗病毒、止血、抗过敏等作用。新近研究发现，陈皮有升高血糖、降脂及抗动脉粥样硬化、抗细胞损伤等作用。

综上所述，与陈皮理气健脾、燥湿化痰功效相关的药理作用为调节胃肠平滑肌运动、助消化、抗溃疡、利胆保肝、祛痰平喘、抑制子宫平滑肌等作用。有效成分主要为黄酮类物质，其次是挥发油。

【现代应用】

1. 消化不良　常用陈皮酊或橙皮糖浆，治疗腹胀或配伍给药。

2. 胆结石　10%复方陈皮油胆酸钠乳剂治疗胆管残留结石，有较好溶石效果。

3. 支气管炎　陈皮或橙皮酊、蛇胆陈皮散，可用于治疗支气管炎、上呼吸道感染，对小儿百日咳亦有效。

4. 急性乳腺炎　陈皮煎服或陈皮加甘草水煎服治疗急性乳腺炎，可消肿止痛，效果良好。

【不良反应】

给犬胆囊灌注陈皮挥发油，每日1次，每次5ml，当灌注速度过快或灌注量过大时会引起恶心、呕吐。长时间灌注后，引起食欲不振，以致明显消瘦。组织学检查可见肝细胞有轻度浊肿成水样变等病变。

少数病人服用陈皮可致过敏及便血。

青　皮

本品为芸香科植物橘 Citrus reticulata Blanco 及其栽培变种的干燥幼果或未成熟果实的果皮。主要含有挥发油、黄酮类等成分。其中，挥发油主要为柠檬烯（limonene），黄酮类主要有橙皮苷（hesperidin）、新橙皮苷（neohesperidin）、川橙皮素（nobiletin）、柚皮苷（naringin）等。此外，尚含少量对羟福林（synephrine）。青皮味苦、辛，性温。归肝、胆、胃经。

【药理作用】

青皮具有疏肝破气、消积化滞之功效，用于胸胁胀痛、疝气、乳核、乳痛、食积腹痛。

1. 松弛胃肠平滑肌　青皮煎剂及青皮注射液对胃肠平滑肌收缩有抑制作用，对毛果芸香碱、氯化钡及组胺所致的离体肠平滑肌痉挛性收缩具有拮抗作用。青皮注射液静脉注射对毒扁豆碱、乙酰胆碱所致的在体胃肠肌痉挛亦有缓解作用。青皮对胃肠平滑肌的解痉作用可能是通过阻断 M 受体，兴奋 α 受体及直接抑制肠平滑肌产生的。与其他理气药相比，青皮松弛胃肠平滑肌的作用最强。

2. 利胆　青皮注射液静脉注射能显著增加大鼠的胆汁流量，对豚鼠胆囊的自发性收缩有明显的抑制作用，对氨甲酰胆碱引起的胆囊收缩有明显的松弛作用。青皮水煎剂对正常人及四氯化碳肝损伤大鼠均有较强的利胆作用，可促进胆汁分泌，并对大鼠肝细胞功能具有保护作用。

3. 祛痰、平喘　青皮挥发油中的有效成分柠檬烯具有祛痰作用，青皮注射液对组胺引起的离体支气管痉挛性收缩有明显松弛作用，并能对抗因组胺引起的豚鼠支气管肺灌流量减少。对羟福林也可完全对抗组胺所致的支气管收缩。

4. 升压　青皮注射液静脉注射对麻醉猫、兔及大鼠均有显著的升高血压作用。胃肠途径给药升压作用不明显。青皮的升压作用可被妥拉苏林或酚苄明取消，但不受六烃季铵及普萘洛尔影响，表明青皮升压作用机制不是通过神经节，也与 β 受体无关，而是通过兴奋 α 受体而实现的。

5. 抗休克　青皮注射液静脉注射对犬、猫、兔及大鼠等多种动物的各种休克（失血性、创伤性、输血性、中药肌松剂、内毒素及麻醉意外和催眠药中毒等）有强大的抗休克作用。对豚鼠和家兔的急性过敏性休克及组胺性休克，具有较好的预防和治疗作用。

6. 兴奋心脏　青皮注射液静脉注射对蟾蜍在体心肌的兴奋性、收缩性、传导性和自律性均有明显的正性作用。能显著缩短蟾蜍在体心脏的心动周期时间、窦室兴奋传导时间、静脉窦动作电位4相去极化时间及心室肌动作电位时程（APD）和有效不应期（ERP）。

【现代应用】

1. 慢性结肠炎　以青皮、陈皮、枳壳等组成的开郁导滞汤加减对慢性结肠炎有很好的疗效。

2. 休克　青皮注射液治疗休克效果较好。

3. 阵发性室上性心动过速　以青皮注射液治疗阵发性室上性心动过速，具有转律时间短、用药量小、疗效可靠、无明显副作用的效果。

香　附

本品为莎草科植物莎草 Cyperus rotundus L. 的干燥根茎。主要含有挥发油，油中主要成分为香附子烯Ⅰ和Ⅱ（cypereneI，II）、香附醇（cyperol）、异香附醇（isocyperol）、柠檬烯（limonene）等，另外，尚含有黄酮类、三萜类化合物及生物碱等。香附味辛、微苦、微甘，性平。归肝、脾、三焦经。

【药理作用】

香附具有行气解郁、调经止痛功效，用于肝郁气滞，胸、胁、脘腹胀痛，消化不良，胸脘痞闷，寒疝腹痛，乳房胀痛，月经不调，经闭痛经。

1. 对平滑肌的作用　香附挥发油可使收缩的家兔离体肠管松弛下来，丙酮提取物可对抗乙酰胆碱所致肠肌收缩。对组胺喷雾所致的豚鼠支气管平滑肌痉挛有对抗作用。

2. 利胆　香附水煎液十二指肠给药对正常大鼠有较强的利胆作用，可促进胆汁分泌，增加胆汁流量及胆汁中固形物含量。对四氯化碳所致肝损伤大鼠的肝细胞功能有保护作用。

3. 抑制子宫及雌激素样作用　香附流浸膏对犬、猫、兔、豚鼠的离体子宫，不论已孕或未孕，均有抑制作用，可使子宫平滑肌松弛，肌张力下降，收缩力减弱。另外，香附挥发油皮下注射或阴道给药可促进阴道上皮细胞完全角质化，其中香附烯Ⅰ作用最强，香附酮则无此作用。

4. 其他作用

（1）*镇痛、抗炎*　香附醇提物皮下注射能明显提高小鼠的痛阈。香附醇提物给大鼠腹腔注射，对角叉菜胶和甲醛引起的足肿胀有明显的抑制作用。

（2）解热　香附醇提物对注射酵母菌引起的大鼠发热有解热作用。香附挥发油腹腔给药可明显降低大鼠正常体温。

（3）抑制中枢　香附醇提物腹腔注射可减少小鼠自发活动，对大鼠条件性回避反射具有抑制作用，对去水吗啡所致呕吐有拮抗作用。增强巴比妥的麻醉作用。对小鼠电休克和戊四氮惊厥无保护作用。

（4）降压、强心　香附挥发油给麻醉猫静脉注射有明显的降压作用。水或醇提物皮下注射可使蛙心停止于收缩期。对离体蛙心，以及在体蛙心、兔心和猫心有强心作用和减慢心率作用。

综上所述，香附行气解郁功效与松弛内脏平滑肌、促进胆汁分泌等药理作用有关，其调经止痛功效与其抑制子宫收缩、抗炎镇痛作用，以及雌激素样作用有关。

【现代应用】

1. 月经不调和痛经　香附单独使用或柴胡、当归等活血理气药配伍使用，月于月经不调和痛经。

2. 胃炎和胃肠绞痛　用制香附、高良姜共研末内服，对寒气郁结型胃寒疼痛有效。

3. 尿路结石　生香附水煎内服对尿路结石有一定的排石效果。

小　结

1. 理气药的主要药理作用有：对消化系统具有调节胃肠运动和消化液分泌、利胆作用，此外可松弛支气管平滑肌，调节子宫机能，对心血管系统具有升压、强心作用等。

2. 枳实、枳壳的主要药理作用有：对胃肠平滑肌和子宫平滑肌的双向调节作用，镇痛，对心血管系统具有兴奋心脏、收缩血管、升压作用，以及镇静、利尿、抗炎、抗变态反应等作用。

3. 陈皮的主要药理作用有：抑制胃肠平滑肌的自发活动，抗溃疡，利胆、保肝，祛痰、平喘，对子宫平滑肌的抑制作用，兴奋心脏，调节血压等作用。

4. 青皮的主要药理作用有：松弛胃肠平滑肌，利胆，祛痰、平喘，升压，抗休克，兴奋心脏。

5. 香附的主要药理作用有：松弛肠管和支气管平滑肌，利胆，抑制子宫平滑肌和雌激素样作用，镇痛、抗炎，解热，抑制中枢，降压、强心作用。

思考题

1. 理气药对胃肠平滑肌有何作用？作用机理和有效成分是什么？临床用于哪些病证的治疗？

2. 枳实等理气药制成的注射液静脉注射对心血管系统有什么作用？作用机理和有效成分是什么？

3. 用药理学术语解释枳实的“破气消积”功效。

4. 枳实治疗子宫脱垂的药理学依据是什么？

5. 枳实治疗胃下垂的药理学基础是什么？

6. 陈皮理气健脾功效与哪些药理作用有关？

7. 陈皮治疗支气管炎的药理学依据是什么？

8. 青皮对血压有何影响？作用机理是什么？

9. 用药理学术语解释青皮的疏肝理气功效。

10. 简述香附调经止痛的药理学依据。

制剂与用法

1. 枳术丸　由枳实、白术组成。健脾消食、行气化湿，用于脾胃虚弱、食少不化、脘腹痞满。1 次 6g，1 日 2 次，口服。

2. 枳实导滞丸　由枳实、大黄、黄连、黄芩、六神曲、白术、茯苓和泽泻组成。消积导滞、清利湿热，用于饮食积滞、湿热内阻所致的脘腹胀痛、不思饮食、大便秘结、痢疾里急后重。1 次 6～9g，1 日 2 次，口服。

3. 香砂养胃丸　由木香、砂仁、白术、陈皮、香附、枳实等 12 味中药组成。温中和胃，用于胃阳不足、湿阻气滞所致的胃痛、痞满，症见胃痛隐隐、脘闷不舒、呕吐酸水、嘈杂不适、不思饮食、四肢倦怠。1 次 9g，1 日 2 次，口服。

4. 柴胡舒肝丸　由茯苓、枳壳、豆蔻、白芍、香附、陈皮、青皮等 25 味中药组成。舒肝理气、消胀止痛，用于肝气不舒、胸胁痞闷、食滞不清、呕吐酸水。大蜜丸，每丸重 10g，1 次 1 丸，1 日 2 次，口服。

5. 气滞胃痛颗粒　由柴胡、延胡索、枳壳、香附、白芍、炙甘草组成。舒肝理气、和胃止痛，用于肝郁气滞、胸痞胀满、胃脘疼痛。每袋 5g，1 次 5g，1 日 3 次，开水冲服。

6. 止咳橘红口服液　由化橘红、陈皮、法半夏等 15 味中药组成。清肺、止咳、化痰，用于痰热阻肺引起的咳嗽痰多、胸满气短、咽干喉痒。每支 10ml，1 次 1 支，1 日 2 ~3 次，口服。

7. 平肝疏络丸 由柴胡、青皮、陈皮、佛手等 43 味中药组成。平肝疏络、活血祛风，用于肝气郁结、经络不疏引起的胸胁胀痛、肩背串痛、手足麻木、筋脉拘挛。每丸重 6g，1 次 1 丸，1 日 2 次，温黄酒或温开水送服。

8. 香附丸 由香附、当归、川芎、白芍、熟地黄等 9 味中药组成。舒肝健脾、养血调经，用于肝郁血虚、脾失健运所致的月经不调、月经前后诸症。1 次 6 ~9g，日 2 次，用黄酒或温开水送服。

9. 固经丸 由黄柏、黄芩、椿皮、香附、白芍、龟甲组成。滋阴清热、固经止带，用于阴虚血热，月经先期，经血量多、色紫黑，赤白带下。1 次 6g，日 2 次，口服。

10. 白带丸 由黄柏、椿皮、白芍、当归、香附组成。清热、除湿、止带，用于湿热下注所致的带下病，症见带下量多、色黄、有味。1 次 6g，日 2 次，口服。

第十三章　消食药

学习指南：

1. 了解消食药的主要药理作用。

2. 掌握山楂助消化、扩冠、调节脂质代谢作用；莱菔子的促进胃肠运动作用。

3. 熟悉山楂、莱菔子的现代应用。

第一节　概　述

凡以消食化积为主要功效的药物，称消食药。消食药具有消食导滞、促进消化的功效，此外还具有健脾益胃的作用。消食药多味甘性平，归脾、胃二经。适用于食滞中阻引起的脘腹胀满、不思饮食、嗳气吞酸、恶心呕吐、大便失常、舌质淡红、脉弦滑，以及脾胃虚弱所致消化不良、食欲减退等证，相当于西医学的胃神经官能症、胃下垂、消化不良、胃功能紊乱等疾病。常用药物有山楂、麦芽、谷芽、神曲、莱菔子、鸡内金等。

消食药的主要药理作用有：

1. 助消化　消食药通过所含消化酶、维生素产生助消化作用，也能通过促进胃液的分泌，提高消化能力。山楂、神曲含有脂肪酶，有利于脂肪的消化。麦芽、谷芽中淀粉酶活性较高，能促进碳水化合物的消化。山楂含山楂酸、柠檬酸等多种有机酸，能提高胃蛋白酶活性，促进蛋白质的消化。神曲为酵母制剂，除含多种消化酶外，尚含多量酵母菌、B 族维生素等，可增进食欲，促进消化。山楂、麦芽、神曲等含丰富维生素，可提高食欲、促进消化。鸡内金能促进胃液和胃酸的分泌，胃液分泌量较正常提高 30% ~37%，总酸增加 25% ~75%。山楂也有明显的促进胃液和胃酸分泌的作用。

2. 调节胃肠运动　消食药对胃肠运动有不同的影响。鸡内金、莱菔子对胃肠运动有促进作用，鸡内金能增强胃运动，促进胃排空。莱菔子能加强兔回肠的节律性收缩。消食药增强胃肠运动有利于消除胃肠积气，改善胀满症状。山楂能对抗乙酰胆碱、钡离子引起的家兔离体十二指肠痉挛性收缩，又能促进大鼠松弛状态的胃平滑肌收缩活动，显示对胃肠活动的调节作用。

综上所述，与消食药消食化滞、促进消化功效相关的药理作用为助消化、调节胃肠运动等作用。

表 13－1　　消食药主要药理作用总括表

药名	助消化	调节胃肠运动	其他作用
山楂	+	+	强心、降压、降血脂
麦芽	+		催乳、降血压
谷芽	+		
神曲	+	+	
莱菔子		+	镇咳、抗菌、降压
鸡内金	+	+	

第二节　常用药物

山　楂

本品为蔷薇科植物山里红 Crataegus pinnatifida Bge. var. major N. E. Br. 或山楂 Crataegus pinnatifida Bge. 的干燥成熟果实。山楂的主要化学成分为黄酮类化合物及有机酸。黄酮类化合物主要有金丝桃苷（hyperoside）、槲皮素（quercetin）、牡荆素（vitexin）、芦丁（rutin）、黄酮聚合物（flavanpolymers）等，有机酸主要有柠檬酸（citric acid）、酒石酸（tartaric acid）、山楂酸（crataegolic acid）、苹果酸、琥珀酸（butanedioic acid）、绿原酸（chlorogenic acid）、熊果酸（ursolic acid）等。另外尚含有核黄素、维生素 C、尼克酸及多种金属离子、内酯、糖类及苷类等。山楂味酸、甘，性微温。归脾、胃、肝经。

【药理作用】

山楂具有消食健胃、行气散瘀之功效，用于肉食积滞、胃脘胀满、泻痢腹痛、瘀血经闭、产后瘀血、心腹刺痛、疝气疼痛、高脂血症。

1. 助消化　山楂含有多种有机酸，口服后能增加胃液酸度，提高胃蛋白酶活性，促进蛋白质的消化。山楂味酸，还能促进胃液的分泌。山楂中含脂肪酶，能促进脂肪的消化。山楂对胃肠运动功能具有一定调节作用，能增强大鼠松弛状态胃平滑肌的收缩，而对乙酰胆碱及钡离子引起兔、鼠离体胃肠平滑肌收缩具有明显抑制作用。炮制影响山楂助消化作用，炒山楂酸味减弱，可缓和对胃的刺激性；焦山楂不仅酸味减弱，并增加了苦味，长于消食止泻；山楂炭味微苦涩，偏于止泻、止血。

2. 其他作用

（1）调节脂质代谢　山楂及山楂黄酮提取物能明显降低实验性高脂血症的家兔和乳幼大鼠的血脂，降低血清总胆固醇（TC）、低密度脂蛋白－胆固醇（LDL－C）和载脂蛋白B（ApoB）浓度，显著升高高密度脂蛋白－胆固醇（HDL－C）和载脂蛋白A_1（$ApoA_1$）浓度，对甘油三酯（TG）影响不大。山楂对脂质代谢的调节作用是通过抑制肝脏胆固醇的合成、升高大鼠肝脏低密度脂蛋白受体（LDLR）水平，从而促进血浆胆固醇摄入肝脏产生的。山楂、野山楂均有降低胆固醇作用，但野山楂效果佳。山楂核醇提物能够降低高胆固醇血症鹌鹑血清总胆固醇（TC）以及低密度脂蛋白－胆固醇（LDL－C）和极低密度脂蛋白－胆固醇（VLDL－C），HDL－C无明显升高。山楂还有抗实验性动脉硬化的作用，用山楂核醇提物喂服鹌鹑，证明其可使TC/HDL－C比值降低，这可能与降低肝脏胆固醇合成有关。

（2）对心血管系统的作用

①抗心肌缺血：山楂流浸膏对垂体后叶素、异丙肾上腺素所致急性心肌缺血均有保护作用。山楂聚合黄酮对实验性兔急性心肌缺血有保护作用，对结扎冠状动脉前降支引起的S－T段异常和病理性Q波出现数均有着明显的抑制。山楂聚合黄酮对实验性心肌梗死犬也有保护作用，可使S－T段降低，缩小心肌梗死范围。山楂浸膏及总黄酮苷给犬静脉注射，可使冠脉血流量增加达37.5%。山楂黄酮、水解产物或浸膏能增加小鼠心肌对放射性铷（^{86}Rb）的摄取能力，增加小鼠心肌营养性血流量，其中以山楂水解产物作用最强。山楂在增加冠脉血流量的同时，还能降低心肌耗氧量，提高氧利用率。

②抗心律失常：山楂黄酮和皂苷能对抗乌头碱引起的家兔心律失常，且作用较强。山楂抗心律失常作用类似Ⅲ型抗心律失常药物，即能延长动作电位时程和有效不应期，山楂提取物能够延长离体灌流心脏的不应期，并延长豚鼠乳突肌动作电位时程。

③强心：山楂提取物对离体和在体蟾蜍心脏有强心作用，作用维持时间较长。山楂中黄酮类化合物3，4，5，7－四羟基黄酮－7－葡萄糖苷和芦丁，具有正性肌力作用。推测山楂黄酮类化合物的正性肌力作用与抑制磷酸二酯酶有关。

④降压：山楂乙醇浸出物静脉给药，能使麻醉兔血压缓慢下降，作用持续3小时。山楂总黄酮静脉注射能使猫血压下降，维持5～10分钟。其总提取物对小鼠、兔、猫亦有较为明显的中枢性降压作用。山楂降压作用与其扩张外周血管作用有关。

【现代应用】

1. 消化不良 用于食滞中阻及脾胃虚弱引起的各种病证，尤其适用于肉食积滞。单用山楂，或大山楂丸、保和丸等。

2. 冠心病、心绞痛 山楂、山楂制剂及所含成分黄酮类化合物制剂，用于治疗冠心病、心绞痛，能减轻心绞痛的临床症状。

3. 高脂血症、动脉粥样硬化 山楂煎剂、粗粉、制剂及山楂制成的食品均可用于治疗高脂血症。

【不良反应】

有胃切除患者食用山楂致肠梗阻及山楂导致胃结石的报道。

莱菔子

本品为十字花科植物萝卜 Raphanus sativus L. 的干燥成熟种子。莱菔子含有微量挥发油和45%脂肪油，尚含芥子碱（sinapine）。挥发油中含有α-己烯醛、β-己烯醛和β-乙烯醇、γ-乙烯醇等；脂肪油中含多量芥酸（erucic acid）、芥子酸（sinapic acid）、亚油酸、亚麻酸。另含莱菔素（raphanin）。莱菔子味辛、甘，性平。归肺、脾、胃经。

【药理作用】

莱菔子具有消食除胀、降气化痰之功效，用于饮食停滞、脘腹胀痛、大便秘结、积滞泻痢、痰壅喘咳。

1. 对消化系统的作用 莱菔子有收缩家兔离体胃、十二指肠平滑肌的作用，加入M受体阻断药阿托品后，此作用消失，提示莱菔子促进家兔十二指肠平滑肌收缩作用可能与兴奋M受体有关。莱菔子的不同制品（生、老、炒）均能提高离体兔肠的张力，生品的作用随浓度的降低而减弱，炒、老制品则无此现象，各种制品对离体兔肠的紧张性无明显影响。莱菔子各炮制品均能对抗肾上腺素对肠管的抑制作用，但生品的作用弱于炒、老制品。莱菔子脂肪油具有明显的促进小鼠胃排空和肠推进的作用，并能提高大鼠血浆胃动素（MTL）含量，阿托品能拮抗其促进胃排空的作用，而多巴胺作用不明显。这可能是莱菔子行气消食的机制所在。胃动素是肠嗜铬细胞分泌的一种多肽激素，能促进胃肠运动并刺激胃蛋白酶的分泌。

2. 其他作用

（1）镇咳、祛痰、平喘　炒莱菔子水提醇沉液对小鼠吸入氨水引起的咳嗽有明显镇咳作用，使咳嗽次数明显减少；在小鼠的酚红排泌实验中，莱菔子的水提醇沉液有祛痰作用；莱菔子还有平喘作用，可对抗磷酸组胺引起的豚鼠离体气管的收缩。

（2）降压　莱菔子注射剂静脉注射，能使麻醉犬主动脉收缩压、舒张压、平均动脉压下降；肺动脉收缩压、舒张压、平均动脉压均下降；血管外周血管阻力、肺动脉阻力均下降。莱菔子注射液的降压作用起效迅速，维持时间短，血压回升快。降压活性成分主要是芥子碱硫酸氢盐。

【现代应用】

1. 便秘、腹胀　莱菔子生、炒品均可用于治疗便秘，多用于实秘，亦可用于虚秘。生品应用剂量较小，炒品剂量较大。炒莱菔子应用于各种术后腹胀，疗效显著，能促进肠功能早期恢复，对预防腹腔内粘连的发生有显著作用。

2. 高血压　对伴有高血压的消化系统、呼吸系统病人，莱菔子为必用之药。因本药除有降压作用外，还可消积化食，除痞满，止咳化痰。一般用于高血压实证，但只要配伍得当，较大剂量亦可用于虚证患者。莱菔子单方片剂治疗Ⅱ期原发性高血压有一定疗效。

3. 高脂血症　莱菔子单味药炒后研末内服，用于治疗老年性高脂血症。因其甘平无毒，久服不伤脏腑，且有能升能降、利气祛痰之长，可调整复兴脏腑功能，改善机体代谢，促使脂类物质排泄，从而加快血清中胆固醇和甘油三酯的清除。

小　结

1. 消食药的主要药理作用有：助消化，调节胃肠运动。

2. 山楂的主要药理作用有：助消化，调节脂质代谢，对心血管系统具有抗心肌缺血、抗心律失常、强心、降压等。

3. 莱菔子的主要药理作用有：促进胃肠运动，镇咳、祛痰、平喘，降压等。

思考题

1. 消食药的助消化作用主要表现在哪几方面？
2. 用药理学术语解释山楂“化饮食消肉积”的功效。

3. 简述山楂对心血管系统的药理作用。
4. 山楂防治冠心病的药理学依据是什么？
5. 莱菔子行气消食的机制是什么？
6. 莱菔子注射液的降压作用特点、有效成分是什么？

制剂与用法

1. 大山楂丸 由山楂、六神曲、麦芽组成。开胃消食，用于食积内停所致的食欲不振、消化不良、脘腹胀闷。大蜜丸，每丸重9g，1次1～2丸，1日1～3次，口服。

2. 山楂化滞丸 由山楂、麦芽、六神曲、槟榔、莱菔子、牵牛子组成。消食导滞，用于饮食不节导致的食积，症见脘腹胀满、纳少饱胀、大便秘结。大蜜丸，每丸重9g，1次2丸，1日1～2次，口服。

3. 山菊降压片 由山楂、菊花、泽泻、夏枯草、小蓟、决明子组成。平肝潜阳，用于阴虚阳亢所致的头痛眩晕、耳鸣健忘、腰膝酸软、五心烦热、心悸失眠，高血压病见上述证候者。每片重0.3g，1次5片，1日2次，口服。

4. 脂脉康胶囊 由普洱茶、刺五加、山楂、莱菔子等16味中药组成。消食、降脂、通血脉、益气血，用于瘀浊内阻、气血不足所致的动脉硬化症、高脂血症。每粒0.3g，1次5粒，1日3次，口服。

5. 保和丸 由山楂、六神曲、半夏、茯苓、莱菔子等8味中药组成。消食、导滞、和胃，用于食积停滞、脘腹胀满、嗳腐吞酸、不欲饮食。大蜜丸，每丸重9g，1次1～2丸，1日2次；水丸，1次6～9g；口服。

第十四章　止血药

学习指南：

1. 掌握止血药的主要药理作用。
2. 掌握三七、蒲黄的药理作用和现代应用。
3. 熟悉白及、大蓟的药理作用和现代应用。

第一节　概　述

凡能促进血液凝固而用于止血的药物，称为止血药。它主要通过增强体内凝血因素或抑制抗凝血因素，收缩血管而促进血液凝固，达到止血目的。中药止血药具有收敛、凝固、清营、凉血等作用，用以治疗咯血、衄血、咳血、便血、尿血及崩漏等慢性出血性症状，也可用于创伤性出血。

血液在功能上存在凝血和抗凝血两个对立而统一的矛盾过程，二者相辅相成以保持动态平衡，在生理情况下，使血液既能在血管内川流不息地流动，也能在血管受损时局部发生凝固止血。在病理情况下，上述平衡出现失调，会发生出血不止，也可形成血栓，栓塞血管。

止血是一个复杂而重要的生理功能，包括血管收缩、血小板聚集和血液凝固三个重要过程。如局部出现外伤流血，则此部位血管收缩，血小板在血管破裂处聚集、破裂并释放出血管收缩物质及“凝血因子”，同时组织液及血浆中的一些凝血因子（因子Ⅴ、Ⅶ、Ⅷ、Ⅸ、Ⅹ、Ⅺ、Ⅻ等）也受到激活而参与血凝过程，形成血块而止血。另一方面，纤维蛋白形成后，血浆中的纤维蛋白溶解酶原经因子（组织激酶、尿激酶）激活转变为纤维蛋白溶解酶，可降解纤维蛋白，溶解血块发挥抗凝作用。

引起出血的原因很多，出血也是某些疾病的一个症状，故在应用止血药时应根据各种出血的原因，辨证用药，适当配伍。如血热妄行，应与清热凉血药同用；阳虚不能温经，应与温阳益气药合用；阴虚阳亢，宜与养阴潜阳药合用；气虚不摄血，当与补气药合用；瘀滞出血，宜祛瘀止血，以祛瘀止血药配伍活血药与行气药。常用止血药有白及、血余炭、仙鹤草、三七、侧柏叶、艾叶、地榆、槐花、大蓟、小蓟、白茅根、紫珠草、茜草等；复方有胶艾汤、十灰散、四生丸、止血生肌散、云南白药、三七伤药片等。上述止血方药，已有部分经过现代科学研究所证明。其止血的药理作用如下：

1. 使局部血管收缩而止血 如三七、紫珠草、小蓟。

2. 促进凝血过程，缩短凝血时间 有增加血小板数以促凝的，如仙鹤草、紫珠草；有增强血小板Ⅲ因子活性，缩短凝血酶生成时间的，如白及；有增加血液中凝血酶的，如三七、蒲黄；有纠正肝素引起的凝血障碍的，如茜草，有抗肝素的效能。

3. 改善血管壁功能，增强毛细血管对损伤的抵抗力，降低血管通透性 如槐花、白茅花。

4. 抑制纤维蛋白溶解酶（纤溶酶）的活性 如白及、大蓟、小蓟、地榆、艾叶、仙鹤草。

止血药中的三七、茜草、蒲黄等既有促进血凝的一面，也有促使血块溶解的作用，这说明其兼具止血与活血化瘀功能，有利于止血而不留瘀。详见表14－1。

表14－1　止血药主要药理作用总括表

药物	收缩局部血管	增加毛细血管抵抗力	缩短凝血时间	抑制纤溶酶活性	其他作用
三七	+		+		抗血栓，促进造血，对心血管作用，抗炎，保肝，镇痛，镇静
小蓟	+		+	+	降血脂，强心，升压，利尿，利胆
大蓟	+		+		降压，抗菌
白及			+	+	保护胃黏膜，抗菌
蒲黄			+		抗血小板凝聚，对心血管作用，抗炎
茜草			+		抗凝血，升高白细胞，抗肿瘤
艾叶			+	+	平喘，镇咳，祛痰，利胆
地榆			+		抗菌，抗炎，抗溃疡，保肝
槐花	+	+			抗炎，解痉，抗溃疡，降血脂
白茅根		+	+		利尿，抗菌
仙鹤草			+		抗凝血，杀虫，抗菌，抗肿瘤
紫珠	+		+	+	抗菌

第二节　常用药物

三　七

本品为五加科人参属植物三七 Panax notoginseng（Burk.）F. H. Chen 的干燥根及根茎。主要成分有三七皂苷 Rb_1、Rb_2、Rc、Rd、Re、Rf、Rg_1、Rg_2、Rh 等9种，但以人参皂苷 Rb_1 和 Rg_1 为主。三七皂苷水解所得皂苷元为人参二醇和人参三醇，而以后者含量为高。与人参皂苷所不同的是缺少齐墩果酸。还有人分离出三七新皂苷（D_1、D_2 及 E_2）、黄酮类、β-谷甾醇、生物碱等。三七性温，味甘，微苦。归肝、胃经。

【药理作用】

三七能散瘀、止血、消肿定痛。《本草纲目》记载三七能“止血，散血，定痛。金刃箭伤跌仆杖疮，血出不止者，嚼烂涂，或为末掺之，其血即止。亦主吐血、衄血、下血、血痢、崩中、经水不止、产后恶血不下、血晕血痛、赤目、痈肿、虎咬蛇伤诸病”。

1. 对血液系统的影响

（1）止血作用　三七和营止血、通脉行瘀，有“止血之神药”之说。实验研究证明，三七根浸液能缩短家兔血凝时间。给麻醉犬口服三七粉后，自颈动脉放出血液，其凝血时间缩短，并有缩短凝血酶原时间的作用。这说明三七水浸液及提取物具有很强的止血作用，止血效应与剂量有关。三七促凝作用主要是增加凝血酶，促进血管收缩。止血成分为三七氨酸。

（2）抑制血小板的聚集和抗凝作用　人称三七“善化血瘀，又善止血妄行”，“凡产后、经期、跌打、痈肿，一切瘀血皆破”。说明三七有抗凝血活性。可见三七具有促凝和抗凝双向调节作用，这与中医认为三七既能止血又能活血化瘀相符合。现代研究证明，三七提取液能促进家兔与人的眼前房、球结膜和玻璃体内瘀血的吸收。

（3）溶血与抗溶血作用　以原人参三醇为苷元的三七皂苷有溶血作用。而以人参二醇为苷元的三七皂苷则可对抗人参三醇皂苷引起的溶血反应。

2. 对心血管系统的作用

（1）抗冠心病　三七能活血行瘀，尤长于止痛。研究表明，三七提取物有扩张冠脉、增加冠脉血流量的作用，以总皂苷和总黄酮活性最强。在麻醉犬、猫整体实验，经各种途径给药，皆可见到冠脉流量增加、冠脉阻力下降。静注三七提取物后心肌耗氧量下降。离体兔心、豚鼠心用三七后，都可使正常心脏或用垂体后叶素后的心脏与纤颤心脏的冠脉流量显著增加。应用同位素^{86}Rb 测定小鼠冠脉微循环，三七能增加小鼠营养性心肌血流量。三七提取物及其总黄酮能对抗垂体后叶素引起的家兔急性心肌缺血心电图 T 波的升高，明显缩小心肌缺血区面积。三七的提取物体内、外给药，均能对抗 ADP 所致家兔血小板聚集，并使全血黏度下降，使冠心病人的血小板聚集及黏着力都下降。而心率减慢、血压降低及心肌摄氧率降低，可间接地降低心肌代谢和心肌耗氧量。三七对心肌缺血性损伤有直接保护作用。这些都是三七治疗冠心病的基础。

（2）扩血管作用　三七总皂苷可使动物血管扩张，有一定的降压、抗休克和改善脑组织血液循环的作用。

（3）抗心律失常　三七注射液、三七皂苷均能抑制小鼠吸入氯仿诱发的心室纤颤，对氯化钡和乌头碱诱发的心律失常有显著的对抗作用。

3. 镇痛和抗炎作用　《本草纲目》谓三七“在南人军中用为金创要药，云有奇功”。三七总苷明显减少小鼠腹腔注射醋酸扭体次数，提高热板法致痛反应阈值，说明三七具有镇痛作用。三七总皂苷能明显抑制巴豆油所致小鼠耳部炎症。三七根水浸液能抑制实验性大鼠关节炎及由透明质酸酶、软骨素酶、胰蛋白酶与组胺引起的大鼠皮内色素溢出和松节油刺激皮肤所致小鼠局部炎症，显著抑制由角叉菜胶所致的大鼠炎症模型，从而说明其有抗炎作用。

4. 其他作用

（1）抗菌　三七总皂苷对某些真菌有较强抑制作用，对金葡菌、大肠杆菌也有一定抑制作用。

（2）保肝　三七注射液连续给药 6 天能显著降低四氯化碳肝损害大鼠血清转氨酶，肝细胞浆空泡变性及坏死等也较轻，三七总皂苷对四氯化碳肝损害小鼠的血清 SGPT 有抑制作用，并对肝脏 DNA 和蛋白质合成显示促进作用。

（3）对代谢的影响　三七总皂苷对血糖呈双向调节作用，可提高空腹血糖，使葡萄糖性高血糖有降低的趋向。三七粉能阻止家兔肠道吸收脂肪，降低家兔血清胆固醇和甘油三酯含量，减轻血管壁脂肪沉着。

【现代应用】

1. 各种出血性疾病　上消化道出血、咯血、眼出血、颅内出血，单用或配伍其他止血药，如《濒湖集简方》的三七散、张锡纯的化血丹（三七、花蕊石、血余）。近年曾用于血吸虫病晚期呕血、泻血和肺结核咯血。对眼外伤或眼手术后前房出血，应用三七液点眼或结膜下注入有效。

2. 瘀血阻滞及跌打损伤等 如三七伤药片或云南白药。

3. 冠心病、心绞痛 单味三七粉或配伍黄精、山楂等成复方，或配以何首乌、丹参制成注射液治疗冠心病。三七冠心宁用于冠心病合并高血压病时，可见血压平稳下降。

4. 慢性肝病 可降低酶的活性，缓解肝区疼痛，并增加血清蛋白含量。红参、三七与激素合并应用，可减少重症肝炎的死亡率。

5. 偏头痛 采用双盲法观察三七叶皂苷对偏头痛的疗效较好。

【不良反应】

因制剂来源和给药途径的不同，LD_{50}值的差异较大。三七总皂苷小鼠皮下注射的LD_{50}为1667mg/kg，三七冠心宁小鼠静注的LD_{50}为831 ± 17mg/kg，可见三七毒性较低，安全范围大。动物中毒表现为自发活动减少、体温降低、呼吸先浅快后变慢、发绀、抽搐死亡。亚急性毒性试验结果，对兔心、肝、肾等机能、组织形态及血象，均未见影响。

蒲 黄

本品为香蒲科植物水烛香蒲 Typha angustifolia L.、东方香蒲 Typha orientalis Presl 或同属植物的干燥花粉。主要成分为黄酮类，如槲皮素（quercetin）、山柰酚（Kaempferol）、异鼠李素（isorhamnetin）、柚皮素（naringnin）等。还含有甾醇类，如β-谷甾醇（β-sitosterol）、β-谷甾醇葡萄糖苷（β-sitosterolglucoside）等，另外还含有多种多糖和多种氨基酸。蒲黄味甘，平。归肝、心包经。

【药理作用】

蒲黄具有止血、化瘀、通脉之功效，主治吐血、衄血、咯血、崩漏、外伤出血、经闭痛经、脘腹刺痛、跌仆肿痛、血淋涩痛。《本草纲目》云："蒲黄凉血活血，止心腹诸痛。生则能行，熟则能止。"现代药理作用有：

1. 止血 蒲黄有促进血液凝固而止血的作用。家兔口服蒲黄水煎剂、醇浸剂能明显缩短凝血时间，作用显著而持久；家兔皮下注射蒲黄提取物能增加血小板数，缩短凝血酶原时间，促进血液凝固；体外试验，蒲黄煎剂对人血有促进凝固作用。其止血有效成分可能是黄酮类化合物。

2. 抗血小板聚集 蒲黄煎剂及其总黄酮、有机酸、多糖对 ADP、花生四烯酸和胶原诱导的家兔体内、外血小板聚集均有明显的抑制作用，而以总黄酮作用最强。其抗血小板聚集作用可能与抑制磷酸二酯酶活性，升高血小板内 cAMP，

减少 TXA_2 的合成，使细胞内 Ca^{2+} 浓度降低，减少 5-HT 释放有关。蒲黄异鼠李苷Ⅱ在体内、外均能抑制由 ADP 诱导的大鼠血小板聚集，并能明显延长复钙时间。实验性颈静脉血栓形成家兔，口服蒲黄水浸液，24 小时血栓溶解率显著增加。冠心病、高血脂患者服用蒲黄 2 个月，能明显抑制血小板黏附和聚集，并能轻度增加抗凝血酶Ⅲ的活性。纤维蛋白平皿法研究发现，蒲黄水提液有促进纤维蛋白溶解作用，且不依赖纤溶酶系统存在，说明它能直接分解纤维蛋白。蒲黄组分 F（含黄酮类物质）能刺激猫主动脉内皮细胞产生前列环素和促进纤溶酶原激活物（t-PA）活性，从而抑制血小板聚集，抗血栓形成。

3. 对心血管系统的作用

（1）*扩张血管，降血压*　蒲黄具有扩张血管、改善微循环作用，麻醉犬股动脉注射蒲黄醇提物，可使外周血管阻力下降，股动脉血流量增加。蒲黄煎剂、醇提取物等静脉注射，均可使麻醉兔、猫、犬血压下降，心率减慢。

（2）*抗心肌缺血*　蒲黄水提醇沉液对离体兔心有明显增加冠脉流量作用，注射脑垂体后叶素使冠脉收缩后，这一作用更为明显。从蒲黄中提得的水仙苷能明显对抗脑垂体后叶素引起的大鼠心肌缺血，增加小鼠心肌对 ^{86}Rb 摄取率，增加心肌营养性血注量，这可能与水仙苷的钙拮抗作用有关。结扎家兔冠脉形成的急性心肌梗死，用蒲黄治疗后，可使梗死的范围缩小，病变减轻，心电图 T 波改善。

（3）*降血脂，抗动脉粥样硬化*　对实验性高脂血症家兔及实验性动脉粥样硬化家兔，蒲黄能显著降低 TC 和 LDL-C 含量，使 TC/HDL-C、LDL-C/HDL-C 比值降低，减少过多胆固醇在主动脉壁内的堆积，抑制粥样硬化斑块形成。蒲黄的降血脂机制除抑制肠道对胆固醇的吸收、增加粪便胆固醇的排出外，还可能与促进胆酸、内源性胆固醇的排泄和（或）抑制肝中胆固醇的合成有关。

4. 抗炎　蒲黄水煎醇沉液腹腔注射给药，对大鼠蛋清性足肿及小鼠腹腔毛细血管通透性增高均具有抑制作用。大鼠桡骨骨折断端注射蒲黄注射液，可加速血肿吸收、机化、骨痂形成，促进愈合。

5. 其他药理作用

（1）*对子宫及妊娠的影响*　蒲黄多种制剂对兔、大鼠、小鼠、犬的离体和在体子宫均有兴奋作用，可使子宫收缩力增强、张力提高，大剂量可致痉挛性收缩。蒲黄对未孕子宫比已孕子宫作用明显。蒲黄注射液腹腔注射、蒲黄煎剂灌胃给药对小鼠中期妊娠均有较显著的致流产、致死胎作用，且随剂量增加作用增强，部分胚胎坏死吸收。

（2）*防治肾损伤*　静脉注射蒲黄注射液，对家兔肾急性缺血再灌注引起的损伤有明显的保护作用，可降低血清尿素氮（BUN）、肌酐（Cr）、脂质过氧化物（LPO）含量，升高超氧化物歧化酶（SOD）活性。蒲黄对草鱼胆汁所致的大鼠肾脏损伤具有治疗作用，能降低血肌酐和尿 N－乙酰－β－D－氨基葡萄糖苷酶（NAG 酶），使肌酐清除率增加，减少近曲小管上皮细胞坏死及囊腔内有红细胞的肾小球数目。

（3）*对免疫功能的影响*　长苞香蒲花粉的水煎醇沉液大鼠腹腔注射，对细胞免疫和体液免疫均有抑制作用，使胸腺、脾脏萎缩，提高胸腺、脾脏 cAMP 的含量；适当剂量对巨噬细胞吞噬功能也呈抑制作用，而大剂量则有明显增强巨噬细胞吞噬功能的作用。

综上所述，与蒲黄止血、化瘀、通经功效相关的药理作用为止血、抗血小板聚集、扩张血管、降血压、抗心肌缺血、降血脂、抗动脉粥样硬化、抗炎等作用。

【现代应用】

1. 高脂血症　以蒲黄浸膏制成降脂片，观察治疗 200 例高脂血症病人，TC 平均下降 69mg，降低 24%，TG 平均下降 144mg，降低 41%，与治疗前相比，降脂作用非常显著。

2. 冠心病　以生蒲黄（心舒 4 号）口服 2 个月治疗冠心病轻度心绞痛病人 66 例，症状消失或缓解率达 88%，心电图改善率达 84%，血压下降率达 58%，总胆固醇降低率达 60%，甘油三酯降低率达 94%。

3. 特发性溃疡性结肠炎　以蒲 B（蒲黄水溶部分）浸膏制成 25% 蒲 B 糖浆口服，每次 15ml，每日 2 次，同时用 5% 蒲 B 浸膏制成灌肠液作保留灌肠，每日 1 次，每次 100～150ml，30 日为 1 疗程，治疗病程 3～5 年特发性溃疡性结肠炎 36 例，总有效率达 94.4%。

【不良反应】

小鼠腹腔注射 LD_{50} 为生药 35.57g/kg，蒲黄腹腔注射可以引起豚鼠过敏，还可以导致小鼠红细胞和白细胞减少。

白　及

本品为兰科植物白及 Bletilla striata（Thunb.）Reichb. f. 的干燥块茎。主要化学成分为白及胶（含联苄类化合物）、菲类衍生物（二氢菲类化合物、联菲类化合物、双菲醚类化合物、二氢菲并吡喃类化合物、具螺内酯的菲类衍生物、菲类糖苷化合物等）、苄类化合物等，此外，尚含有大黄素甲醚、对羟基苯甲酸、对羟基苯甲醛等。白及味苦、甘、涩，性微寒。归脾、肺、胃经。

【药理作用】

白及有凉血、止血、祛瘀消肿的功能，用于衄血、吐血、尿血、便血、崩漏下血、外伤出血、痈肿疮毒。

1. 止血 白及有明显的止血作用，起效快、疗效可靠。用白及水提液的"纱布"或水提取液经低温干燥或喷雾干燥成粉覆盖于犬肝、脾及兔肝或大腿肌肉行止血试验，出血可立即停止；从组织切片看，白及对组织的局部反应性小，第5天左右即可被吸收，全部动物均未用抗菌药，并未发生化脓。白及注入蛙下肢静脉后，可见末梢血管内红细胞凝集形成人工血栓，从而有修补血管缺损的作用，而又不致阻塞较大血管的血液的流通。家兔用试管法及毛细管法均证明静脉注射2%白及胶液1.5m/kg，可显著缩短凝血时间及凝血酶原时间并加速红细胞沉降率。白及胶止血优点还在于止血且易于吸收，不影响创面及伤口愈合，不产生刺激而避免形成内脏粘连。

2. 对胃、十二指肠穿孔的治疗作用 实验研究证明，对麻醉犬胃小弯及十二指肠前壁各做人工穿孔一个，直径皆为1cm左右，灌入白及粉9g，几秒钟后两孔皆为白及所堵，40秒钟后十二指肠穿孔即为大网膜遮盖，使动物逐渐苏醒；轻度活动时，再由胃管内注入稀粥500ml，观察两孔皆无漏出；再由肠系膜血管注入10%氯化钠20ml，胃蠕动显然增多、增强，也无内容物漏出。术后8小时再次剖腹，腹腔内未见胃内容物，腹腔渗出液极少。白及对盐酸引起的大鼠胃黏膜损伤也有一定保护作用。

3. 抗菌 白及在试管内对革兰阳性菌有抑制作用，且对人型结核杆菌有显著的抑制作用，白及在体外对结核杆菌的生长有抑制作用。

4. 抗癌 白及块茎含多量黏液质多糖成分，实验表明黏液质是一种抗癌成分。白及以及7%白及葡萄糖注射液对二甲基氨基氮苯（DAB）诱发的大白鼠肝癌有明显的预防及治疗作用。

5. 预防肠胃粘连 实验观察白及有预防腹腔粘连的作用。家兔于腹部手术后给药组在每只家兔腹腔注入白及溶液40ml，术后10～15天内在麻醉下剖腹观察粘连的处数、性质。白及组与右旋糖酐及空白对照组相比，动物术后发生肠粘连的总数、平均粘连处数和平均粘连面积均有明显减少。

【现代应用】

1. 肺结核及咯血 单用白及或加用白及对各型肺结核并咯血均有显著疗效。

2. 上消化道出血及胃、十二指肠溃疡 单味白及，更多的是白及配伍一种或一种以上的中药治疗上消化道出血，胃、十二指肠溃疡或合并出血有明显的疗效。

3. 治疗胃、十二指溃疡急性穿孔　在严格规定的指征下，白及疗法可能使某些患者免去手术，获得穿孔治愈的效果。

4. 内脏出血　杭州止血粉（白及、白茅根、大黄、地锦）治疗109例内脏出血总有效率为94.5%，疗效显著。

5. 外伤出血及扭挫伤　以白及粉或“白及纱布”覆盖外伤创面，亦可与地榆炭或五倍子末合用，外敷患处止血、止痛、消肿效果好。

6. 鼻衄　用白及粉撒布在凡士林纱条或纱球表面后进行填塞，每次4～5g，治疗共32例，对照组28例。

7. 炎症性疾病　以白及或其复方制剂，外用或内服治疗腹股沟淋巴结炎、慢性肥厚性胃炎、急性食道炎、慢性非特异性结肠炎、先天性耳瘘管感染，及其他局部炎症均有较好疗效。

8. 其他　白及粉调敷患处，或其复方制剂外用，对烧伤、烫伤、肛裂、肛瘘术后、手足癣及冻疮等均有良好疗效。

大　蓟

本品为菊科植物蓟 Cirsium japonicum Fisch. ex DC. 的干燥地上部分或根。大蓟的有效成分是生物碱、挥发油、蓟素（苷类化合物）。大蓟味甘、苦、性凉。归心、肝经。

【药理作用】

大蓟凉血止血、散瘀消痈，主治咯血、衄血、崩漏、尿血以及疮痈肿毒。

1. 止血　从民间医药传说到古籍医药书籍都记载大蓟有凉血、止血、消炎退肿、消瘀血、生新血，治吐血、衄血、尿血、血淋、血崩等作用。动物实验证明大蓟对凝血过程第一阶段（即凝血酶原激活物的生成）有促进作用。

2. 降压　实验表明，大蓟水浸液、醇浸液以及醇－水浸出液，对犬、猫、兔等麻醉动物均有降压作用。大蓟鲜干根水煎液、根碱液、25%和50%酸性浸出液及叶水煎剂，均有降压作用，其中根水煎液和根碱液降压作用更显著，样品注射后血压即显著下降，30分钟后，收缩压和舒张压分别降低到原水平的55%～60%，2～3小时后逐渐恢复。叶碱液、全草水煎液、全草碱液降压作用不明显。大蓟有抑制离体蛙心、兔心心率及心肌收缩力的作用，在对犬血压实验中，大蓟可降其血压，而且具有快速耐受性，其降压作用与抑制心率及心肌收缩力有关。

3. 抗菌 体外试验大蓟根煎剂或全草蒸馏液，在1∶4000浓度时能抑制人型结核菌的生长。酒精浸剂1∶30000时对全型结核菌有抑制作用，但水煎液的抑菌浓度较大。

【现代应用】

1. 止血 民间中医药早已用大蓟主治多种出血性疾病，如吐血、衄血、尿血、血淋、血崩等。

2. 肺结核 用新鲜大蓟水煎剂治5例或制成注射剂应用11例，气管内滴入2例，共18例病人，用药15～72天不等。经胸片对比，病变显著吸收者3例，吸收者8例，无明显变化者7例。用药者咳嗽、排痰、胸痛及发热等症有不同程度好转。

3. 高血压 取鲜大蓟水煎剂或制成浸膏，或制成片剂，可治疗高血压病。

4. 蛇咬伤 祁门蛇药，注射剂及片剂（含雪花根皮、半边莲、兔耳风、大蓟）能解蛇毒。

小　结

1. 止血药的主要药理作用：收缩血管、促进血凝、抑制纤维蛋白溶解、改善血管壁功能。

2. 三七的主要药理作用：抑制血小板聚集、抗凝止血作用、扩血管、抗冠心病、抗心律失常、镇痛抗炎、抗菌、保肝。

3. 蒲黄的主要药理作用：抑制血小板聚集止血、扩张血管降压、抗心肌缺血、抗炎、影响子宫和免疫功能、防治肾损伤。

4. 白及的主要药理作用：止血，治疗胃、十二指肠穿孔，抗菌，抗癌，预防肠胃粘连。

5. 大蓟的主要药理作用：止血、降压、抗菌。

思考题

1. 止血药的药理作用有哪些？
2. 三七促凝的主要机理是什么？
3. 三七抗冠心病的主要成分是什么？
4. 三七对心血管系统的作用包括那些？

5. 简述三七的现代应用。
6. 蒲黄的药理作用有哪些？其止血和抗血小板聚集的机理是什么？
7. 简述白及的止血特点？
8. 简述白及的药理作用。
9. 白及的现代应用有哪些？
10. 大蓟的现代应用有哪些？

制剂与用法

1. 三七片　散瘀止血、消肿定痛，用于咯血、吐血、衄血、便血、崩漏、外伤出血、胸腹刺痛、跌仆肿痛。每片含生药 0.5g，口服，1 次 2 ~6 片，1 日 3 次。

2. 三七丹参颗粒　由三七 100g，丹参 150g 组成。活血化瘀、理气止痛，长期服用有预防和治疗冠心病、心绞痛的作用。每袋 10g，开水冲服，1 次 20g，1 日 3 ~5 次。

3. 心痛宁片　由三七粉 1000g，冰片 10g 组成。活血、化瘀、止痛，用于冠心病、心绞痛。每片 0.32g，口服，1 次 2 片，1 日 3 次。

4. 香蒲降脂片（蒲黄）　降血脂，用于高胆固醇血症。每片 0.32g，口服，1 次 3 片，1 日 3 次。

5. 疗肺散胶囊　由白及 200g，三七 25g，猫爪草 100g 组成。收敛止血、消肿生肌，用于肺结核、肺气肿、肺出血及因肺结核引起的食欲不振。每粒 0.3g，口服，1 次 8 粒，1 日 3 次，儿童减半。

第十五章 活血化瘀药

学习指南：

1. 活血化瘀药的主要药理作用。
2. 掌握丹参、川芎、益母草的药理作用和现代应用。
3. 熟悉延胡索、莪术的主要药理作用和现代应用。
4. 了解水蛭、银杏叶、红花、桃仁的主要药理作用和现代应用。

第一节 概 述

活血化瘀药指能疏通血脉、祛除瘀血，用以治疗血瘀的药物。按药物作用特点不同，可分为：活血止痛药，如川芎、延胡索、郁金、姜黄、乳香、没药、赤芍等；活血调经药，如丹参、红花、当归、益母草、桃仁、鸡血藤、蒲黄等；活血疗伤药，如土鳖、苏木、骨碎补、马钱子等；破血消癥，如三棱、莪术、水蛭、虻虫、穿山甲等。

一、血瘀证的病理生理变化

近来对血瘀进行的多学科的综合研究表明，血瘀证是一个与血液循环有关的病理变化过程，与血液循环障碍有密切的关系，主要表现在以下几个方面：

1. 血流动力学异常 血瘀患者大多出现血流动力学变化，表现为某个器官或部位的循环障碍，血管狭窄或闭塞，血流量降低，如冠心病患者冠脉循环障碍，血栓闭塞性脉管炎的血瘀患者肢体循环障碍，缺血性中风的血瘀患者脑循环障碍，慢性肝炎的血瘀患者肝循环障碍。

2. 血液流变学异常 血瘀证的临床表现各异，涉及病种很多，但一般均有“浓、黏、凝、聚”的倾向。浓，指血液有效成分的浓度增高，表现为血细胞比容增加，血浆蛋白、血脂等浓度增高；黏，指血液黏稠，表现为全血和血浆比黏度增加；凝，指血液的凝固性增加，表现为血浆纤维蛋白原增加，凝血速度加快；聚，指血细胞聚集性增加，表现为红细胞和血小板在血浆中电泳缓慢，血小板对各种因素（如二磷酸腺苷等）诱导的凝集性增高，红细胞沉降率加快等。

由于上述种种变化，故血瘀患者血液运行不畅，易致血栓形成、血管栓塞。

3. 微循环障碍　微循环指微动脉与微静脉间的毛细微血管的血液循环。中医学早有“久病入络为血瘀”的理论。现代研究表明，血瘀患者一般均有微循环障碍的表现，如微血流缓慢和瘀滞，甚至血管内凝血，微血管变形（管襻扭曲、畸形、顶端扩张等）；微血管周围渗血和出血；微血管缩窄或闭塞等。

除上述3种基本的病理生理变化外，血瘀证同机体免疫功能异常、纤维组织代谢障碍等也有一定关系。

二、活血化瘀药的药理作用

1. 改善血流动力学　活血化瘀药可扩张外周血管，增加组织器官的血流量。各种活血化瘀药扩血管作用的部位不同、强度不同。对股动脉以穿山甲、水蛭、益母草、莪术、桃仁的作用较突出，其中除益母草外，其他均属活血散结药。延胡索、丹参、川芎等对冠状动脉的扩张作用较突出。

冠心病心绞痛和急性心肌梗死为典型的血瘀症状，大致包含在中医“真心痛”、“胸痹”、“厥心痛”等范畴中。多数活血化瘀药有增加冠脉血流量、改善心肌血氧供应的作用，同时降低心肌耗氧量，对冠心病治疗具有良好疗效，如川芎、丹参、毛冬青、红花、益母草、当归、赤芍、延胡索等。由活血化瘀药为主组成的复方制剂如赤芍、丹参、川芎、红花、降香组成的冠心Ⅱ号方，由鸡血藤、丹参组成的鸡血藤丹参方，由丹参、郁金、鸡血藤、乳香、没药、血竭组成的通脉灵，由蒲黄配伍五灵脂组成的失笑散等，都具有类似或更强的作用。

脑血管疾病、血栓闭塞性脉管炎和慢性阻塞性肺病的血瘀证患者，经活血化瘀治疗后，病变器官血流量增加，微循环改善。

慢性肝炎和肝硬化往往具有血瘀的见症，经活血化瘀治疗，肝功能明显好转，肝区搏动性血流量增加，流出阻力减小。

2. 改善血液流变学和抗血栓形成

（1）*改善血液流变学*　中医学的“血瘀”和血液生理、生化、形态的改变有密切的关系。活血化瘀药及其复方均能改善血瘀证患者血液的浓、黏、凝、聚状态。其中以活血调经和活血止痛类作用更为明显。表15－1示各种不同原因的血瘀证，经活血化瘀药物治疗后，血液流变学的各项指标好转情况。

表 15－1　各类血瘀证患者经活血化瘀药物治疗后的血液流变学指标的变化

血液流变学指标 / 病种	血液黏度		血细胞比容		血浆黏度		红细胞电泳时间		血沉		治疗药物
	治疗前	治疗后	治疗前	治疗后	治疗前	治疗后	治疗前	治疗后	治疗前	治疗后	
缺血性中风	↑	↓			↑	↓	↑	↓			
心肌梗死	↑	↓	↑	↓	↑	↓	↑	↓			
冠心病	↑	↓	↑	↓			↑	↓			丹　参
血栓闭塞性脉管炎	↑	↓					↑	↓			
肺源性心脏病	↑	↓	↑	↓	↑	↓	↑	↓	↑	↓	丹参注射液和
肺气肿	↑	↓					↑	↓	↑	↓	复方
神经性皮炎	↑	↓					↑	↓			丹参、赤芍
荨麻疹	↑	↓					↑	↓			
系统性红斑狼疮	↑	↓			↑	↓	↑	↓			红花 川芎 丹参

注：↑表示增加，↓表示下降

（2）抗血栓形成　血瘀证常表现为血栓闭塞性疾病，如心肌梗死、脑血栓形成、血栓闭塞性脉管炎、视网膜血管阻塞等。血栓形成过程为：各种凝血因子激活，凝血酶活化，纤维蛋白形成并交织成网状，血小板黏附、聚集填充于网状结构中，血液凝固，最终形成血栓。而血液凝固性又与第Ⅷ因子（纤维蛋白稳定因子 FSF）水平、血小板聚集性、血管壁完整性、血液黏滞度、血液流速和红细胞比容等有密切关系。

实验证明，许多活血化瘀药都有抗血栓形成作用，因而对上述疾病有良好疗效。表 15－2 示 6 种活血化瘀药给实验动物煎服后，对其凝血功能的影响。可见益母草、赤芍、当归、三棱、莪术都有明显的抗血栓形成作用，泽兰也有一定作用。

活血化瘀药抗血栓形成作用环节：

①抑制血小板聚集：血瘀证患者血液的浓、黏状态，引起血流缓慢，血小板易于在血管内膜损伤处黏着。活血化瘀药改善血液流变学特性，减少了血小板的黏着和聚集。活血化瘀药如赤芍、鸡血藤、当归都能非常显著地抑制由 ADP 诱导的血小板聚集，且与浓度呈正相关；其他如川芎、红花、益母草、水蛭、三

表 15－2　　药物对体外血栓形成试验的影响

组别	动物数	血栓形成时间（sec）	血栓长度（cm）	血栓湿重（mg）	血栓干重（mg）
对照组	18	179.2±46.1	5.7±0.6	152.6±18.7	41.9±5.6
益母草组	18	432.±58.4**	3.9±0.7*	79±18.1**	22.9±4.4**
赤芍组	15	398.±66.3**	3.8±0.7**	80.4±20.9*	20.3±5.4**
当归组	14	350.4±63.7*	4.3±1.3*	91.4±17.5*	25.1±4.7*
三棱组	12	418.±75.5**	3.4±1.0*	75.4±23.4*	21.9±5.9*
莪术组	8	455.6±135.4**	2.5±0.9*	51.6±17.4*	15.4±4.4**
泽兰组	10	285.0±95.0	5.1±0.4	119.3±25.2	34.0±6.9*

与对照组比较＊＊$P<0.01$ ＊$P<0.05$

棱、莪术、虻虫、土鳖虫、延胡索、五灵脂等都有这种作用。以活血化瘀药为主组成的复方也有类似作用，如冠心病人服用冠心Ⅱ号方后，血小板聚集性明显下降。有的药物还能使已聚集的血小板发生解聚，如川芎的有效成分川芎嗪。活血化瘀药能抑制促进血小板聚集的重要物质血栓素 A_2（TXA_2）的形成。已发现冠心Ⅱ号方、川芎嗪等都能提高血小板内 cAMP 的含量，减少花生四烯酸合成 TXA_2；赤芍则可通过抑制催化花生四烯酸转化为 TXA_2 所必需的环加氧酶，减少 TXA_2 的合成。活血化瘀药可拮抗钙离子抑制血小板聚集。具有活血化瘀作用的 150 种药物，有 68 种具有不同程度的钙拮抗作用，其中川芎、当归、桃仁、红花、丹参、赤芍、三棱的作用较强。

②增加纤溶酶活性：某些活血化瘀药还可增加纤溶酶活性，促进已形成的纤维蛋白降解而发挥其抗血栓形成作用。如益母草、红花有效成分红花黄素和活血化瘀宫外孕方（Ⅰ号方由赤芍、丹参、桃仁组成，Ⅱ号方再加三棱、莪术）等都有这种作用。

3. 改善微循环　血瘀证患者常表现有微循环障碍，如冠心病、脉管炎、子宫内膜异位症、慢性肝炎、肝硬化、硬皮病等，都普遍存在微循环障碍。血瘀证微循环障碍的临床表现程度也较严重。实验证明，许多活血化瘀的药、方都具有改善微循环的作用，如川芎、丹参、蒲黄、姜黄、红花、当归、益母草以及以活血化瘀药为主组成的复方如冠心Ⅱ号方、川红注射液、通脉灵、补阳还五汤等都有类似作用。冠心病病人经活血化瘀治疗（如当归、红花、姜黄、冠心Ⅱ号等）后，不仅冠脉血流量增加，而且心肌营养性血流量也增加，这也反映心脏微循环状况改善。

活血化瘀药改善微循环体现在以下几个方面：①改善微血流：活血化瘀治疗后首先表现为微血流改善，使流动缓慢的血流加速，这可能是血液流变学特性——血液的浓、黏、凝、聚倾向改善而产生的间接影响。②改善微血管形态：表现为微血管痉挛解除，微循环内红细胞的瘀滞和汇集减轻，微血管襻顶瘀血减少或消失，微血管轮廓清晰，形态趋向正常。③降低毛细血管通透性，使微血管周围渗血减少或消失。

4. 其他作用

（1）*增加子宫收缩的作用* 活血调经药，如益母草、红花、蒲黄等能加强子宫收缩，其流浸膏用作产后调理药，可加速子宫恢复，治疗产后子宫出血和复旧不全。红花常用于痛经、闭经、难产、产后恶露不净等妇产科疾患，故有红花“主治胎产百病”之说。

表 15－3 活血化瘀药主要药理作用总括表

分类	药物	血流动力学		抑制血小板聚集和抗血栓形成	改善微循环	其他作用
		增加冠脉流量	扩血管			
活血止痛	川芎	+	+	+	+	镇静，促进骨髓造血
	延胡索	+	+	+		镇静，镇痛，抗溃疡
	郁金		+			利胆，降血脂，抑制肿瘤生长
	乳香		+			镇痛，增加血管通透性
	没药		+			镇痛，抗炎
	五灵脂		+	+		镇痛，增加血管通透性
活血调经	丹参	+	+	+	+	镇静，抗菌
	红花	+	+	+	+	加强子宫收缩，降血脂，阻断α受体
	桃仁					兴奋子宫，润肠缓泻，镇咳，抗炎，抗过敏
	益母草	+	+	+	+	加强子宫收缩，利尿，降压
	鸡血藤	+	+	+		
活血疗伤	䗪虫				+	镇痛，镇咳，祛痰，抑菌，促进消化
	血竭		+			镇痛

（续表）

分类	药物	血流动力学 增加冠脉流量	血流动力学 扩血管	抑制血小板聚集和抗血栓形成	改善微循环	其他作用
破血消癥	三　棱		+	+		抗肿瘤
	莪　术			+		抗肿瘤，抗早孕，保肝，抗菌
	水　蛭			+	+	抗肿瘤，降血脂，抗早孕
	穿山甲					抗凝血

蒲黄也是重要的调经药，配伍五灵脂即失笑散，历来用于治疗产后血瘀，止胀痛，清除恶露。近代研究证明其煎剂、酊剂或醇提取物均有加强子宫收缩的作用。

（2）抑制组织异常增生　古人认为，气血失调和气滞血瘀引起癥瘕积聚，形成肿瘤，宜用活血化瘀、软坚散结等法治之。活血化瘀药抑制良性异常组织增生（如硬皮病、瘢痕组织、肠粘连、盆腔炎等）效果较好。说明活血化瘀药对免疫系统有一定的调节作用，可抑制胶原纤维细胞的增生。

（3）镇痛　中医认为疼痛是血瘀的重要症状。《医林改错》说："凡肚腹疼痛总不移动是血瘀。"《血证论》说："瘀血在经络脏腑之间，则周身作痛……瘀血在上焦……或骨膊胸膈顽硬刺痛……瘀血在中焦则腹痛胁痛，腰脐间痛……瘀血在下焦则季胁少腹胀满刺痛。"即所谓"不通则痛"。现代研究表明，活血止痛药乳香、没药、延胡索等具有较强的镇痛作用。活血化瘀药缓解疼痛也可能是通过改善器官供血以消除缺血器官的疼痛。

（4）抗炎　炎症的红、热、肿、痛症状，中医认为是"血瘀"的表现。活血化瘀药对各种炎症的早期及不同类型的炎症浸润均有明显疗效。抗炎作用的原理是加速血流、降低毛细血管的通透性、改善局部组织血液循环。此外，有些活血化瘀药本身也具有一定的抗菌作用，如丹参、赤芍能抑制金黄色葡萄球菌的生长，赤芍、川芎能抑制肠道致病菌的生长等。

第二节　常用药物

丹　参

本品为唇形科植物丹参 Salvia miltiorrhiza Bge. 的干燥根。丹参脂溶性成分多为菲醌类，如丹参酮Ⅰ、丹参酮ⅡA、丹参ⅡB、隐丹参酮、二氢丹参酮、紫丹参甲素等。丹参的水溶性成分有原儿茶醛、丹参素（β-3，4-二羟基苯基乳酸）、丹酚酸A、丹参酚、丹参醛等。丹参味苦，性微寒。归心、肝经。

【药理作用】

丹参功效活血祛瘀、养血安神、调经止痛、凉血消痈、清心除烦，能破宿血、生新血。古有“一味丹参，功同四物”之说。用于月经不调、痛经、经闭、癥瘕、产后瘀血、胸腹或肢体瘀血疼痛、痈肿疮毒、心烦失眠。

1. 对冠脉循环的影响　丹参注射液、复方丹参注射液均能使豚鼠和家兔的离体心脏的冠状动脉扩张，冠脉血流量增加。对实验性高脂血症和动脉粥样硬化家兔的离体心脏同样亦可增加冠脉血流量。但复方丹参注射液不能增加豚鼠颤动心脏的冠脉血流量和大鼠心肌的冠脉血流量。麻醉犬和猫，静脉滴注大剂量丹参注射液3～4g/kg时，左冠状动脉回旋支的血流量明显增加，冠脉阻力明显下降，但心肌耗氧量有所增加。结扎大鼠冠状动脉后，静脉注射丹参注射液，可使已减少的局部心肌血流量恢复到接近结扎前的水平，提示它可增加侧支吻合血管开放，促进侧支循环，提高缺血区的血液供应。

2. 对微循环的影响　对实验性家兔外周微循环障碍病理模型，用丹参注射液治疗后，可见微循环血流速度加快，血黏滞度下降，毛细血管网开放数目增加，流态趋向正常，表现为血细胞有不同程度的分聚现象，血流由粒状或断线状变为正常。丹参可增加家兔肾血流量。丹参注射液可明显增加家兔眼球结膜毛细血管开放数，降低血浆乳酸含量。丹参素能扩张处于收缩状态的小鼠肠系膜微动脉，加速血流，促进侧支循环的建立，使微循环功能恢复80%。丹参能使脑组织微循环改善，因此对缺血性脑病有治疗作用。

3. 对血液流变学的影响　丹参能改善血瘀证患者血液流变学特性。以丹参治疗缺血性中风的血瘀证患者，随着疗效的出现，患者的各项血液流变学指标均见改善，如全血黏度和血浆黏度降低，红细胞电泳时间缩短，血细胞比容下降，接近正常水平。在其他血瘀证患者，如冠心病、心肌梗死、血栓闭塞性脉管炎等，经丹参治疗后，也有类似变化。

4. 对血流动力学的影响　丹参能提高不良心脏的功能，加强心肌收缩力而不增加心肌耗氧量，故适用于心肌梗死的抢救。丹参能扩张冠脉，无论对开胸狗测定冠脉流量或是在冠心病人测定冠脉血流指数，都证明注射丹参后冠脉血流量增加。丹参的这种作用，随用药时间而俱增。一次静注丹参制剂仅可使冠脉流量短暂增加，对垂体后叶素引起的心肌缺血并无保护作用，需连续使用1~2周后，这种作用才能出现。冠心病人口服丹参制剂后，也是随着用药时间延长而冠脉血流指数逐渐增加，半年以后，作用才显著。丹参能扩张肢体血管。丹参制剂静滴后，人体手指血流图和动物股动脉血流量测定都证明血流量增加。血栓闭塞性脉管炎患者用丹参制剂治疗后，多数患者患病肢体动脉搏动增强。

5. 抗凝与纤维蛋白溶解作用　体外实验证明7种同属不同种的丹参均具有完全性抗凝作用，如在血浆中加入不同容量的20%丹参煎剂，可使血浆凝固时间延长，且与剂量呈平行关系。丹参能抑制ADP诱导的血小板聚集，并有解聚作用，在一定范围内随药物浓度的增加而作用增强。丹参酮Ⅰ等能抑制胶原诱导的血小板聚集。丹参能提高纤溶酶活性，促进纤维蛋白溶解，故静脉推注大剂量丹参后，可引起出血、凝血时间延长。

6. 降脂和抗动脉粥样硬化作用　对实验性动脉粥样硬化的家兔，可降低血和肝中的甘油三酯，降低主动脉粥样硬化面积及主动脉壁的胆固醇含量。对实验性动脉粥样硬化的大鼠未见有降低血脂的作用。

7. 对肝损伤的保护作用　丹参注射液可保护四氯化碳引起的肝损伤，说明其能增加肝脏血流量，改善微循环，防止和减轻肝脏变性和坏死。丹参制剂对于过度增生的纤维母细胞有抑制作用，有抗肝纤维化作用。

8. 其他作用　丹参有“补心定志，安神宁心”的功效，表明丹参有明显的镇静作用；丹参所含某些成分如隐丹参酮、二氢丹参酮等，体外对葡萄球菌、大肠杆菌、变形杆菌、痢疾杆菌、伤寒杆菌等致病菌有抑菌作用，对耐药金黄色葡萄球菌也有显著作用；总丹参酮对巴豆油引起的小鼠实验性炎症有明显的抑制作用；丹参注射液能降低小鼠腹腔巨噬细胞的吞噬功能，降低淋巴细胞的转化率，并能抑制正常小鼠迟发性变态反应；促进创伤愈合作用。

【现代应用】

1. 冠心病　近代临床用丹参治冠心病心绞痛、心肌梗死等，获良好疗效。应用复方丹参对311例以心绞痛为主要症状的冠心病病人进行治疗，症状好转总有效率为82.1%，心电图改善总有效率为50.9%，降脂有效率为50%。口服丹参制剂，对缓解胸闷、心绞痛等症状，起效快，作用明显，但心电图改善率不高

（约30%～50%），坚持用药1年以上者，心电图有效率可显著提高。

2. 脑血管病 对脑动脉粥样硬化缺血型中风患者，用丹参注射液静脉注射或肌注均有一定疗效。对急性闭塞性脑血管疾病也可促进功能恢复。

3. 肝炎 丹参能治疗肝郁胁痛，适用于慢性肝炎和早期肝硬化，可减轻症状，促进肝功能和肝脾肿大的恢复。丹参具有疏通毛细血管“瘀阻”的作用，从而改善肝脏血液循环，使肝功能损害好转。

4. 恶疮肿毒 常配合银花、连翘等药同用。

5. 其他 用于妇科疾患，丹参历来用于各种气滞血瘀所致之月经失调、痛经、产后恶露不下，瘀滞作痛。用于心血不足所致的心悸、失眠，常与酸枣仁、柏子仁等药配合。此外，丹参还用于血栓闭塞性脉管炎、咽炎、百日咳脑病、视网膜中央动（静）脉栓塞、新生儿硬肿症、牛皮癣、神经性耳聋、妊娠毒血症等多种疾患，均有一定疗效。

【不良反应】

给小鼠腹腔注射煎剂43g/kg未见死亡。家兔每日腹腔注射丹参注射液2.4g/kg，连续14日，未见毒性反应。小鼠每日灌胃2%丹参酮混悬液0.5ml，连续14日，也未见毒性反应。

川　芎

本品为伞形科植物川芎 Ligusticum chuanxiong Hort. 的干燥根茎。川芎根的成分有生物碱（如四甲吡嗪，即川芎嗪）、挥发油、酚性物、有机酸、有机酸酯类等。川芎性温，味辛。归肝、胆、心包经。

【药理作用】

川芎功能活血行气，祛风止痛，主治中风头痛、月经不调、经闭腹痛、风湿痹痛、跌仆肿痛、疮疡肿痛、胸胁刺痛。

1. 对心脏和冠脉循环的作用 川芎及其复方冠心Ⅱ号对于缓解冠心病、心绞痛有较好的疗效。从川芎中提取的川芎生物碱及酚性组分静注，可以使麻醉犬冠脉明显地扩张，增加冠脉流量及心肌营养血流量，使心肌供氧量增加。另一方面，川芎生物碱能提高实验动物的耐缺氧能力，降低其心肌耗氧量。川芎嗪静注对麻醉犬有强心作用，伴心率加快。大鼠离体心脏灌流实验证明，加药后15～30分钟，冠脉血流量增加，呈线性量效关系。

川芎嗪对心血管系统有强大活性，对血管平滑肌有解痉作用，对由肾上腺素或氯化钾引起的主动脉收缩有明显拮抗作用。可明显降低动脉阻力和冠脉阻力，作用维持 1 小时以上。给家兔注射垂体后叶素引起心肌缺血缺氧，川芎嗪有明显拮抗作用，对结扎兔冠脉前降支所形成的实验性急性心肌梗死具有减轻病变程度、缩小梗死范围的作用。

2. 抗血栓形成　体外实验证明，川芎及其复方冠心Ⅱ号有抗血栓形成作用。川芎能缩短血栓长度，减轻血栓的干重和湿重。川芎的这一作用同其他具有抗血栓形成作用的中药配伍时更为明显，如川芎、红花、丹参、赤芍和降香均有抑制血栓形成的作用。体外实验证明，其抗血栓形成作用各有特点，降香在实验中主要表现为血栓重量减轻，红花和川芎一样，既缩短血栓长度，又减轻血栓重量，丹参和赤芍则还能延长血栓形成时间。由上述五味中药组成的冠心Ⅱ号方，兼有上述各种作用，且均较各单味药为强。阿魏酸静脉注射，可使大鼠体外颈总动脉－颈外静脉血流旁路中血栓形成明显抑制，在 0.3g/kg 时，抑制率达 50%，抑制作用持续 1 小时以上。

川芎嗪在体外能抑制 ADP、胶原、凝血酶等引起的血小板聚集，且可使已聚集的血小板解聚。川芎嗪能抑制磷酸二酯酶，使血小板中 cAMP 含量升高 1 倍。川芎嗪有抑制骨髓质微粒体合成 TXA_2 的作用，可降低血小板表面活性，抑制血小板聚集，且能使已聚集的血小板解聚。电镜观察表明，冠心病人表面活性高的扩大型血小板含量显著超过正常人，因而易于聚集，经治疗后，扩大型血小板减少，接近正常值，其血小板聚集数也见明显减少。此外，川芎减少静脉壁白细胞黏附，抑制红细胞聚集，加速红细胞电泳速度，降低血小板黏附率，防止血液黏滞度升高。这些均可抑制血栓的形成。

3. 其他作用　以其水煎剂 25～50g/kg 给大鼠或小鼠灌胃，可见自发运动抑制，并能延长戊巴比妥睡眠时间，表明有镇静作用。对妊娠子宫平滑肌有兴奋作用。连续给妊娠兔或大鼠注射 10% 川芎浸膏 40ml/kg，可使胎仔坏死于子宫中，推论可能由于动物子宫痉挛收缩，引起胎儿营养不良所致。小剂量增加子宫收缩力，大剂量则抑制子宫收缩，甚至麻痹。川芎煎剂对动物放射病实验治疗有一定疗效。阿魏酸钠可刺激小鼠造血功能，对于再生障碍性贫血、白细胞或血小板减少有治疗作用。

【现代应用】

1. 治疗心血管病　近年来以川芎生物碱静脉滴注治疗冠心病，近半数患者心绞痛症状于 24 小时内减轻或消失，部分患者心电图也有好转，减少或停用硝酸甘油。川芎嗪静滴治疗急、慢性缺血性脑血管栓塞性疾病有良效。

2. 活血行气　川芎活血行气的功效甚著，常配合养血药当归、赤芍等用于气滞血瘀的月经不调、经痛、经闭、经少而表现有唇淡、面白、小腹痛者；配合乳香、没药治跌打损伤；配合白芷、赤芍治疮疡肿痛；配合独活、当归治风湿痹痛。

3. 祛风止痛 川芎祛风止痛之功颇佳，又秉升散之性，能上行头目。先人云“头痛必用川芎”，为治头痛之要药。常与荆芥、防风、羌活等配伍，治感冒头痛。

【不良反应】

川芎可引起过敏反应，表现为皮肤瘙痒、红色小丘疹、胸闷气急等。大剂量引起剧烈头痛。

莪 术

本品为姜科植物蓬莪术 Curcuma phaeocaulis Val. 的干燥根茎。主要成分为挥发油如莪术酮、莪术醇、莪术二酮、异莪术醇、莪术烯、姜黄醇等。莪术性温，味苦、辛。归肝、脾经。

【药理作用】

莪术功能破血散结、行血止痛，为破瘀行气，治疗积聚癥瘕、瘀血经闭、食积胀痛的常用药。

1. 抗肿瘤 莪术油制剂在体外对小鼠艾氏腹水癌细胞、615 纯系小鼠的 L_{615} 白血病等多种瘤株的生长有明显抑制作用和杀灭作用。100% 温莪术注射液 0.3 ~0.5ml 给小鼠腹腔注射对 S_{180} 有较好疗效，抑瘤率达 50% 以上。临床以莪术油做瘤内注射治疗宫颈癌，治疗后可见瘤组织坏死脱落，局部淋巴细胞浸润，部分病例肿瘤消失，宫颈光滑，获得临床治愈，说明莪术可直接杀死癌细胞。已分离得莪术醇和莪术双酮，对小鼠艾氏腹水癌和小鼠肉瘤 S_{37} 瘤细胞有明显破坏作用（表 15 －4）。实验治疗对小鼠肉瘤 S_{37}、小鼠宫颈癌 U_{14} 以及艾氏腹水癌有较高抑制率。

表 15 －4　　小鼠肉瘤 S_{37} 瘤细胞变性坏死程度比较

病变程度	结晶Ⅰcurcumd	结晶Ⅲcurdione	对照
<25%	1	2	4
25% ~50%	5	4	5
>50%	4	4	1
肿瘤标本数	10	10	10

莪术抗癌作用机理，是因为莪术油能增强瘤细胞的免疫原性，从而诱发或促进机体对肿瘤的免疫排斥反应。例如用莪术油处理艾氏腹水癌瘤苗 L_{615} 系小鼠，进行主动免疫，能使部分免疫组的小鼠耐受 105 个 L_{615} 细胞的攻击而长期存活，超过未经处理的该系小鼠耐受力的 1000 倍。这种免疫保护作用有一定的稳固性，一旦建立后，能维持 10 ~ 13 个月的时间，但不能遗传给子代。

2. 对心血管系统的作用　历代医书记载莪术具有破血散瘀的作用。测定 22 种活血化瘀药物对股动脉血流量的影响，发现其中以破血散结药如三棱、莪术等增加血流量最为明显。莪术抑制血小板聚集，对抗血栓的形成。以莪术油注射液静脉滴注治疗血栓闭塞性脉管炎的血瘀患者，获得临床疗效，部分病例随着临床情况好转而肢体血流图也见明显改善。

3. 抗早孕作用　莪术的醇浸膏及分离的萜类和倍半萜类化合物，对大鼠、小鼠均有明显的抗早孕作用。莪术混悬液相当于原生药 15g/kg 给小鼠灌胃 4 天后，解剖实验动物可见卵巢的黄体萎缩，子宫内膜无蜕膜化反应，分泌期均被抑制，胚胎发生退化，以至剥脱。莪术配伍红花、牛膝组成的复方，作用较单味莪术更为明显。

【现代应用】

1. 肿瘤　温莪术治疗早期宫颈癌，临床近期治愈率为 34%，有效率达 77%。在复方中常与三棱、墓头回、石见穿、石打穿、王不留行等配合应用。用蓬莪术制成注射液，局部病灶注射，配合静脉用药，治疗早、晚期各型宫颈癌，可使癌组织变性坏死、脱落、萎缩、溶解及消失，而对癌旁的正常组织则无明显损害。此外，对卵巢癌、肺癌、肝癌、外阴癌和皮肤癌等也有一定的疗效。

2. 其他　常与三棱和消食健脾药配合治疗饮食积聚及脘腹胀痛。莪术散（《证治证绳》）以莪术配伍川芎、当归、熟地、白芍、白芷，用于治疗妇人血气结滞，经闭腹胀，癥瘕积聚。

【不良反应】

莪术提取物体外实验均显示溶血。小鼠灌胃莪术浸剂 15mg/kg，连续 4 天和 7 天两组，镜检见肝肾有明显损伤。

银杏叶

本品为银杏科植物银杏 Ginkgo biloba L. 的干燥叶。银杏叶主含黄酮类化合物及萜类成分，如槲皮素（quercetin），山柰酚（keampferol），银杏双黄酮（biolobetin），白果内酯（bilobalin），银杏内酯（ginkgolides）A、B、C、M、J，还含有生物碱等其他多种成分。银杏内酯 B 是主要有效成分。银杏叶味甘、苦、涩，性平。归心、肺经。

【药理作用】

银杏叶具有敛肺平喘、活血化瘀、止痛功效，用于肺虚咳喘、胸痹。

1. 扩张血管 银杏叶中的黄酮类用于兔、大鼠、豚鼠下肢灌流，能扩张血管、增加灌流量，大剂量静脉注射，能使豚鼠、家兔血压降低。银杏叶醇提取物对扩张兔耳血管不明显，但可对抗肾上腺素所致的血管收缩、痉挛作用。用治疗量的 100～1000 倍时，对豚鼠能引起血压中等度降低，呼吸加快，心率减慢。

2. 增加冠脉流量 离体心脏灌流表明，山萘黄素、槲皮黄素及异鼠李黄素均有扩张冠状动脉、增加冠脉流量的作用。

3. 降低血清胆固醇 研究表明，银杏叶水提取物具有明显的降低血清胆固醇的作用，同时还能升高血清磷脂、改善血清胆固醇及磷脂比例。

4. 对平滑肌的作用 银杏叶醇提物及总黄酮类对豚鼠离体肠管平滑肌有解痉作用，还有对抗组胺、乙酰胆碱及氯化钡所致平滑肌痉挛的作用。

5. 松弛支气管 本品醇提物能松弛豚鼠离体支气管平滑肌，还可解除组织胺及乙酰胆碱所致支气管平滑肌痉挛。

【现代应用】

1. 冠心病心绞痛 应用银杏叶提取物制成的制剂，均有不同程度的疗效，大部分于用药 3～10 天内生效，少数经 20～40 天出现效应。停药后有部分患者复发，但病状较轻，继续用药仍然有效。

2. 高胆固醇血症 如本品水提取物“冠心酮片”（每片含黄酮 1.4mg），每次 4 片，每日 3 次，连服 1～5 个月，均可明显地降低血清胆固醇和升高血清磷脂，从而改善胆固醇与磷脂的比例。

3. 慢性支气管炎 用本品各种制剂治疗老年慢性支气管炎均有一定疗效。用单味银杏叶煎剂、复方银杏叶煎剂，以及“两叶一姜”（银杏叶、艾叶、生姜）煎剂等，治疗老慢支均有疗效。

4. 帕金森病 静注含槲皮素、山萘素及异鼠李素混合注射液，或口服银杏叶浸膏剂，均可增加患者脑血流量，其神经系统症状也有一定改善。此外，脑栓塞、脑血管痉挛以及外周动脉血液循环障碍等也可应用本制剂进行治疗。

【不良反应】

本品内含的总黄酮对兔、豚鼠、小鼠、大鼠等动物进行的长期毒性实验表明，其对实质性器官不产生病理改变。临床应用副作用较少，偶有恶心、呕吐、腹胀、便溏、口干、鼻塞、头晕、头痛、耳鸣等症状，个别患者出现过敏性皮疹等症状，一般不影响用药。

水　蛭

本品为水蛭科动物蚂蟥 Whitmania pigra Whitman、水蛭 Hirudo nipponica Whitman 或柳叶蚂蟥 Whitmania acranulata Whitman 的干燥体。水蛭主要含蛋白质，还有脂肪、糖类、肝素（heparin）、抗凝血酶（antithrombin），新鲜水蛭唾液中含有一种抗凝血物质——水蛭素（hirudin）。此外，水蛭还含有机体必需常量元素（钠、钾、钙、镁等）及微量元素（铁、锰、镁、硅、铝等）。水蛭味咸、苦，性平；有小毒。归肝经。

【药理作用】

水蛭有破血逐瘀、通经之功效，用于癥瘕痞块、瘀血经闭、跌仆损伤。

1. 溶栓作用

（1）对血小板聚集的影响　水蛭素浓度 200mg/ml 和 400mg/ml 对由 ADP 诱导的雄性大鼠血小板的聚集均有明显的抑制作用，其抑制率分别为 37.5% 和 51.5%。浓度 200、100 和 50mg（生药）/ml 水蛭水提液对由 ADP 引起的健康人血小板聚集有明显的抑制作用。

（2）对实验性血栓形成的影响　给雄性大鼠舌下静脉注水蛭素 1g/kg，可显著抑制血栓的形成。

（3）对实验性静脉血栓的影响　给家兔静脉注射水蛭素 1g/kg，有阻止凝血酶所致的静脉栓塞作用。

（4）对实验性血肿的影响　给实验性脑血肿的家兔耳静脉注射水蛭水提醇沉液 2g/kg，每日 1 次，连续 7 日，可以减少脑切片的血肿面积，促进脑血肿吸收，减少脑组织炎症细胞浸润面积，缩小血肿引起的脑组织实质细胞坏死范围。

2. 降脂作用　每日给家兔饲喂水蛭粉 1 克/只，每日 1 次，连续 6 周，对由胆固醇引起的家兔 TC、TG 和 TXB_2 升高有抑制作用，对 6－酮－$PGF_{1\alpha}$降低有升高作用，从而使高脂血症家兔中 6－酮－$PGF_{1\alpha}$和 TXB_2 失调得以纠正，可预防和治疗高脂血症。此外，对家兔家验性动脉粥样硬化有预防和治疗作用。

3. 终止妊娠作用 给妊娠小鼠皮下注射水蛭水煎液2.5g/kg，1日2次，对妊娠着床期小鼠孕卵着床有明显的阻止作用；妊娠早期小鼠，在给药后第2天可出现小鼠阴道出血并伴有小胚乳掉下，部分胚胎游离在宫腔中或仅见孕迹，未见坯胎，表明水蛭对小鼠早期妊娠有明显的抑制作用。

4. 对微循环和血液流变学的影响 给大白兔耳静脉注射水蛭提取液2g/kg，每日1次，连续10日，可以减轻由激光直接照射脑微血管所致的出血面积，加速病灶周围毛细血管的血流速度，使血流畅通，毛细血管开放增多，使出血尽快吸收。

5. 对心血管系统的影响 给小鼠腹腔注射水蛭素30mg/kg，可增加心肌营养性血流量。给家兔静脉注射水蛭素0.5～2ml/kg，可对抗由注射垂体后叶素造成的心率加快和心律不齐，以及T波ST段的变化等第一期和第二期心电图的改变。

【现代应用】

1. 脑出血 给高血压性脑出血患者服用脑血康口服液（水蛭为主的制剂生药3g/10ml），每次10ml，每日3次，4～6周为1疗程。

2. 脑梗死 服水蛭粉，每次3g，每日3次，治疗高血压动脉硬化引起的脑梗死305例，1个月为1疗程，有较好的疗效。

3. 高血脂 水蛭粉3～5g/d，开水冲服，30天为1疗程。

4. 冠心病、心绞痛 服用水蛭片（0.75克/片）2～4片/次，每日3次，20～60天。

5. 血栓性静脉炎 由水蛭和壁虎组成复方治疗血栓性静脉炎，总有效率85%。

6. 早期肝硬化 用水蛭复方，总有效率90%。

【不良反应】

少数服用水蛭患者，在服药10天后可出现口干、便燥、气短和乏力等症状，个别患者发生痔疮大量出血，停药后缓解。服药后凝血酶原时间和凝血时间分别延长，个别有轻度恶心。水蛭的不良反应还表现为心血管损害，可见周身青紫、强直、关节僵硬、心音低弱无力，重则呼吸衰竭、心衰、神志昏迷，甚至死亡。给小鼠皮下注射水蛭煎剂半数致死量为15.24±2.04g/kg。

延胡索

本品为罂粟科植物延胡索 Corydalis yanhusuo W. T. Wang 的干燥块茎。东北延胡索 C. ambigua Cham. et Schlecht. Var. amurensis Maxim. 、齿瓣延胡索 C. remcta Fisch. Ex Maxim. 及迷延胡索 C. ambiguaCham. EtSehlecht. 等同属品种也可供药用。延胡索含有生物碱近 20 种，其中以延胡索乙素（消旋四氢巴马汀）、甲素、丑素和去氢延胡索甲素的生物活性较强。其中乙素镇痛作用最强，其有效成分为左旋体，即颅痛定。延胡索性温，味辛、苦。归肝、脾经。

【药理作用】

延胡索功能活血散瘀、理气止痛，用于气滞血瘀疼痛。

1. 镇痛作用　《本草纲目》记载："能行血中气滞，气中血滞，专治一身上下诸痛。"延胡索辛散温通，有活血理气功效，故历来作为止痛要药。

延胡索的镇痛效价约为吗啡的 1%。延胡索总碱的镇痛效价则约为吗啡的 40%。实验研究证明，延胡索的各种制剂均有镇痛作用，粉剂、醇制浸膏、醋制浸膏作用最为明显，高峰皆在半小时内出现，维持时间约 2 小时。左旋四氢巴马汀同吗啡等成瘾性镇痛药相比，作用强度虽弱，但副作用少、安全性高，无成瘾性，如给猴每天剂量从 60mg/kg 开始，逐渐增加到 200mg/kg，连续给药 3 个多月，停药后并无戒断症状出现。其镇痛作用可能是通过阻断 D_1 多巴胺受体，使脑内纹状体亮氨酸脑啡肽增加。动物实验曾发现对延胡索可产生耐受性，形成速度较吗啡慢 1 倍，但临床报告无明显耐受性，与吗啡有交叉耐药性。镇痛剂量对呼吸无明显抑制作用，也无便秘等不良反应（表 15－5）。用双盲法对延胡索乙素硫酸盐和复方阿司匹林的镇痛作用进行比较，证明无论对痉挛性或非痉挛性疼痛患者，乙素 100mg 的镇痛疗效均较复方阿司匹林为优，对钝痛的作用优于锐痛。

2. 镇静催眠作用　延胡索及其有效成分左旋四氢巴马汀有中枢镇静催眠作用。临床对兔、猫、狗、猴等各种实验动物，灌胃或注射给药，皆可见到有镇静和催眠作用。出现催眠作用的同时，伴有脑电变化。正常家兔的皮层脑电以低幅快波为主，静注左旋四氢巴马汀 15～20mg/kg 后，脑电即转为高幅慢波，此时对电激皮肤的惊醒反应明显消失，历时约 40 分钟。延胡索乙素镇痛的同时，常可见病人有嗜睡现象。

从延胡索所得的实验资料分析，其作用同吩噻嗪类安定药有许多共同之处。如延胡索乙素引起的催眠状态，即使在大剂量时也易惊醒；可使猴驯化；具有一定的镇吐和降低体温作用；能对抗苯丙胺的中枢兴奋作用和毒性作用；大剂量时出现帕金森样反应。

3. 治疗冠心病 《雷公炮炙论》记载："心痛欲死，速觅延胡。"延胡索能增加离体兔心脏的冠脉血流量。提高小鼠耐缺氧和减轻异丙肾上腺素引起的大鼠心肌坏死。延胡索能扩张外周血管，比较冠状动脉、颈内动脉和股动脉血流量的增加，以冠状动脉最明显，颈内动脉其次，股动脉增加最少。有降低血压和降血脂作用。说明延胡索的抗冠心病作用，主要系由于冠脉血流量增加，改善心肌供氧所致。

表 15－5 **延胡索乙素与吗啡镇痛作用的比较**

	吗啡	延胡索乙素硫酸盐
耐药性	2～3 周	不明显（临床上）
镇痛性质	对持续性慢性钝痛为佳	对持续性慢性钝痛为佳
镇痛开始时间	平均 30 分钟	平均 15～30 分钟
镇痛持续时间	平均 2 小时	平均 2～5 小时
镇痛指数	10～33	7.5～10
催眠作用	浅而易醒多梦	浅而早醒，无多梦现象
呕吐作用	有	无
便秘作用	有	无
呼吸抑制	有	无
欣快感	有	无
停药后成瘾性	有	无
缩瞳作用	有	无（动物实验有）

【现代应用】

1. 镇痛作用 中医临床常用延胡索治疗心、腹痛，痛经，疝痛等。左旋四氢巴马汀对内脏绞痛如胃肠痉挛性疼痛、胆绞痛效果较好，对外周性的神经痛、月经痛也有一定的疗效。因不影响子宫收缩和胎儿呼吸，可用于分娩止痛和产后宫缩痛。对心绞痛和脑震荡头痛疗效也较好。对外伤及术后锐痛疗效较差。

2. 镇静催眠 颅痛定可治疗失眠，服用 20～30 分后，可减少多梦现象，第 2 天没有头昏、乏力、精神不振等后遗反应。

【不良反应】

毒性较低，治疗剂量无明显不良反应。用临床常用量的 25～120 倍，无论急性或亚急性毒性试验，均未发现明显毒性。延胡索甲素、乙素、丑素小白鼠静注

的 LD_{50} 分别为 146、151 及 100mg/kg。临床应用延胡索乙素，常用量对心、肝、肾、血压无明显影响，偶有嗜睡、眩晕、乏力。但大剂量使用可出现呼吸抑制，并可出现帕金森综合征等副作用。给猴大剂量（85mg/kg）连续灌服 2 周，除镇静催眠作用外，第 4～7 天渐出现肌肉紧张，四肢震颤，尿中出现管型，心跳略有减慢，病理切片检查发现心脏和肾脏有轻度混浊肿胀。给猴 180mg/kg 灌胃，数小时甚至数天后也出现震颤和帕金森征。

益 母 草

本品为唇形科植物益母草 Leonurus japonicus Houtt. 的全草。成分有益母草碱（leonurine）、益母草定（leonruidine）、水苏碱（stachydrine）等多种生物碱，并含苯甲酸、氯化钾、月桂酸、亚麻酸、油酸、维生素 A 以及兰香苷等黄酮类物质等。益母草性凉，味辛、苦。归肝、心经。

【药理作用】

益母草功能为活血化瘀、调经利水，为妇科经产常用药。《本草纲目》记载："活血破血，调经解毒，可治胎漏产难、胎衣不下、血晕、血风、血痛、崩中漏下。"

1. 对子宫的作用　益母草碱对大鼠、家兔、人等离体子宫均有兴奋作用，使收缩幅度增大，收缩力增强，收缩频率加快，并有剂量依赖性，作用可持续几个小时。益母草为行血祛瘀药，产后子宫内有胎盘或胎膜组织残留、子宫复归不全、恶露不尽者，辨证常属血瘀，可用益母草行血祛瘀。妇女产后常以本品煎汤服用。实验研究发现，益母草煎剂作用于家兔离体子宫，无论有孕、无孕，早期、晚期妊娠或产后子宫，在 2～1.0μg/ml 浓度时，均有兴奋作用。用益母草煎剂灌胃给药，对清醒家兔子宫瘘管实验，也见到明显的兴奋作用，在灌胃后 15～20 分钟出现明显效应，并逐渐增强，作用甚为持久。

2. 对心血管系统的作用

（1）抗心肌缺血和抗心绞痛　益母草对异丙肾上腺素和垂体后叶素引起的动物实验性心肌缺血和实验性心肌梗死都有保护作用，并证明这种保护作用同冠脉流量增加、微循环改善、心肌营养性血流量增加有关。对结扎狗冠状动脉前降支所形成的实验性心肌梗死有保护作用，能使梗死范围缩小，病变程度减轻，心肌细胞坏死量减少，对心肌细胞的超微结构，特别是线粒体有保护作用。

（2）抑制血小板聚集及抗凝作用　体外实验，益母草乙醇提取物加入大鼠血小板悬液中，明显对抗 ADP 诱发的血小板聚集。服用益母草煎剂的大白鼠，其体外血栓形成时间较长，血栓长度较短，血栓的干湿重量都较轻，这种作用同益母草减少血小板数、抑制血小板功能、抑制血小板聚集有关。

3. 利尿及防治急性肾小管坏死　益母草碱静脉注射显著增加家兔尿量，对甘油肌注所引起的大鼠急性肾小管坏死模型，可明显降低尿素氮，明显减轻肾组织损伤，并对庆大霉素所致大鼠急性肾功能衰竭有一定的防治作用。

【现代应用】

1. 活血调经　常于月经不调、产后胞衣不下、产后血晕、瘀血腹痛、崩中漏下等。益母草流浸膏2～3ml/次，3次/日，治疗月经不调、产后子宫出血、子宫复旧不全、月经过多。益母草煎剂9～30g，用于月经不调、痛经、闭经、恶露不尽。以益母草煎剂或益母草膏的子宫收缩作用与麦角流浸膏相比，其作用基本相似，但副作用较少。

2. 冠心病　益母草注射液用于治疗冠心病心绞痛、心肌梗死。多数病人的症状和心电图检查均有好转。

3. 利尿　对治疗急性肾小球肾炎及慢性肾炎所致排尿困难有效。

4. 疮疡痈肿　以益母草茎叶，捣烂敷疮上，并绞汁内服，治疗肿；外敷治乳结成痈。

【不良反应】

益母草毒性很低。大鼠每日腹腔注射益母草碱2mg，连续4天，无明显不良反应。给家兔皮下注射总碱，每日30mg/kg，连续两周，对进食、排便和体重均无影响。孕妇忌用。

红　花

本品为菊科红花 Carthamus tinctorius L. 的花。红花内含红花醌苷（carthamone）、新红花苷（neocarthamin）和红花苷（carthamin）等苷类。红花及其油中含有棕榈酸、肉豆蔻酸、月桂酸、油酸、亚油酸和亚广柑酸等脂肪酸组成的甘油酸酯类。红花味辛、性温。归心、肝经。

【药理作用】

红花具有活血通经、消肿止痛等作用，用于治疗经闭、癥瘕、难产、死胎、产后恶露不行、瘀血作痛、痈肿、跌打损伤等。

1. 对子宫的作用　红花煎剂对小白鼠、豚鼠、兔及犬的离体子宫均有兴奋作用。小剂量可使张力提高或节律性收缩，大剂量则明显增强收缩力，甚至痉挛，尤其对已孕子宫的作用更加明显。兔静注煎剂可增强子宫兴奋性，收缩频率增加、幅度加大，作用较持久。

2. 对心血管系统的作用　红花“善通利经脉”，对血液循环有多方面的作用。红花有轻度兴奋心脏、降低冠脉阻力、增加冠脉流量的作用。对蟾蜍离体心脏和兔在体心脏，小剂量煎剂可增强心肌收缩力，大剂量则有抑制作用。煎剂0.5g/kg静脉注射可轻度兴奋犬心。冠脉灌流实验证明，红花注射液10mg/kg静脉注射和水提液10mg/kg静脉注射能使犬冠脉流量增加。而醇提液10～30mg/kg静脉注射则无明显作用。红花煎剂腹腔注射对垂体后叶素引起的大白鼠或家兔的急性心肌缺血有明显的保护作用。除此之外，红花黄色素对乌头碱所致心律失常也有一定的对抗作用。

在离体实验中，对正常离体血管，红花煎剂均有不同程度的血管收缩作用。而对微量肾上腺素或去甲肾上腺素的乐氏灌流离体兔耳与豚鼠后肢血管时，红花注射液有明显扩张血管作用。在体实验表明，红花可使麻醉犬股动脉血流量轻度增加，扩张血管，并降低外周血管阻力，有不同程度的降压作用，其特点是作用迅速、短暂，并伴有呼吸兴奋。大剂量可使血压骤降、呼吸抑制而死亡。

3. 抗血栓　红花及红花黄色素可抑制ADP诱导血小板聚集，增加纤维蛋白水解，抑制血栓形成。试管实验，红花醇提物可使犬全血凝固时间明显延长，血浆（乏血小板）复钙时间明显延长。红花黄色素能延长家兔血浆的复钙时间、凝血酶原时间和凝血酶时间。由此可见，红花对凝血过程的内在凝血酶原及凝血酶－纤维蛋白的反应具有显著抑制作用。红花、红花黄色素、醌苷母液等均能抑制ADP和胶原诱导的家兔血小板聚集作用。对大鼠体外纤维蛋白血栓有明显延长血栓形成时间、缩短长度和减轻重量的作用，从而防止血栓的形成和发展或促进血栓的溶解。

4. 降血脂　红花油有降低血脂作用，给高脂血症家兔灌胃红花油实验证明，本品有降低家兔血清总胆固醇、总脂、甘油三酯及脂肪酸水平的作用。用含4%红花油的普通饲料喂高胆固醇血症的小鼠30天，发现血清胆固醇降低36%，肝胆固醇下降30%。由此可见，红花油有防止动脉粥样硬化斑块形成的作用。临床服用红花油加甲基橙皮苷或与食用油混合，治疗87例高脂血症伴有高血压的患者，结果表明本品均可降低人血清胆固醇，有效率达72%～77.3%，但停药后胆固醇有回升现象。

5. 抗炎和免疫抑制作用　红花50%甲醇提取物和水提取物均能抑制角叉菜胶所致大鼠足跖肿胀。红花总黄素0.03～3.0mg/ml可抑制^{3}H－TdR掺入的T、B淋巴细胞转化、MLC反应、IL－2的产生及其活性，同时还可降低血清溶菌酶含量、腹腔巨噬细胞和全血白细胞吞噬功能。

6. 镇静和镇痛作用 红花黄色素对小鼠热板法及醋酸扭转实验证明，本品具有镇痛作用。同时还有增强巴比妥类及水合氯醛的中枢抑制作用。

【现代应用】

1. 冠心病 红花及其复方对冠心病患者均有较好的疗效，尤其是对心绞痛、心电图等均有明显改善作用。

2. 血管栓塞性疾病 治疗缺血性脑血管病，症状明显改善，功能恢复迅速，疗效确切。

3. 月经不调 红花、当归酊剂有一定疗效。

4. 其他 对流行性出血热、十二指肠球部溃疡、青少年近视眼、突发性耳聋、急慢性肌肉损伤、腰痛、局部硬结肿块等均有一定疗效。

【不良反应】

红花毒性低，不良反应轻微。红花煎剂 1g/kg 小鼠腹腔注射，无毒性反应；1.2g/kg 腹腔注射为最小中毒量；2g/kg 腹腔注射为最小致死量；小白鼠腹腔注射 LD_{50}为 2.4 ±0.35% g/kg，小鼠灌胃 20.7g/kg。中毒症状有萎靡不振、活动减少，行走困难等。

桃 仁

本品为蔷薇科桃属植物桃 Prunus persica（L.）Batsch 或山桃 Prunus davidiana（Carr.）Franch. 干燥成熟种子。同属植物藏桃（P. mirakochne）在西藏地区亦以其种子作桃仁入药。桃仁内含苦杏仁苷（15%），并含苦杏仁酶（约3%）、尿囊素酶（Allantoinase）、乳糖酶、维生素 B_1、挥发油（约 0.4%）、脂肪油（约 45%），油中主含油酸、甘油酯和少量攀登脂肪酸和硬脂酸的甘油酯。桃仁性平，味苦、甘。归心、肝、大肠经。

【药理作用】

桃仁功能活血化瘀、润肠通便，治疗妇女血瘀经闭、膀胱蓄血、肺痈、肠痈、跌打损伤而致的瘀血滞留作痛、血虚津亏肠燥之便秘及跌打损伤后瘀热内积引起的便秘等。

1. 对血循环的影响 桃仁味苦能泻血热，体润能滋肠燥。若连皮研碎用，走肝经，主破蓄血。现代研究证明桃仁具有活血化瘀作用。

（1）*对心血管的作用*　500%桃仁提取液，给家兔静脉注射，可使脑血管及外周血管流量增加；给小鼠腹腔注射，也能使耳血管扩张。

（2）*抗凝及抑制血栓形成*　桃仁具有提高血小板中 cAMP 水平、抑制 ADP 诱导血小板聚集、抑制血液凝固、抗血栓形成的作用。本品作用强于当归、赤芍、红花、益母草及鸡血藤等活血化瘀药。临床观察也证明：桃仁具有改善血流阻滞、血行障碍等作用，能使各脏器各组织机能恢复，尤其扩张脑血管作用显著。

2. 润肠缓泻　桃仁内含 45%的脂肪油，故可提高肠黏膜的润滑性，易于排便，该缓泻作用不是通过促进肠管蠕动，而是润肠通便，故称桃仁是一种润下剂，适用于年老体弱者虚性便秘。

3. 抗炎　桃仁多种提取物具有较好的抗炎作用。其抗急性渗出作用强，对肉芽形成有一定抑制作用。动物实验表明：小鼠腋部皮下埋入无菌棉球，10 天后，桃仁组的棉球重量较对照组轻，经统计学处理后有显著性差异，提示本品具有促进炎症吸收作用。抗炎有效成分为苦杏仁苷，实验表明有两种蛋白质（PR－A 和 PR－B）具有抗渗出性炎症作用。有机溶剂提取部分具有镇痛作用，其镇痛作用为氨基比林的 1/2。

4. 抗过敏　桃仁和丹皮、桂枝一样，均有抗过敏作用，临床常用柴胡桂枝汤加丹皮和桃仁，用于荨麻疹和过敏性皮炎等有较好的疗效。对接触性皮炎效果明显，临床症状很快改善。本品乙醇提取物，可抑制小鼠皮肤过敏反应（PCA 反应）的色素渗出量。

5. 镇咳　桃仁的苦杏仁苷，经水解后能产生氢氰酸和苯甲醛，对呼吸中枢有镇静作用，氢氰酸吸收后能抑制细胞色素氧化酶，低浓度能减少组织耗氧量，并且还能通过抑制颈动脉体和主动脉弓的氧化代谢，而反射性地使呼吸加深，使痰易于咳出。

【现代应用】

应用本品注射液治疗视神经萎缩、球后视神经炎、中心性视网膜炎、视网膜色素变性等多种眼底疾患，均有一定疗效。

【不良反应】

桃仁水煎液，小鼠腹腔注射 3.5g/kg，可见肌肉松弛、运动失调、竖毛等现象，LD_{50}为 222.5 ±7.5g/kg，出现有短暂的血压下降。对蛙心有抑制作用。桃仁服用过量，首先出现中枢神经受损伤，出现眩晕、头痛、呕吐、心悸、瞳孔扩大、惊厥以至呼吸衰竭而死亡。

小 结

1. 活血化瘀药的主要药理作用：改善血流动力学和血液流变学、抗血栓形成、改善微循环、增加子宫收缩、镇痛、抗炎。

2. 丹参的主要药理作用：改善冠脉循环和微循环、影响血液流变学和血流动力学、抗凝溶栓、降血脂防动脉硬化、保肝、镇静。

3. 川芎的主要药理作用：对心脏和冠脉循环的作用、抗血栓形成的作用、影响子宫平滑肌、镇静。

4. 莪术的主要药理作用：抗肿瘤作用、对心血管系统的作用、抗早孕作用。

5. 银杏叶的主要药理作用：扩张血管、增加冠脉血流量、降低血清胆固醇、松弛支气管。

6. 水蛭的主要药理作用：溶栓作用、降脂作用、终止妊娠作用、对微循环和血液流变学的影响、对心血管系统的影响。

7. 延胡索的主要药理作用：镇痛作用、镇静催眠作用、抗冠心病作用。

8. 益母草的主要药理作用：对子宫的作用、对心血管系统的作用、利尿及防治急性肾小管坏死。

9. 红花的主要药理作用：对子宫的作用、对心血管系统的作用、抗血栓、降血脂、抗炎及免疫抑制作用、镇静及镇痛作用。

10. 桃仁的主要药理作用：对血循环的影响、润肠缓泻、抗炎、抗过敏、镇咳。

思考题

1. 活血化瘀药的药理作用有哪些？
2. 活血化瘀药抗血栓形成的作用环节有几点？
3. 活血化瘀药通过哪几方面改善微循环？
4. 简述活血化瘀药的其他作用。
5. 简述丹参的药理作用。
6. 简述丹参的主要现代应用。
7. 川芎的主要药理作用和现代应用有哪些？
8. 莪术抗癌作用机理是什么？抗早孕的有效成分是什么？
9. 简述银杏叶的药理作用、现代应用。
10. 水蛭溶栓的机制和有效成分是什么？

11. 水蛭的现代应用有哪些?
12. 延胡索镇痛的有效成分及特点是什么?
13. 益母草作用于子宫的成分和特点是什么?
14. 益母草的现代应用是什么?
15. 红花的药理作用和现代应用有哪些?
16. 桃仁的有效成分有哪些?
17. 桃仁的药理作用和现代应用是什么?

制剂与用法

1. 四物合剂　由当归、川芎、白芍、熟地黄组成。每支装10ml。调经养血，用于营血虚弱、月经不调。口服，1次10~15ml，1日3次。

2. 复方丹参片　由丹参、三七、冰片组成。活血化瘀、理气止痛，用于胸中憋闷、心绞痛。口服，1次3片，1日3次。

3. 复方丹参滴丸　由丹参、三七、冰片组成。每丸重25mg。活血化瘀、理气止痛，用于胸中憋闷、心绞痛。口服或舌下含服，1次10丸，1日3次，4周为1个疗程；或遵医嘱。

4. 冠心丹参片　由丹参、三七、降香油组成。活血化瘀、理气止痛，用于气滞血瘀所致的胸闷、胸痹、心悸气短及冠心病见上述证候者。口服，1次3片，1日3次。

5. 安神补心丸　由丹参、五味子、石菖蒲、安神膏组成。每15丸重2g。养心安神，用于阴血不足引起的心悸失眠、头晕耳鸣。口服，1次15丸，1日3次。

6. 乐脉颗粒　由丹参、川芎、赤芍、红花、香附、木香、山楂组成。每袋装3g。行气活血、化瘀止痛，用于气滞血瘀所致的头痛、眩晕、胸痛、心悸；冠心病心绞痛、多发性脑梗死见上述证候者。开水冲服，1次1~2袋，1日3次。

7. 莪术油葡萄糖注射液　每250ml含莪术油0.1g，葡萄糖12.5g。抗病毒药。

8. 保妇康栓　由莪术油、冰片组成。每粒重1.74g（含莪术油80mg）。行气破瘀、生肌、止痛，用于念珠菌性阴道炎、老年性阴道炎、宫颈糜烂。洗净外阴部，将栓剂塞入阴道深部；或在医生指导下用药。每晚1粒。

9. 硫酸延胡索乙素　治疗胃肠、肝胆系统疾病所致钝痛、头痛，也用于痛经及分娩止痛。口服1次100~150mg，1日3次，皮下注射每次60~100mg。

10. 元胡止痛片 由延胡索、白芷组成。理气、活血、止痛，用于气滞血瘀的胃痛、胁痛、头痛及痛经。口服1次4～6片，1日3次。

11. 益母草流浸膏（益母草） 调理月经，子宫收缩药。用于月经不调及产后子宫出血、子宫复原不全等。口服1次5～10mg，1日15～30mg。

12. 痛经宝颗粒 由红花、当归、肉桂、三棱、莪术、丹参、五灵脂、木香、延胡索组成，每袋10g。温经化瘀、理气止痛，用于寒凝气滞血瘀、妇女痛经、少腹冷痛、月经不调、经色暗淡。口服1次1袋，1日2次。

第十六章　化痰止咳平喘药

学习指南：

1. 掌握化痰止咳平喘药的主要药理作用。
2. 掌握桔梗、半夏的药理作用和现代应用。
3. 熟悉川贝母、苦杏仁的药理作用和现代应用。

第一节　概　述

凡能祛痰或消痰，治疗“痰证”为主的药物称为化痰药，能制止或减轻咳嗽喘息的药物称止咳平喘药。病证上痰、咳、喘三者相互兼杂，一般咳喘每多夹痰，痰多易发咳嗽，咳痰引发喘息。咳嗽、咳痰和喘息往往同时存在，并互为因果，故化痰、止咳、平喘三者常配伍同用。同时应根据痰、咳、喘的不同病因病机而配伍，以治病求本，标本兼顾。化痰药主要用于痰多咳嗽、咳痰不爽以及与痰有关的如瘿瘤瘰疬等证。止咳平喘药主要用于治疗症见咳嗽、气喘的多种疾患。化痰止咳平喘药主要有以下药理作用（表 16－1）：

表 16－1　化痰止咳平喘药主要药理作用总括表

药物	祛痰	镇咳	平喘	其他作用
桔梗	+	+		解热，抗炎，抗胃液分泌，抗溃疡
半夏	+	+		镇吐，半夏蛋白对小鼠抗早孕
天南星	+		+	抗惊，镇静，止痛，对实验性肿瘤有抑制作用
川贝母	+	+		抑菌，松弛肠平滑肌，抗溃疡，升高血糖，降压
浙贝母	+	+	+	兴奋子宫，收缩肠肌，降压，镇静，镇痛
前胡	+			抗菌，抗过敏，抗心律失常，扩血管，抗血小板聚集
杏仁	+	+	+	抗炎，镇痛，抗肿瘤，抑制胃蛋白酶，促进免疫
款冬花	+	+	+	升压，抑制血小板聚集

1. 化痰作用　桔梗、前胡、皂荚、南星、贝母煎剂或流浸膏有祛痰作用，动物实验证明这些药物均能使呼吸道分泌增加，桔梗和前胡的作用较强，皂荚次之，款冬花效果较差。家种、野生川贝母醇流浸膏均有显著祛痰作用，两者无明显差异。由川贝母提出的生物碱及贝母皂苷Ⅱ、Ⅲ，对小鼠有非常明显的祛痰效

果。家兔口服南星煎剂能显著增加呼吸道分泌，可持续4小时以上。半夏制剂给兔腹腔注射，对毛果云香碱引起的唾液分泌有显著抑制作用。

2. 止咳平喘作用 咳嗽、气喘是本类药物治疗的主要病证。实验证明半夏、桔梗、款冬花、苦杏仁等有镇咳作用。动物实验证明，止咳化痰药能抑制氨水、二氧化硫等化学刺激引起的咳嗽，可使咳嗽次数减少。款冬花给猫灌胃后半小时有显著的镇咳效力，款冬花与等量冰糖治疗大人咳嗽、小儿咳嗽及外感风寒咳嗽有效。半夏煎剂对碘溶液注入猫右肋膜引起的咳嗽有明显的镇咳作用，药效能维持5小时以上。服用小量杏仁，在体内慢慢分解出微量氢氰酸，轻微抑制呼吸中枢，有镇咳平喘的效果。有报道川贝母对小鼠有较强的镇咳作用。浙贝母甲碱有扩张家兔及猫的肺支气管平滑肌作用。款冬花醇浸膏对哮喘患者（支气管哮喘及哮喘性气管炎合并肺气肿者）有效，但远期效果较差。

3. 其他作用 半夏各种制剂均有一定的镇吐作用，对犬只能减少去水吗啡所致的呕吐次数，但不能完全抑制。半夏有抗早孕和致畸作用，利用辣根过氧化物酶标记定位表明，半夏蛋白能和小鼠子宫或胚胎上某一部位结合，导致了细胞功能的改变，进而终止了妊娠。多数止咳化痰药有不同程度和范围的抑菌作用。海藻、青蛤、天南星等有抗癌作用。天南星、白附子常用于惊痫抽搐、半身不遂等风痰病证。

第二节　常用药物

桔　梗

本品为桔梗科植物桔梗 Platycodon grandiflorum（Jacq.）A. DC. 的干燥根。桔梗的主要化学成分是桔梗皂苷，正开花的桔梗茎枝亦含有多量的桔梗皂苷。桔梗皂苷约10种，其中含量最高的是桔梗皂苷D（platycodinD），是根的主要成分。桔梗中还含有萜烯类物质、远志酸、d－菠菜甾醇、桦木脑脂肪油、桔梗多糖、天冬氨酸、生物碱等。桔梗味苦、辛，性平，归肺经。

【药理作用】

桔梗有宣肺利咽、祛痰排脓之效，主治咳嗽痰多、咽喉肿痛、喑哑、肺痈吐脓、胸满肋痛。

1. 祛痰作用 麻醉犬灌服桔梗煎剂，可使呼吸道分泌液增加，其分泌量约为对照组的3倍。桔梗祛痰效果与氯化铵相当，给麻醉猫用药后，呼吸道分泌液逐渐增多，祛痰效果可维持 7 小时以上。豚鼠静脉给予酚红测定支气管分泌物量，桔梗 25g/kg 灌服后，气管洗出液的酚红浓度远远大于对照组和氯化铵组，说明色素透过率增加。桔梗的祛痰作用主要是皂苷对咽喉黏膜产生刺激，反射地使支气管黏膜分泌增加，痰液稀释，易于排出。

2. 止咳作用　桔梗粗皂苷腹腔注射，对麻醉豚鼠的半数有效量为 6.4mg/kg，说明有较强的镇咳作用。用豚鼠气管刺激法，桔梗皂苷 15mg/kg 有镇咳作用。

3. 抗炎作用　大鼠灌服桔梗粗皂苷，对角叉菜胶引起的足肿胀和醋酸性肿胀有显著的抑制作用；对大鼠棉球肉芽肿也有显著的抗炎效果；能抑制大鼠佐剂所引起的关节炎，说明桔梗有免疫抑制作用。桔梗粗皂苷对皮肤有局部刺激作用，能使炎症血液循环改善，促使炎症早日好转。桔梗与其他中药配伍，如桔梗汤（桔梗、甘草）、排脓汤（甘草、芍药、黄芪、川芎、生姜）可治疗化脓性疾病。

4. 降血糖和降胆固醇的作月　家兔内服桔梗提取物可使血糖下降，连续口服给药降糖作用更为显著。桔梗粗皂苷能降低大鼠肝内胆固醇的含量。

5. 解热、镇痛及镇静　桔梗粗皂苷对正常小鼠和人工引起发热的小鼠均有显著的降温作用。对醋酸扭体法和压尾法引起的小鼠疼痛，有显著的镇痛作用，比同剂量的阿司匹林作用强。桔梗粗皂苷对实验小鼠有较强的镇静作用。

6. 其他作用

（1）*抑制胃液分泌及抗胃溃疡的作用*　对幽门结扎的大鼠，十二指肠给予桔梗粗皂苷，可使胃液分泌减少，胃蛋白酶活性下降，可治疗胃溃疡，与皮下注射 10mg/kg 阿托品的效果相似。

（2）*影响肠平滑肌*　桔梗粗皂苷能减弱小鼠的肠蠕动，对抗组胺及乙酰胆碱引起离体回肠的收缩，对抗组胺对豚鼠离体支气管片的收缩作用。

（3）*影响心血管功能*　静注小剂量桔梗粗皂苷可引起麻醉大鼠暂时性血压下降，心率减慢。直接扩张外周血管可能是降压的原因。桔梗粗皂苷能增加麻醉犬后肢血流量。高浓度桔梗粗皂苷对豚鼠离体心房条有抑制作用。

【现代应用】

1. 止咳祛痰　常用于外感风邪犯肺，肺失宣肃所致的咳嗽。常与其他镇咳祛痰药配成复方使用。

2. 咽喉肿痛　以桔梗煎剂治疗咽喉肿痛或佐以甘草清热解毒。

3. 肺痈及疮疖　桔梗汤（桔梗、甘草）为治疗肺痈的主方，应用大剂量能促使脓疡破溃，加速排脓。桔梗白散（桔梗、川贝、巴豆）用于治疗肺坏疽、急性肺炎初期祛痰。排脓散（枳壳、芍药、桔梗）主排脓，可用于疮疖的治疗。

4. 流行性出血热 用桔梗白散配合其他中药或针灸治疗危重型流行性出血热和急性肾功能衰竭的患者。

【不良反应】

1. 急性毒性试验 小鼠灌服桔梗煎剂的 LD_{50} 为 24g/kg。小鼠皮下注射桔梗粗皂苷最小致死量为 770mg/kg，桔梗煎剂的毒性比浸剂大。动物中毒症状为安静不动、呼吸抑制，加大剂量可引起惊厥、呼吸麻痹而死亡。

2. 溶血作用 其溶血作用比远志皂苷强 2 倍。溶血指数为 1∶10000，故不宜注射给药。口服桔梗皂苷因在胃液中水解，不会溶血。

半　夏

本品为天南星科植物半夏 Pinellia ternata（Thunb.）Breit. 的干燥块茎。半夏块茎含挥发油、β－谷甾醇（β－sitosterol）、胆碱（choline）、胡萝卜苷（daucosterol）、葡萄糖醛酸苷（glucuronide）、黑尿酸（homogentisic acid）、甲硫氨酸、2，4－二氢基苯甲醛葡萄糖苷、左旋麻黄碱（L－ephedrine）、胡芦巴碱（trigonelline）、天门冬氨酸（aspartic acid）、β－氨基丁酸和 γ－氨基丁酸（β－aminobutyric acid 和 γ－aminobutyric acid）等多种氨基酸及少量脂肪、多糖、淀粉、蛋白质等。半夏味辛，性温，有毒。归脾、胃、肺经。

【药理作用】

半夏燥湿化痰、降逆止呕、消痞散结，主治痰多咳喘、痰饮眩悸、呕吐反胃、胸脘痞闷、梅核气。

1. 镇咳祛痰 生半夏、姜半夏、姜浸半夏和明矾制半夏的煎剂 0.6～1g/kg 灌胃，对 0.1% 碘溶液注入猫右肋膜腔引起的咳嗽有明显的镇咳作用，药效维持 5 小时以上。静脉注射 0.5～1g/kg 亦有明显止咳作用。生半夏与制半夏的混悬液 6、10g/kg 小鼠腹腔注射，均使氨水致咳的咳嗽次数减少。制半夏的乙醇提取物 150、300mg/kg 有祛痰作用。

2. 镇吐 家鸽口服生半夏煎 9 剂或流浸膏，或姜半夏、制半夏、白矾半夏制剂（生药）3g/kg，每日 2～3 次，连服 2 日，对静脉注射洋地黄酊引起的呕吐均有抑制作用。生半夏、制半夏煎剂（生药）50g/kg、100g/kg 灌胃于鸽，使硫酸铜 110mg/kg 所致呕吐次数显著减少。犬灌服半夏煎剂（生药）5g/kg、10g/kg，可使硫酸铜所致呕吐次数减少，对阿朴吗啡所致犬呕吐亦有抑制。其有效成分为生物碱、植物甾醇及 L－麻黄碱。虽然各实验结果不完全一致，但均显示半夏制剂对硫酸铜、阿朴吗啡和洋地黄所致实验动物呕吐有抑制作用。

3. 对心血管系统的作用　20%乙醇制成的半夏浸膏溶液静脉注射，对麻醉犬、猫、兔有短暂降压作用，重复应用有快速耐受现象，肌内注射对血压无影响；半夏浸膏克氏液浓度 1∶100～800 对离体蛙心，1∶10～400000 对离体兔心有程度不同的抑制作用。

4. 抗早孕和抗生育　半夏蛋白 30mg/kg 对小鼠具有明显抗早孕作用，抗早孕率达 100%。皮下注射后 24 小时，血浆孕酮水平下降，子宫内膜变薄，出现蜕膜反应，胚胎停止发育并死亡。认为由于半夏蛋白影响卵巢黄体功能，使血浆孕酮水平下降导致蜕膜变化，胚胎失去蜕膜的支持而流产。

【现代应用】

1. 胃肠功能紊乱　半夏可用于胃肠功能紊乱的多种病证，如妊娠恶阻、呕吐、泄泻等。

2. 梅核气（咽部异物感、癔症球）　半夏厚朴汤（半夏、厚朴、茯苓、紫苏、生姜）对梅核气有效。

3. 冠心病　生半夏、生南星等分为丸，每服 3.5g，1 日 3 次。治疗冠心病 50 例，对心绞痛显效率 38.7%，总有效率 71%，心电图改善率 30.8%，对心律失常亦有效。

4. 眩晕　用温胆汤加减（半夏、陈皮、黄芩、竹茹、白术、泽泻、钩藤）每日 1 剂，水煎服。治疗内耳眩晕症 52 例，痊愈 48 例，好转 3 例，无效 1 例。

5. 皮肤病　生半夏有毒，多作外用。治疗鸡眼，以生半夏研末外敷，胶布固定，5～7 日后鸡眼坏死脱落。治疗虫咬继发性感染，鲜半夏洗净去皮，加水捣烂外敷，效果良好。

【不良反应】

生半夏、姜半夏、法半夏的水煎液（生药）10g/kg，从小鼠受孕第 7 日起腹腔注射，连续 10 日，其致畸百分率均明显高于空白对照组，而与阳性对照组丝裂霉素 C（1mg/kg）相近。因此认为，3 种半夏均有致畸作用，尤以生半夏为严重，临床用于治疗孕妇呕吐应持慎重态度。

生半夏混悬液灌胃，对小鼠的 LD_{50} 为 42.7±1.27g/kg；同一制剂 9、4.5、2.25g/kg 灌胃，每日 1 次，连续 21 日，小鼠体重增长受到显著抑制，各组均有死亡。另有报道，给小鼠腹腔注射半夏浸膏的 LD_{50} 为 131.42g/kg。家兔灌服每日每只 0.5g，连服 40 日，一般情况良好，体重增加；剂量加倍则引起腹泻，半数死亡。

半夏的毒性与炮制、制剂有密切关系：前述混悬液灌胃的 LD_{50} 实验中，生半夏经煎煮制成的汤剂，及用白矾炮制的制半夏混悬剂、汤剂，对小鼠均未表现急性毒性；连续灌胃 21 天的亚急性毒性实验，制半夏用最高量（9g/kg）对体重增长无影响，亦未出现死亡。另有报告，小鼠灌服半夏制剂的混悬液，以死亡为毒性指标，则生半夏毒性最大，其次为漂半夏，再次为姜浸半夏和蒸半夏，白矾半夏毒性最小。半夏具有刺激性，混悬液给鸽灌胃引起呕吐，喂给豚鼠可致声嘶或失音，白矾半夏则无此副作用。生半夏 20% 混悬液 0.2ml 点眼，引起家兔眼睑结膜水肿，生半夏和制半夏的煎剂则无明显刺激作用。因此，临床应用半夏，多经生姜或明矾炮制，对炮制方法十分重视。如果用生半夏内服，应经过煎煮以减毒，配伍生姜以制毒。

川贝母

本品为百合科植物川贝母 Fritillaria cirrhosa D. Don、暗紫贝母 Fritillaria unibracteata Hsiao et K. C. Hsia、甘肃贝母 Fritillaria przewalskii Maxim. 或棱砂贝母 Fritillaria delavayi Franch. 的干燥鳞茎。又称松贝、青贝、炉贝、小贝。川贝母味苦、甘，性凉。归肺、心经。

【药理作用】

川贝母有润肺清热、化痰止咳、软坚散结功效，用于肺燥、肺热、痰热咳嗽，或阴虚劳嗽、干咳少痰，或咳痰带血、肺痿、肺痈、瘰瘤、乳痈、喉痹。

1. 镇咳 小鼠氨水引咳法证明，川贝母总生物碱及非生物碱部分 0.25 ~ 0.5mg/只灌服，均有镇咳作用。小鼠二氧化硫引咳法实验，贝母生物碱未见镇咳作用；贝母皂苷 0.2g/kg 灌服，使咳嗽潜伏期延长。

2. 祛痰 小鼠酚红排泄法实验，家种及野生川贝母 200% 流浸膏 25ml/kg，川贝母生物碱 11.3mg/kg，川贝母皂苷 0.5ml/只灌服，均有不同程度的祛痰作用。

3. 降压 川贝碱 4.2mg/kg 静脉注射于猫可使血压持续下降，伴以短暂的呼吸抑制。西贝母碱静脉注射，对麻醉犬有降压作用，主要由于外周血管扩张引起。

4. 松弛平滑肌 川贝母碱能增强豚鼠离体子宫收缩，抑制离体兔肠。西贝母碱对离体豚鼠回肠、兔十二指肠、大鼠子宫及在体犬小肠均有明显松弛作用。

【现代应用】

1. 气管炎　服川贝片治疗急性、慢性气管炎和上呼吸道感染，均有止咳祛痰效果。

2. 百日咳　用川贝散（川贝、郁金、葶苈、桑皮、白前、马兜铃），儿童依年龄每次服0.5～2g，1日3次。

3. 前列腺肥大　用贝母合剂（贝母、苦参、党参），水煎，连服3～5剂见效。

【不良反应】

川贝母碱静脉注射，对小鼠的MLD为40mg/kg，对兔为12～15mg/kg。

苦杏仁

本品为蔷薇科植物山杏 Prunus armeniaca L. var. ansu Maxim.、西伯利亚杏 Prunus Sibirica L.、东北杏 Prunus mandshurica（Maxim.）Koehne或杏 Prunus armeniaca L. 的干燥成熟种子。苦杏仁中含脂肪油约50%，苦杏仁苷（amygdalin）约3%，蛋白质及多种游离氨基酸。此外，尚含有苦杏仁苷酶（amygdalase）、苦杏仁酶（emulsin）及樱苷酶（prunase）。苦杏仁味苦，性微温，有小毒。归肺、大肠经。

【药理作用】

杏仁降气平喘、润肠通便，主治咳嗽气喘、胸满痰多、肠燥便秘等。

1. 镇咳、平喘　采用二氧化硫致咳法证明，给小鼠灌胃苦杏仁苷1、10、100mg/kg，30分钟后，其对咳嗽频数的抑制率分别为26%、22.8%、25.3%，灌胃给麻杏石甘汤162mg/kg，抑制率为42.3%。灌胃苦杏仁提取物48.3kg/mg的作用比等量苦杏仁苷强39.7%。有人认为服用小量杏仁，其所含苦杏仁苷在体内缓慢分解，逐渐产生微量氢氰酸，能抑制呼吸中枢，而达镇咳、平喘作用。

2. 对免疫功能的作用　苦杏仁苷小鼠肌内注射，明显促进有丝分裂原对脾脏T淋巴细胞的增殖和增强小鼠脾脏NK细胞的活性。

3. 其他　苦杏仁苷有抗突变作用，能减少由安乃近、灭滴灵、丝裂霉素等引起的微核多染性红细胞的数量。苦杏仁分解产生的苯甲醛可抑制胃蛋白酶的活性。

【现代应用】

1. 咳嗽、支气管炎 中药杏仁常与麻黄等配伍用于治疗咳嗽、气管炎、支气管炎哮喘等呼吸系统疾病，如麻杏石甘汤方加减。

2. 支气管扩张、肺结核咯血 采用杏芩汤剂（配伍枯子芩、百合、白及、柏仁、功劳叶、紫菀、橘红）有一定疗效。

3. 其他 苦杏仁炒炭（存性）以香油调糊外用治疗脓疱疮（黄水疮）有效。

【不良反应】

大量口服苦杏仁、苦杏仁苷均易产生严重中毒，如抢救不及时或方法不当，可导致死亡。中毒机理主要是杏仁中所含苦杏仁苷在体内分解产生氢氰酸而抑制细胞色素氧化酶，使细胞氧化反应停止，人若过量服用会引起组织窒息。中毒症状表现为眩晕、头痛、呕吐、呼吸急促、心悸、紫绀、血压下降、昏迷、惊厥等。

小　结

1. 化痰、止咳、平喘药的主要药理作用：化痰、止咳平喘、抗菌、镇吐、抗早孕。

2. 桔梗的主要药理作用：祛痰、止咳、抗炎、降血糖及降胆固醇、解热、镇痛和镇静、影响平滑肌和心血管系统。

3. 半夏的主要药理作用：镇咳祛痰、镇吐、对心血管系统的作用、抗早孕和抗生育作用。

4. 川贝母的主要药理作用：镇咳、祛痰、降压、松弛平滑肌。

5. 苦杏仁的主要药理作用：镇咳、平喘、增强机体免疫力。

思考题

1. 化痰药的主要药理作用、化痰机理是什么？
2. 桔梗的主要化学成分是什么？药理作用和现代应用有哪些？
3. 简述半夏的主要药理作用和现代应用。
4. 川贝母的主要药理作用和现代应用是什么？
5. 试述苦杏仁的药理作用和现代应用。

制剂与用法

1. 二陈丸　由陈皮、半夏（制）、茯苓、甘草、生姜组成。燥湿化痰、理气和胃，用于咳嗽痰多、胸脘胀闷、恶心呕吐。口服，每次9~15g，每日2次。

2. 半夏露　由生半夏、枇杷叶、桔梗、紫菀、远志（制）、麻黄、甘草、陈皮、薄荷油、蔗糖组成。化痰止咳，用于咳嗽痰多、支气管炎。口服，每次15ml，每日4次。

3. 桔梗丸（桔梗）　每4丸相当于原生药1g。排脓、祛痰、利咽，用于痰多咳嗽、咽喉肿痛、肺脓疡、咳吐脓血。口服每次8丸，每日3次。

4. 复方桔梗片　由桔梗、甘草、远志、款冬花组成。片重0.35g。祛痰止咳，用于咳嗽痰多、支气管炎。口服，每次1~3片，每日3次。

5. 川贝梨膏　由川贝母、梨膏组成。润肺、止咳、化痰，用于咳嗽痰多、咳痰不爽、咽喉干痛。口服，每次10~15g，每日2次。

6. 川贝枇杷露　由川贝母、枇杷叶、桔梗、柠檬酸、薄荷脑组成。清热宣肺、止咳化痰，用于伤风咳嗽、肺热咳嗽及支气管炎。口服每次10ml，每日3次，小儿酌减。

7. 二母宁咳丸　由浙贝母、知母、石膏、瓜蒌子（蜜炙）、桑白皮（蜜炙）、栀子（姜炒）、黄芩（酒炒）、陈皮、五味子（酒蒸）、茯苓、枳实（麸炒）、甘草组成。每丸6g。清热化痰、顺气止咳，用于咳嗽气逆、痰黄黏稠、胸闷气短、咽干口燥。口服，每次2丸，每日2次。

8. 杏仁露（苦杏仁）　降气化痰，用于咳嗽痰多、气逆喘促。口服，每次30ml，每日1~2次或遵医嘱。

第十七章 安神药

学习指南：

1. 掌握安神药的主要药理作用。
2. 掌握酸枣仁、灵芝的主要药理作用、现代应用。
3. 熟悉远志的主要药理作用、不良反应。

第一节 概 述

凡能安定神志，以治疗心神不宁病证为主的药物，称安神药。

中医理论认为：心藏神，肝藏魂。安神药性多甘平，主入心、肝经。根据药物的来源和作用特点不同，可将其分为重镇安神药和养心安神药两类。重镇安神药多为矿物药或介壳类物质，如朱砂、磁石、龙骨、琥珀等，多用于心火亢盛、惊悸失眠、烦躁易怒等实证。养心安神药多为植物药或菌类，如酸枣仁、柏子仁、远志、灵芝等，多用于心血虚、肝阴不足所致的虚烦失眠、心悸怔忡、健忘等虚证。安神药中的某些药物亦可用作惊风、癫狂等病证的辅助用药。

安神药能"养精神、定魂魄"、"益智宁神"、"治恐怯怔忡"，主要药理作用如下：

1. 镇静催眠 安神药无论是养心安神或重镇安神类药物，均具有镇静催眠作用。酸枣仁对多种实验动物都有显著的镇静催眠作用，可使动物的自发活动减少，有效成分为酸枣仁皂苷和黄酮类成分；柏子仁、磁石、琥珀含的琥珀酸等能协同巴比妥类药物的中枢抑制作用；茯神可对抗咖啡因引起的动物兴奋；朱砂可使大鼠脑电图频率减慢，波幅增大。但本类药物均不具有麻醉作用。

2. 抗惊厥 酸枣仁、远志均可对抗戊四氮引起的阵挛性惊厥，酸枣仁、琥珀、磁石对士的宁引起的惊厥亦有不同程度的对抗作用。琥珀对大鼠听源性惊厥及小鼠电惊厥、龙骨对回苏灵引起的惊厥、灵芝对烟碱引起的惊厥、朱砂对安钠咖引起的惊厥均具有显著抑制作用。抗惊厥作用与提高脑内 γ－氨基丁酸（γ－GABA）含量有关。GABA 是广泛存在于中枢各部位的一种抑制性递质，与 GABA 受体结合，使 Cl^- 通道开放，Cl^- 内流，使神经细胞超极化，产生抑制效应。

3. 对心血管系统的作用　酸枣仁、远志、灵芝对心血管系统均有明显的作用，能抗心肌缺血、抗心律失常，并有一定的降压作用。

表 17－1　　安神药主要药理作用总括表

药名	镇静催眠	抗惊厥	其他作用
酸枣仁	+	+	镇痛、降温、降血脂、降血压、抗心律失常
远志	+	+	祛痰、镇咳、降压、益智、兴奋子宫
磁石	+	+	抗炎、止血、镇痛、补血
龙骨	+	+	促凝血、收敛、固涩
灵芝	+	－	增强免疫、促进学习记忆、延缓衰老、抗肿瘤、降血糖、抗炎、抗过敏、保肝
朱砂	+	+	
琥珀	+	+	镇咳祛痰、解毒

第二节　常用药物

酸枣仁

本品为鼠李科植物酸枣 Ziziphus jujuba Mill. var. Spinosa（Bunge）Hu ex H. F. Chou 的干燥成熟种子。酸枣仁含多种皂苷类及黄酮类成分，包括酸枣仁皂苷 A、B、B_1（Jujuba Sides A、B、B_1），白桦脂酸（Betulie acid），白桦脂醇（Betulin），当药素（Swertisin），黄酮苷（Zivulgarin）等。另外，尚含阿魏酸、多糖类成分、大量脂肪油（约含 32%）。酸枣仁味甘酸，性平。归心、肝、胆经。

【药理作用】

酸枣仁具有养心益肝、安神、敛汗之功效，主治虚烦不眠、惊悸多梦、体虚多汗、津伤口渴等症。

1. 对中枢神经系统的作用

（1）镇静、催眠　生、炒酸枣仁水煎液均能显著抑制小鼠自主活动，且能显著增加阈下剂量戊巴比妥钠所致小鼠入睡的只数。酸枣仁总皂苷、酸枣仁皂苷 A、酸枣仁油给小鼠灌胃，均能明显减少自主活动次数；总皂苷、总黄酮、枣仁油可协同戊巴比妥钠的催眠作用，睡眠潜伏期缩短，睡眠时间延长，并能对抗苯丙胺的中枢兴奋作用。酸枣仁黄酮碳苷尾静脉注射可显著减少小鼠的自发活动数。镇静催眠有效成分为酸枣仁总黄酮、酸枣仁总皂苷、酸枣仁皂苷 A 及 B 和酸枣仁油。

酸枣仁的镇静催眠作用特点是，使慢波睡眠深睡的平均时间延长，深睡的发作频率增加，慢波睡眠的脑电波幅度明显增大。对慢波睡眠中的浅睡阶段和快波睡眠无明显影响。对中枢神经系统的抑制作用可能与降低脑内单胺类神经递质多巴胺和3，4－二羟基苯乙酸等有关。

（2）抗惊厥　酸枣仁水溶性提取物、酸枣仁皂苷给小鼠灌胃，可显著对抗戊四氮引起的小鼠阵挛性惊厥，降低惊厥发生率及死亡率；还能延长士的宁所致惊厥小鼠惊厥的潜伏期和死亡时间，对死亡率无明显影响。

2. 其他作用

（1）增强免疫　酸枣仁乙醇提取物可显著增强小鼠单核巨噬细胞的吞噬功能，明显提高淋巴细胞转化率，促进抗体溶血素生成，能明显增强小鼠的迟发型超敏反应，并拮抗环磷酰胺对迟发型超敏反应的抑制。酸枣仁多糖口服给药，能增强小鼠的体液免疫和细胞免疫，并且对放射性损伤小鼠有一定的保护作用。

（2）抗心律失常　酸枣仁水提物对乌头碱、氯仿、氯化钡诱发的实验动物心律失常有对抗作用。酸枣仁醇提物静脉注射对氯化钡所致大鼠心律失常有对抗作用，亦可部分对抗乌头碱引起的心律失常。酸枣仁水提物可使在体家兔的心率减慢，切断迷走神经后，该作用不受影响；对异丙肾上腺素引起的豚鼠心脏兴奋无拮抗作用，提示其减慢心率作用与迷走神经兴奋以及 β_1 受体阻断作用无关。

（3）抗心肌缺血　酸枣仁醇提物静脉或腹腔注射对垂体后叶素引起的动物心肌缺血均有对抗作用，能改善心肌缺血性 ECG 的变化。口服总皂苷对垂体后叶素引起的心肌缺血有保护作用；体外有明显减轻缺氧缺糖、氯丙嗪和丝裂霉素对大鼠心肌细胞释放乳酸脱氢酶的作用。

（4）降压　麻醉大鼠、猫、犬静脉注射酸枣仁醇提物可产生显著的降压效果，并能抑制大鼠肾性高血压的形成。酸枣仁总皂苷对原发性高血压大鼠有明显的降压作用。

（5）降血脂　酸枣仁总皂苷腹腔注射 20 天，可显著降低大鼠 TC 和 LDL－C，显著升高 HDL－C 和 HDL－2C；口服酸枣仁油可明显降低日本雄性鹌鹑高脂模型及家兔高脂模型的 TC、TG、LDL－C。炒酸枣仁中提得的总皂苷能降低高脂血症大鼠 TC、TG、LDL－C 含量，提高 HDL－C 含量，对血脂有调节作用。

（6）耐缺氧　对小鼠常压缺氧、异丙肾上腺素加重的缺氧及亚硝酸钠所致的携氧障碍型缺氧，酸枣仁总皂苷腹腔注射均能显著延长动物存活时间。

（7）抗脂质过氧化　酸枣仁总皂苷及酸枣仁皂苷 A、B 可提高超氧化物歧化酶（SOD）活性，对抗脂质过氧化；总皂苷可使缺血脑组织含水量及丙二醛

(MDA) 含量减少，SOD 及乳酸脱氢酶 (LDH) 活性增高；对内毒素所致发热小鼠 SOD 降低亦具有保护作用。

(8) 改善学习记忆能力　酸枣仁水煎液可缩短正常小鼠在复杂水迷宫内由起点抵达终点的时间，减少错误次数，延长记忆获得障碍及记忆再现障碍模型小鼠的首次错误出现时间，减少错误发生率。酸枣仁油对正常小鼠和地西泮造成记忆损伤小鼠的学习记忆功能都有改善和提高作用。

酸枣仁水煎液还有镇痛、降温作用；小剂量对应激性溃疡有明显抑制作用。酸枣仁油可延长艾氏腹水癌小鼠的生存天数。酸枣仁的95%醇提物还可提高烫伤小鼠的存活时间和存活率，抗烧伤的有效部位中含较丰富的谷氨酸和多种氨基酸。

【现代应用】

1. 失眠　睡前冲服酸枣仁粉 10g，对失眠者有效。

2. 室性早搏　以酸枣仁汤（酸枣仁每剂 30g）治疗室性早搏，疗效佳。

酸枣仁的复方制剂在临床对促进学习记忆、神经衰弱、心血管疾病等方面的运用也有较好疗效。

【不良反应】

酸枣仁及其提取物口服时毒性很小。灌服其水溶性提取物 15g/ml 小鼠未见有死亡；小鼠皮下注射酸枣仁 50% 醇浸出物 20g/kg，于 30～60 分钟内死亡。酸枣仁对子宫有兴奋作用，孕妇使用时注意。

远　志

本品为远志科植物远志 Polygala tenuifolia Willd. 或卵叶远志 Polygala sibirica L. 的干燥根。远志含多种皂苷类，水解后可得远志皂苷元 A、B 以及远志素；还含有糖及糖苷类、树脂及脂肪油等。远志味苦，性辛，微温。归心、肾、肺经。

【药理作用】

远志具有安神益智、祛痰开窍、消散痈肿之功效，主治心肾不交引起的失眠多梦、健忘惊悸、神志恍惚、咳痰不爽、疮疡肿毒等。

1. 镇静、抗惊厥　远志煎剂灌胃，可见小鼠嗜睡、自主活动减少。远志甲醇提取物、远志皂苷给小鼠腹腔注射，可显著延长小鼠环己烯巴比妥钠和氯丙嗪的睡眠时间；灌胃给药对五甲烯四氮唑所致惊厥具有明显对抗作用。实验发现，大鼠口服远志提取物后在血和胆汁中发现了能延长动物戊巴比妥睡眠时间的活性物质3、4、5－三甲氧基肉桂酸（TMCA），甲基3、4、5－三甲氧基肉桂酸（M－TMCA）和对甲氧基肉桂酸（PMCA），提示远志水提物中含有TMCA的天然前体药物。

2. 祛痰、镇咳 酚红法和氨水引咳法研究证明，生远志及其炮制品、远志皂苷对小鼠均有明显的止咳化痰作用。祛痰作用的主要活性成分可能是远志皂苷3D，镇咳作用的主要有效成分可能是远志皂苷2D和3C。

3. 抗痴呆和脑保护（促进学习记忆能力） 远志水浸膏可提高老化小鼠（SAM）的学习记忆能力，对神经细胞营养因子有促进作用，具有脑保护活性。对大鼠脑内右侧基底核内联合注射β－淀粉肽和鹅膏蕈氨酸所致大鼠拟痴呆模型，远志皂苷口服给药60天，能提高模型鼠学习记忆能力，升高脑内被降低的M受体密度和ChAT活性，降低脑AchE活性。远志所含的几种酰基糖均能缩短氰化钾（KCN）低氧脑障碍引起的正向反射消失持续时间，表明远志脑保护作用出现的部分原因与酰基糖有关。远志口服，可使大鼠条件反射和非条件反射次数均增多。另外远志水提液对P物质和脂多糖（LPS）刺激鼠星形胶质细胞分泌的肿瘤坏死因子α（TNF－α）和白细胞介素－1（IL－1）有明显的抑制作用，有利于防治各种脑病。

4. 降血压 远志皂苷对麻醉大鼠及清醒大鼠和肾性高血压大鼠（PVHR）均有显著的降压作用。

5. 对平滑肌的作用 远志总皂苷对小肠运动有促进作用，可使小鼠的肠推进率明显增加。远志皂苷H对胸主动脉条、离体兔回肠、豚鼠气管条和动情期未孕大鼠子宫平滑肌均具兴奋作用。

6. 抗衰老 远志水煎液可使D－半乳糖致衰老小鼠RBC中SOD、肝组织谷胱甘肽过氧化物酶（GSH－PX）活性明显升高。

7. 抗突变、抗癌 远志水提取物对黄曲霉素B_1诱发的回变菌落数有显著的抑制作用。对TA98菌株回变菌落数有明显抑制效应，但对TA100菌株无抑制效应，说明远志水提取物是对抗碱基置换的突变因子。远志水提液2.5mg/ml浓度时对Yac－1、K562、L929均表现出明显的细胞毒作用；远志氯仿提取物对LoVo细胞系有细胞毒作用。

【现代应用】

1. 神经衰弱 远志研粉，每服3g，每日3次，米汤冲服。

2. 急性乳腺炎及乳房纤维瘤 远志酒浸后水煮，治疗急性乳腺炎、乳房纤维瘤，效果满意。另有报道将远志水煎后加米酒兑服治疗急性乳腺炎有良效。

【不良反应】

远志含皂苷，大量口服可引起恶心呕吐反应，注射可导致溶血。

灵 芝

本品为多孔菌科真菌赤芝 Ganoderma lucidum（Leyss. ex Fr.）Karst. 或紫芝 Ganoderma sinense Zhao，Xu et Zhang 的干燥子实体。主要含多糖类、三萜类、氨基酸类、生物碱类、核苷类、甾醇类、酶类、有机锗、无机离子等 10 大类 100 余种成分，其中多糖类被认为是灵芝的主要有效成分。灵芝味甘、性平。归心、肺、肝、肾经。

【药理作用】

灵芝具有补气安神、止咳平喘之功效，主治眩晕不眠、心悸气短、虚劳咳喘等症。

1. 增强免疫 灵芝水煎液、灵芝精粉、灵芝孢子粉、灵芝全成分提取物、灵芝多糖、灵芝孢子粉碱提多糖均有免疫增强作用，分别表现为能增加胸腺、脾脏的重量，增强巨噬细胞的吞噬功能，促进淋巴细胞增殖和转化，使脾脏抗体生成细胞数、血清抗体效价和 NK 细胞活性提高，对细胞免疫和体液免疫及非特异性免疫功能都有促进作用。还可拮抗免疫抑制剂（环磷酰胺）、应激（放射线）以及衰老所致的免疫功能低下。其作用机制可能与增强淋巴细胞 DNA 多聚酶的活性、促进淋巴细胞 DNA 合成，从而促进淋巴细胞增殖及增加 IL－2 合成与分泌等有关。

2. 镇静、抗惊厥 灵芝及其孢子醇水提取物、灵芝颗粒剂均能明显抑制小鼠的自发活动，明显延长戊巴比妥睡眠时间；灵芝及其孢子醇水提取物可显著增强利血平、氯丙嗪等的中枢抑制作用，拮抗苯丙胺的中枢兴奋作用，对抗烟碱所致的小鼠惊厥。灵芝颗粒剂还可对抗士的宁所致的小鼠惊厥。灵芝注射液对癫痫大鼠有治疗作用。

3. 增强学习记忆能力 灵芝水提液灌胃给药，可提高正常及乙醇致记忆障碍小鼠的学习记忆能力。Y 迷宫试验测定证明，灵芝醇水提取物给小鼠腹腔注射 2.5g/kg，可改善小鼠的学习和记忆功能。大脑中单胺类神经递质对注意力、记忆力和反应能力有调节作用，灵芝水煎液连续灌胃，可显著提高小鼠大脑 5－HT、多巴胺含量，明显增强小鼠的学习能力。临床观察发现，灵芝能明显提高联想学习、无意义图形再认、人像特点联系回忆水平，明显提高记忆商值。

4. 促进核酸、蛋白质的合成 灵芝多糖具有促进蛋白质合成、改善造血机能、诱导细胞色素 P－450 等作用，均有利于增强机体的防御功能。

5. 其他作用

（1）延缓衰老 灵芝口服液能明显提高小鼠皮肤中可提取胶原的比例，亦能减少小鼠心、脑中脂褐质的生成。灵芝粉、灵芝多糖可显著延长果蝇寿命，提高清除自由基的能力，增强老年小鼠血中 SOD 活力，降低 MDA 含量。灵芝多糖肽可抗氧自由基损伤。灵芝水煎液能调节老年大鼠胸腺组织中 NO 的含量，使谷胱苷肽过氧化物酶（GSH－Px）的含量增高，脂褐质含量降低，并提高单核巨噬系统的吞噬指数。灵芝延缓衰老的作用机理与免疫调节作用，促进核酸、蛋白质的合成代谢及抗氧化等作用有关。

（2）保肝、解毒 灵芝的醇提物能明显降低 CCl_4 引起的 ALT 升高及肝脏三酰甘油蓄积；可提高肝脏代谢戊巴比妥钠的能力；促进部分切除肝脏小鼠的肝脏再生。灵芝对氟他胺引起的肝中毒有预防作用；灵芝孢子粉对 D－半乳糖胺损伤肝脏有保护作用。灵芝多糖 D 给小鼠腹腔注射，可使小鼠肝匀浆中细胞色素 P－450 含量增加。发酵灵芝菌丝体对小鼠免疫性肝损伤有保护作用。从灵芝子实体中分离出的灵芝酸 A 和赤芝酸有保肝活性。灵芝保肝、解毒作用与促进肝细胞修复、诱导肝药酶及细胞免疫调节作用有关。

（3）抗肿瘤 灵芝胶囊对小鼠 S_{180}、HepA 和 Ehrlich 腹水癌细胞株均有明显的抑制作用；灵芝发酵液能延长荷瘤小鼠的生存期。灵芝多糖可显著抑制黄曲霉素 B（AFB）诱发的大鼠肝癌发生率，明显延长 S_{180}、U_{14}腹水型荷瘤小鼠的生存期。多糖、发酵液多糖提取物能显著提高荷瘤小鼠 NK 细胞活性、淋巴细胞转化率和血清 TNF－α 和 IL－2 含量；其碱基多糖可刺激巨噬细胞分泌 TNF－α，对肿瘤细胞有直接的细胞毒作用。灵芝酸是其抗癌活性成分之一。

（4）抗心肌缺血、降血压 灵芝醇提物可对抗家兔实验性急性心肌缺血，增强心肌收缩力，还可减慢心率。灵芝水浸出物对正常大鼠及自发性高血压大鼠有降压作用；国外学者报道灵芝三萜化合物对血管紧张素转换酶有抑制作用。

（5）降血糖、降血脂 灵芝孢子粉醇提物、灵芝多糖对糖尿病模型大鼠、小鼠能降低血糖，升高胰岛素水平，促进动物体内葡萄糖磷酸化；对损伤的胰岛 B 细胞有修复作用。灵芝肽对糖尿病小鼠也有降糖作用。降糖机制可能通过促进胰岛细胞 GLUT2 的蛋白表达而有助于葡萄糖转运入细胞，促进葡萄糖代谢。在大鼠高胆固醇饲料中加入灵芝菌丝体，可显著降低血清和肝脏中胆固醇、甘油三酯含量。

（6）抗炎 灵芝中的三萜类成分能抑制组胺释放。灵芝多糖对小鼠因巴豆油、烟雾和大肠杆菌内毒素所致的炎症反应及角叉菜胶引起的大鼠关节肿胀均有显著抑制作用。

（7）抗应激　灵芝精粉灌胃小鼠有抗辐射作用；灵芝孢子粉连续口服可使无氧环境下及亚硝酸钠中毒致缺氧和断头引起的急性脑缺血、缺氧小鼠存活时间明显延长。灵芝多糖口服液能提高机体的耐缺氧能力。灵芝粉能明显延长小鼠的爬杆时间和游泳时间，升高小鼠运动后的肝糖原含量，降低尿素氮和血乳酸含量，有明显的抗疲劳作用。

【现代应用】

1. 冠心病及高脂血症　灵芝的多种制剂对冠心病及高脂血症具有一定的疗效。

2. 肝炎、原发性肝癌　灵芝胶囊能使乙肝患者 HbeAg 转阴率明显高于对照组。灵芝胞内多糖治疗慢性乙型肝炎有显著疗效，治疗原发性肝癌，可使半年生存率及临床缓解率提高。

3. 白细胞减少症　以纯灵芝制剂及灵芝多糖制剂治疗白细胞减少症，可显著提高白细胞水平。

4. 神经衰弱、失眠　灵芝的多种制剂如灵芝颗粒剂等对神经衰弱、失眠具有较好疗效。

5. 慢性支气管炎　灵芝制剂对老年慢性支气管炎有较好的疗效。

6. 鹅膏毒蕈中毒　灵芝煎剂口服，每日 3 次，能明显降低中毒死亡率，且对脏器有保护作用。

【不良反应】

临床应用灵芝注射液曾发生过敏反应，严重者可出现过敏性休克。

小　结

1. 安神药的主要药理作用：镇静、催眠、抗惊厥、抗心肌缺血及抗心律失常，并有一定的降压作用。

2. 酸枣仁的主要药理作用：镇静、催眠、抗惊厥；增强机体免疫功能、抗心律失常、抗心肌缺血；还能降压、降脂、抗氧化和改善学习记忆能力。

3. 远志的主要药理作用：镇静、抗惊厥，镇咳祛痰，促进学习记忆能力，并有降压、兴奋平滑肌、抗衰老等作用。

4. 灵芝的主要药理作用：增强机体的免疫功能，提高学习记忆能力，还有镇静、抗惊厥、抗应激作用，能促核酸、蛋白质合成，延缓衰老，对心血管系统表现为抗心肌缺血、减慢心率、降血压。

思考题

1. 安神药的主要药理作用有哪些？
2. 实验室常用哪些物质造惊厥模型？
3. 酸枣仁对中枢神经系统的影响有哪些？有效成分是什么？
4. 远志对中枢神经系统的作用有哪些？
5. 远志祛痰的有效成分是什么？
6. 远志大量口服有何反应？皂苷静注会导致何不良反应？
7. 灵芝对免疫功能的影响有哪些？
8. 本章所介绍的药物中哪些药能提高学习记忆能力？何药有抗应激作用？何药可促进核酸、蛋白质的合成？

制剂与用法

1. 安神胶囊 由酸枣仁、何首乌、茯苓等组成。补血滋阴、养心安神，用于阴血不足，失眠多梦、心悸不宁、五心烦热、盗汗耳鸣。每粒 0.25g，1 次 4 粒，1 日 3 次口服。

2. 远志酊 为远志流浸膏经加工制成的酊剂。祛痰药，用于咳痰不爽。1 次 2～5ml，1 日 6～15ml。

第十八章　平肝息风药

学习指南：

1. 掌握平肝息风药的主要药理作用。
2. 掌握天麻、钩藤的主要药理作用、临床应用。
3. 熟悉地龙的主要药理作用、临床应用。
4. 了解全蝎的主要药理作用及临床应用。

第一节　概　述

凡以平肝潜阳、息风止痉为主要作用的药，称平肝息风药。主要用于肝阳上亢、肝风内动等证候。"诸风掉眩，皆属于肝"，本类药物多性寒或平，皆入肝经，根据作用特点不同分为平抑肝阳药和息风止痉药。

肝阳上亢通常是由肾阴、肝阴不足所致。主要症状有头痛目眩、面赤、耳鸣、脉弦有力等，与现代临床高血压病人的症状相似。肝风内动，如温病热极生风，多见于乙型脑炎、流行性脑脊髓膜炎、破伤风等急性传染病引起的高热惊厥等。此外，脑血管意外及其后遗症、癫痫、小儿惊厥、梅尼埃病、神经官能症等亦与肝风内动有关。

使用平肝息风药时，应根据引起肝阳上亢、肝风内动的病因、病机及兼证的不同，合理选择用药。平抑肝阳药多为质重之介类和矿石类药物，如石决明、珍珠母、牡蛎等；息风止痉药有天麻、钩藤、羚羊角、地龙、牛黄等。

其主要药理作用如下：

1. 镇静、抗惊厥　本类药物大多具有不同程度的镇静、抗惊厥作用。如天麻、钩藤、羚羊角、地龙、僵蚕、全蝎、牛黄等，能减少动物的自主活动，增强戊巴比妥钠、硫喷妥钠、水合氯醛等药的中枢抑制作用，对抗戊四氮、咖啡因、士的宁或电刺激所引起的惊厥。天麻、钩藤、全蝎等还有抗癫痫作用。

2. 降压　天麻、钩藤、羚羊角、地龙、蜈蚣、全蝎、白蒺藜等均有不同程度的降压作用。

3. 解热、镇痛　羚羊角、地龙等有解热作用，羚羊角、天麻、蜈蚣、全蝎等具有不同程度的镇痛作用。

表 18—1　　平肝息风药主要药理作用总括表

药物	镇静	抗惊厥	降压	抗血栓	其他作用
天麻	+	+	+	+	增加脑血流量、改善记忆、延缓衰老、保护脑细胞、抗癫痫、抗眩晕、抗炎、增强免疫、抗心肌缺血
钩藤	+		+	+	减慢心率、减弱心肌收缩力、抗癫痫、松弛平滑肌
羚羊角	+	+	+		解热、镇痛
地龙	+	+	+	+	解热、平喘、抗炎、镇痛、抗肿瘤、增强免疫、兴奋子宫、抗心律失常
全蝎	±	+	+	+	镇痛、抗癫痫、抗肿瘤、增强免疫
蜈蚣		+	+		镇痛
僵蚕	+	+			抑菌、抗肿瘤
罗布麻叶	+		+		降血脂、抗血小板聚集、利尿、抗自由基

第二节　常用药物

天　麻

本品为兰科植物天麻 Gastrodia elata Bl. 的干燥块茎。天麻含有天麻素（天麻苷，gastrodin）、天麻苷元（对羟基苯甲醇，hydroxybenzyl alcohol 或 gastrodigenin）、香草醇（香荚兰醇，vanillyl alcohol）、香草醛（vanillin）、琥珀酸、天麻多糖以及 Fe、Cu、Zn 等多种微量元素。天麻素是天麻的主要成分。天麻素、乙酰天麻素（acetylgastrodin）、香草醛已有人工合成。天麻味甘，性平。归肝经。

【药理作用】

天麻具有息风止痉、平抑肝阳、祛风通络之功效，主治头痛眩晕、肢体麻木、小儿惊风、癫痫抽搐、手足不遂、风湿痹痛等病证。

1. 镇静　天麻水煎剂、天麻素及其苷元、香草醇等能减少小鼠自发活动，显著延长巴比妥类药引起的小鼠睡眠时间，对抗咖啡因的中枢兴奋作用。天麻多糖可协同氯丙嗪的作用，并能对抗苯丙胺所致小鼠活动增加。天麻及天麻素静脉注射可观察到家兔脑皮层电图出现高幅慢波，进一步研究发现天麻苷元与脑内抑制性递质γ-氨基丁酸有相似的结构，推测天麻素可能在体内分解成天麻苷元，后者与脑内苯二氮䓬受体结合而发挥镇静、安神作用。天麻还能抑制中枢神经末梢对DA、NA的重摄取和储存，提示天麻的镇静、安神作用还可能与其降低脑内单胺类递质如多巴胺（DA）、去甲肾上腺素（NA）含量有关。

2. 抗惊厥、抗癫痫　天麻混悬液灌胃或腹腔注射对戊四氮所致小鼠惊厥有对抗作用。天麻注射液、天麻素及其苷元、香草醇等能显著拮抗戊四氮所致动物惊厥，延长惊厥潜伏期，降低死亡率或提高半数惊厥量。天麻多糖也可对抗戊四氮或士的宁所致惊厥。天麻醇提物皮下注射可抑制豚鼠实验性癫痫发作；合成天麻素可对抗马桑内酯所致的家兔癫痫。

3. 保护脑神经细胞（调节脑血管功能）　天麻粉能对抗脑缺血再灌注损伤神经细胞的凋亡；天麻素可降低兴奋性氨基酸（谷氨酸）的神经毒性，抑制谷氨酸诱导的细胞死亡和凋亡。天麻素对铅所致大鼠海马损害有拮抗作用，还能降低小鼠在低压缺氧时的死亡率。表明天麻素对脑神经细胞有保护作用。

4. 降压　天麻注射剂、天麻浸膏、天麻素均有降压作用。家兔静脉注射天麻注射液或十二指肠给予天麻浸膏，可使血压下降。有效成分是天麻素。

5. 改善记忆、延缓衰老　天麻能改善学习记忆功能。跳台实验发现，天麻对染铅、染铝所致学习记忆损害有改善作用，还可使AchE活力、单胺氧化酶（MAO）活力维持在正常水平。海马是学习记忆的关键部位，天麻对铅所致的大鼠海马损伤有保护作用。天麻提取物能明显改善东莨菪碱、亚硝酸钠、乙醇所致的小鼠记忆获得、巩固和再现障碍，并能明显降低D-半乳糖致急性衰老小鼠脑组织中MAO-B活性。主要有效成分是天麻素及其苷元。增强学习记忆的作用机制可能与调节中枢的胆碱能系统和单胺类递质产生有关。

天麻提取液能明显抑制超氧阴离子和MDA形成，对活性氧自由基诱导的红细胞膜过氧化损伤有保护作用；还可拮抗由铝引起的大鼠大脑皮质SOD活力降低及MDA含量升高。口服天麻能明显提高D-半乳糖致衰老小鼠红细胞SOD活力，降低心肌脂褐质；还可降低老龄大鼠血清LPO含量。

6. 抗血小板聚集、抗血栓　天麻体内外实验均显示有抗血小板聚集作用，能降低花生四烯酸诱发的急性肺血栓致小鼠死亡率；天麻素与天麻苷元也有相同的作用。天麻可扩张大鼠肠系膜动脉管径，使血流加快。

7. 抗炎、镇痛　天麻醇提物对二甲苯、角叉菜胶、醋酸、蛋清等所致的多种炎症反应有抑制作用，能降低毛细血管通透性，对抗5-HT和前列腺素E_2致炎症反应。扭体法、热板法实验证明，天麻醇提液有明显的镇痛作用。

8. 抗心肌缺血　天麻水醇提取物静脉注射能对抗垂体后叶素所致大鼠心肌

缺血。天麻素能显著增加小鼠心肌营养血流量，提高小鼠抗缺氧能力。天麻注射液静脉注射能减轻家兔冠脉左室支结扎后心电图的病理变化，降低血清丙二醛水平，缩小心肌梗死面积。对丝裂霉素 C 所致的心肌细胞中毒性损伤有保护作用。

9. 抗眩晕 口服天麻醇提物能改善旋转诱发的小鼠厌食症状，提高小鼠在水迷宫中空间辨别能力和达到安全区小鼠的百分率，能显著对抗旋转后小鼠自主活动的降低。

10. 增强免疫功能 天麻多糖可增加机体非特异性免疫及特异性免疫功能，促进病毒诱生干扰素。天麻注射液可提高小鼠淋巴细胞的转化；天麻素注射液能显著增强小鼠巨噬细胞吞噬功能，使血清溶菌酶活力提高，对细胞免疫和体液免疫也有促进作用。

【现代应用】

1. 神经衰弱 天麻素片、乙酰天麻素、合成天麻素注射液等制剂用于治疗多种神经衰弱。对头昏、耳鸣、肢体麻木、失眠有一定疗效，尤对失眠、头痛效果好。

2. 眩晕 天麻注射液对链霉素致眩晕、颈性眩晕及中老年眩晕均有较好疗效，对椎－基底动脉短暂缺血性眩晕也有效。还可用作高空作业人员的脑保健药物，能增强视神经的分辨能力。

3. 癫痫、惊厥 天麻制剂、香草醛片治疗癫痫小发作、大发作有一定疗效。还可用于轻型破伤风、流脑、乙脑等所致惊厥。

4. 血管神经性头痛、三叉神经痛、坐骨神经痛 用天麻注射液治疗有止痛效果。半夏白术天麻汤可治疗产后失血头痛、脑囊虫病头痛。

5. 老年性痴呆 由天麻钩藤饮加味治疗老年性血管性痴呆病人，服药 2 个疗程可明显改善神经功能和生活自理能力。

6. 高血压 单用能改善高血压头痛、失眠等症状。天麻钩藤饮降压效果较好。

7. 椎－基底动脉供血不足 天麻素注射液静脉注射，有一定疗效。

此外，天麻还用于脑外伤综合征、面肌痉挛、冠心病等。

【不良反应】

小鼠腹腔注射天麻浸膏的 LD_{50} 为 51.4 ~ 61.4g/kg，静脉注射的 LD_{50} 为 36.5 ~ 43.5g/kg。有报道，天麻注射液致严重过敏反应 2 例。内服天麻密环菌片致严重脱发 1 例、过敏性休克 1 例。口服天麻也有致急性荨麻疹、多形红斑药疹的过敏案例。

钩　藤

本品为茜草科植物钩藤 Uncaria rhynchophylla (Miq.) Jacks.、大叶钩藤 Uncaria macrophylla Wall.、毛钩藤 Uncaria hirsuta Havil.、华钩藤 Uncaria sinensis (Oliv.) Havil. 或无柄果钩藤 Uncaria sessilifructus Roxb. 的干燥带钩茎枝。钩藤含有多种吲哚类生物碱，主要有钩藤碱（rhynchophylline）、异钩藤碱（isorhynchophylline）、去氢钩藤碱（corynoxeine）、异去氢钩藤碱（isocorynoxeine）等。总生物碱含量约为0.22%，其中钩藤碱含量约占34.5%～51.0%。钩藤味甘，性凉。归肝、心包经。

【药理作用】

钩藤具有清热平肝、息风定惊功效，主治头痛眩晕、惊痫抽搐、妊娠子痫等。

1. 降压　钩藤煎剂、钩藤总碱对正常或高血压大鼠，不论静脉注射或灌胃给药，均有明显的降压作用。给自发性高血压大鼠（SHR）连续灌胃钩藤煎剂有显著降压作用；水煎液对肾性高血压大鼠也有降压作用。降压的有效成分是钩藤碱和异钩藤碱等。降压机制是抑制血管运动中枢、扩张外周血管、降低外周阻力，并能阻滞交感神经和神经节，抑制神经末梢递质的释放。钩藤碱扩张血管作用还与钙拮抗有关。兔主动脉条实验表明，钩藤碱能抑制动脉平滑肌外钙内流和内钙释放。钩藤的降压作用温和、持久，重复给药无快速耐受现象。

2. 镇静、抗癫痫　钩藤、钩藤碱能减少小鼠的自发活动，对抗咖啡因引起的中枢兴奋，有一定的剂量依赖性。钩藤水煎液能延长硫喷妥钠所引起的小鼠睡眠时间。钩藤能使大鼠大脑皮质兴奋性降低，使条件反射的潜伏期延长，部分阳性条件反射消失，冲动总合能力减弱。钩藤碱能降低大鼠海马和皮层中NE的含量，提示镇静机制与调节脑内单胺类递质释放有关。钩藤注射液对毛果芸香碱致痫家兔有作用，可使癫痫发作次数及发作持续时间显著减少，发作间隔时间显著延长。

3. 抑制血小板聚集和抗血栓形成　静脉注射钩藤碱能明显抑制花生四烯酸、胶原及ADP诱导的大鼠血小板聚集，抑制胶原诱导的血栓素 A_2 的生成。钩藤碱还能抑制血小板生成丙二醛，抑制血小板因子Ⅳ的释放。腹腔注射钩藤碱能降低实验性肺血栓形成小鼠的死亡率。大鼠静脉注射钩藤碱可抑制静脉血栓及脑血栓形成。

4. 对平滑肌的作用　钩藤碱、异钩藤碱、去氢钩藤碱能不同程度地抑制乙酰胆碱引起的小鼠离体肠管收缩。钩藤碱对催产素和高钾去极化后 Ca^{2+} 引起的大鼠离体子宫收缩有抑制作用。钩藤总碱灌胃或注射给药能抑制组胺引起的豚鼠哮喘。

5. 对心脏的影响 钩藤对动物心脏有抑制作用。钩藤水醇提液对蟾蜍离体心脏有抑制作用，心率、心肌收缩幅度和心输出量均减少。钩藤总碱静脉注射，对乌头碱、氯化钡、氯化钙诱发的大鼠心律失常均有对抗作用。麻醉犬和猫静脉注射钩藤碱有减慢心率、抑制心肌收缩力、降低心肌耗氧量的作用。异钩藤碱静脉注射能减慢心率，抑制房室传导。钩藤碱和异钩藤碱能抑制离体豚鼠心房的自发频率，抑制肾上腺素诱发的异位节律，延长功能性不应期和降低兴奋性。作用机理可能与阻滞钙通道、阻滞 K^+ 通道及抑制 Na^+ 内流有关。

【现代应用】

1. 高血压病 钩藤总碱及天麻钩藤饮对高血压病有一定疗效，能使头痛、失眠、心悸、耳鸣、肢体麻木等症状缓解。

2. 惊痫 常与羚羊角、天麻、全蝎合用，如羚角钩藤汤。

3. 百日咳 钩藤与薄荷各6g，煎服，可减少阵发性痉咳次数。

【不良反应】

钩藤总碱对小鼠灌胃和腹腔注射的 LD_{50} 分别为514.6±29.1mg/kg 和144.2±3.1mg/kg；钩藤碱对小鼠腹腔注射和静脉注射的 LD_{50} 分别为 162.3mg/kg 和 105.0mg/kg；异钩藤碱对小鼠腹腔注射和静脉注射的 LD_{50} 分别为 217mg/kg 和 80mg/kg。断乳大鼠灌服钩藤总碱 50mg/kg 和 100mg/kg，连续 2 月，小剂量组幼鼠的生长发育、肝肾功能及血象无明显异常，仅肾脏表现有轻度营养性障碍变化，停药后可恢复。大剂量组动物中的致死动物心、肾、肝脏有病理变化。

地 龙

本品为钜蚓科动物参环毛蚓 Pheretima aspergillum（E. Perrier）、通俗环毛蚓 Pheretima vulgaris Chen、威廉环毛蚓 Pheretima guillelmi（Michaelsen）或栉盲环毛蚓 Pheretima pectinifera Michaelsen 的干燥体。前一种习称“广地龙”，后三种习称“沪地龙”。主要化学成分有蚯蚓解热碱（lumbrofebin）、蚯蚓素（lumbritin）、蚯蚓毒素（terrestro－lumbrilysin）。还含有月桂酸等 18 种脂肪酸及天冬氨酸等多种氨基酸、琥珀酸和钙、镁、铁、锌等微量元素。地龙味咸，性寒。归肝、脾、膀胱经。

【药理作用】

地龙具有清热定惊、通络、平喘、利尿功效，主治高热神昏、惊痫抽搐、关节痹痛、肢体麻木、半身不遂、肺热喘咳等。

1. 解热　地龙水浸剂对大肠杆菌内毒素及化学刺激引起的发热家兔、大鼠均有明显退热作用。广地龙散临床对感染性疾病发热有良好疗效。退热有效成分为解热碱、琥珀酸及某些氨基酸，通过作用于体温调节中枢，促进散热增加而解热。

2. 镇静、抗惊厥　地龙的热水浸液、醇提液对小鼠及兔均有镇静作用，对戊四氮及咖啡因引起的惊厥有对抗作用；地龙乙醇浸出液 20g/kg 给小鼠腹腔注射可对抗电惊厥，对士的宁引起的惊厥无明显拮抗，提示其抗惊厥的作用部位在脊髓以上的中枢神经。地龙抗惊厥作用与所含琥珀酸有关。

3. 抗血栓　体外实验，地龙提取液可使凝血酶时间、凝血酶原时间、复钙时间等均明显延长。地龙煎液口服，可明显抑制大鼠动脉血栓形成；小鼠腹腔注射地龙注射液，可使全血凝血时间明显延长。地龙可激活纤维蛋白溶解酶原，并含有纤溶酶样物质，可促进纤维蛋白及血块的溶解。正常人口服地龙提取物，亦有明显的抗凝和纤溶作用。目前从地龙提取液中已分离出多种纤溶酶和纤溶酶原激活物，如蚓激酶，具有良好的溶解血栓作用。从地龙中提取的纤溶酶给家兔口服可使体外形成的血栓长度、重量均较对照组明显减少。地龙提取液还可改善血液流变学异常，给家兔静脉注射可使血液黏度、血小板聚集百分率、全血及血浆黏度、红细胞刚性指数均显著降低。地龙的抗血栓作用是通过抗凝、促纤溶、抑制血小板聚集、增强红细胞膜稳定性等实现的。

4. 平喘　地龙醇提取液可明显增加大鼠和家兔气管、肺灌流量，并能对抗组胺和毛果芸香碱引起的支气管收缩，提高豚鼠对组胺的耐受力。蚯蚓素可对抗组胺所致的离体气管片痉挛，对豚鼠过敏性哮喘有缓解作用。提示作用机理可能与阻滞组胺受体有关。

5. 降压　地龙水浸液体外对血管紧张素转化酶活性有明显抑制；给自发性高血压大鼠喂饲含地龙的饲料，可降低血压。地龙乙醇浸出液静脉注射，对正常及麻醉兔、大鼠均有降压作用。

6. 增强免疫功能　地龙提取物可促进小鼠脾淋巴细胞转化，提高脾脏自然杀伤 NK 细胞的活性。地龙肽能明显提高淋巴细胞增殖率。

此外，静脉注射地龙注射液，对多种实验性心律失常具有对抗作用。地龙提取物对子宫平滑肌有兴奋作用。地龙醇提物有显著的抗炎、镇痛作用；粉针剂有解热、镇痛作用。地龙 2 号（主要成分为蚯蚓纤溶酶及蚯蚓胶原酶）可抑制

CCl_4 致大鼠肝纤维化。地龙提取物外用可降低烧伤创面水肿程度，增加真皮细胞中 DNA 合成，促进愈合。

【现代应用】

1. 高热、惊厥 地龙对流感、上呼吸道感染、支气管炎、肺炎等呼吸道感染所引起的高热，有退热疗效。能缓解肺炎、流脑、乙脑所致高热惊厥，亦可用于惊风抽搐、癫痫等疾病。

2. 慢性支气管炎及支气管哮喘 用地龙粉单服或与其他药合用，有良效。哮喘病人舌下含地龙液，可立刻起到平喘效果。

3. 高血压 地龙酊、地龙胶囊口服对原发性高血压有较好疗效。

4. 血栓性疾病 地龙提取物或地龙与其他中药配伍治疗脑血管栓塞、心肌梗死及静脉血栓形成均有一定效果。口服地龙提取物对高血黏度综合征和缺血性中风有效。缺血性脑血管病患者口服蚓激酶有效。

5. 创伤 鲜地龙提取液外用，有促进痔疮术后创面愈合的作用。地龙浸液用治刀口裂开者，有显著效果。地龙研粉和面服用，治疗痔疮效果好。

6. 腮腺炎 地龙浸泡红醋后外敷治疗腮腺炎，可明显缓解肿痛。

7. 褥疮、带状疱疹 鲜地龙白糖合剂外敷患部，有满意疗效。

8. 小儿夜啼 鲜地龙内服加外敷，疗效好。

【不良反应】

地龙对子宫有兴奋作用，能引起痉挛性收缩，孕妇慎用。有报道用地龙注射液肌注引起过敏性休克。地龙毒性较低，小鼠腹腔注射 LD_{50} 为 95～115g/kg，静脉注射 LD_{50} 为 38.5g/kg。

全　蝎

本品为钳蝎科动物东亚钳蝎 Buthus martensii Karsch 的干燥体。含蝎毒（katsutoxin），为一种毒性蛋白。从蝎毒中纯化分离出一种抗癫痫活性多肽称抗癫痫肽（AEP），和一种镇痛活性多肽称蝎毒素Ⅲ（tityustoxix－Ⅲ）。此外还含三甲胺（trimethylamine）、甜菜碱（betaine）、苦味酸羟胺（hydroxylaminepicrate）、胆甾醇（cholesterol）、蝎酸（katsuacid）、牛磺酸（taurine）、棕榈酸（palmitic acid）等以及多种氨基酸和 As、Bi 等多种无机元素。味辛，性平，有毒。归肝经。

【药理作用】

全蝎具有息风镇痉、通络止痛、攻毒散结之功效，用于惊风、癫痫、破伤风、头痛、风湿痹痛、疮疡肿毒等病证。

1. 抗惊厥、抗癫痫　全蝎或蝎尾提取物给小鼠灌胃或静注能对抗士的宁、可拉明、戊四氮、烟碱及电惊厥引起的惊厥发作；抗癫痫肽对咖啡因、贝美解、士的宁所致小鼠惊厥有明显抑制作用，且作用强于蝎毒。蝎毒和抗癫痫肽都能对抗马桑内酯、头孢菌素Ⅱ、印防己毒素和青霉素等诱发的大鼠癫痫，与苯妥英钠、卡马西平和抗癫痫灵相比，具有作用强、用量小、毒性低等优点。抗癫痫肽的抗癫痫作用依赖于单胺类神经递质的存在；也有研究认为抗癫痫机理与降低海马神经元兴奋性及抗癫痫发作敏感性形成有关。

2. 抗血栓　全蝎提取物对大鼠下腔静脉血栓形成有抑制作用，能减轻血栓重量；使激活部分凝血活酶时间和凝血酶原时间均明显延长，抗凝血酶活性和纤溶酶原含量均明显降低。

3. 镇痛　蝎身和蝎尾制剂灌胃或静注，对动物皮肤痛或内脏均有显著的镇痛作用，蝎尾的镇痛作用比蝎身强。蝎毒对小鼠内脏痛、皮肤痛及刺激大鼠三叉神经诱发皮层电位均有较强的抑制作用。蝎毒素－Ⅲ有很强的镇痛作用，约为粗制蝎毒的3倍。

4. 抗肿瘤　蝎毒体外对艾氏腹水癌（EAC）细胞、人大肠癌细胞有明显的细胞毒作用。全蝎尾提取液口服对动物 S_{180} 肉瘤生长有抑制作用。全蝎提取液皮下注射对细胞肉瘤（SPS）和 MA－737 乳腺癌带瘤小鼠的肿瘤生长也有明显抑制作用，可使瘤组织 DNA 明显减少。蝎毒 0.1mg/kg 和 0.3mg/kg 腹腔注射能明显延长艾氏腹水癌的小鼠生存期。

5. 对免疫功能的影响　全蝎粉混悬液灌服，对小鼠免疫功能有促进作用，可使巨噬细胞吞噬功能增强，促进溶血素、溶血空斑形成和淋巴细胞转化。

【现代应用】

1. 癫痫　取全蝎（连尾）、蜈蚣（去头足）等量，晒干研末，制蜜丸口服，可减少发作次数，减轻症状。全蝎粉与韭菜揉汁加红糖蒸服或全蝎、马钱子制成马蝎散治疗癫痫，有较好疗效。

2. 高血压　将全蝎粉注射剂用于高血压病人，降压快，无明显副作用。

3. 急性扁桃体炎　取蝎尾外贴于下颌角正对肿大的扁桃体外皮肤上。

4. 乳腺炎、乳腺纤维瘤　用馒头将全蝎包入，饭前吞服，治疗乳腺炎；取全蝎纳入瓜蒌中，焙存性研细末，治乳腺纤维瘤及小叶增生；全蝎研末饭后服治疗乳腺囊性增生，均有满意疗效。

5. 疖肿 将全蝎烤干研细装入胶囊口服，或外敷治疗疖肿，效果好。

6. 烧烫伤 活全蝎浸泡食油中12小时以上。外涂治疗烧伤，结痂快，止痛效果好。

7. 百日咳 全蝎焙焦，鸡蛋煮熟，用鸡蛋蘸蝎末食之，治疗74例，全部治愈。

8. 麦粒肿 全蝎焙黄研细末口服，疗效确切。

【不良反应】

小鼠静脉注射蝎身煎剂的LD_{50}为6.148g/kg，蝎尾煎剂为0.884g/kg；蝎毒粗毒的小鼠腹腔注射的LD_{50}为2.4mg/kg，蝎毒中哺乳动物神经毒素Ⅰ和Ⅱ的小鼠腹腔注射的LD_{50}为0.48mg/kg和0.63mg/kg，蝎毒最小致死量为：兔0.07mg/kg，小鼠0.5mg/kg。抗癫痫肽对小鼠静脉注射的最大安全量为5.6mg/kg。

小　结

1. 平肝息风药的主要药理作用：镇静、抗惊厥、降压，还有一定的解热、镇痛作用。

2. 天麻的主要药理作用：镇静、抗惊厥、抗癫痫、降压，对脑神经细胞有保护作用；还有抗血小板聚集、抗炎、镇痛、抗眩晕等作用。

3. 钩藤的主要药理作用：降压、镇静、抗癫痫、抑制血小板聚集，对肠、子宫、支气管平滑肌有松弛作用，还能减少心率、心肌收缩力和心输出量。

4. 地龙的主要药理作用：解热、镇静、抗惊厥、抗血栓形成，还有平喘、降压等作用，对免疫功能有促进作用。

5. 全蝎的主要药理作用：抗惊厥、抗癫痫、抗血栓形成，还有镇痛、抗肿瘤作用，对免疫功能有一定的促进作用。

思考题

1. 平肝息风药的主要药理作用有哪些？
2. 天麻的主要药理作用及临床应用是什么？
3. 天麻镇静作用的成分、机理是什么？
4. 天麻调节脑血管功能、降压的成分是什么？
5. 钩藤降压的成分、机理、特点是什么？

6. 本章所介绍的药物中，具有抗癫痫作用的是哪几味?
7. 从地龙中分离出的具有溶栓作用的成分是什么?
8. 全蝎抗癫痫的有效成分是什么?

制剂与用法

全天麻胶囊　天麻经加工成细粉制成的胶囊剂。平肝、息风、止痉，用于肝风上扰所致的眩晕、头痛、肢体麻木、癫痫抽搐。每粒0.5g，1次2~6粒，1日3次口服。

第十九章 开窍药

学习指南：

1. 掌握开窍药的主要药理作用。
2. 掌握麝香的主要药理作用。
3. 熟悉冰片的主要药理作用及临床应用。
4. 了解苏合香、石菖蒲的主要药理作用及临床应用。

第一节　概　述

凡以苏醒神志为主要功效、能使昏迷病人神志苏醒的药物，称为开窍药。开窍药具有通关、开窍、醒神、回苏等功效。适用于邪气壅盛、蒙蔽心窍所致的各种窍闭神昏之证。开窍药多性温，味辛，入心经，因多具辛香走窜之性，故又称为芳香开窍药。

窍闭证的主要表现为神志昏迷，牙关紧闭。有寒闭、热闭之分，热闭主要是热邪内陷心包所致，多见于一些严重的感染性疾病如流行性脑脊髓膜炎、乙型脑炎、重症肺炎、化脓性感染所致的高热昏迷、惊厥、谵语以及中暑等。寒闭主要指中风、中恶、秽浊蒙蔽所致的窍闭证，常见于脑血管意外、中毒性疾病、肺性脑病及心源性疾病引起的休克等。

开窍药的主要药理作用如下：

1. 对中枢神经系统的影响　开窍药的应用旨在使神志昏迷的病人苏醒，而本类药对中枢神经系统（CNS）的作用与药理学中苏醒药和中枢兴奋药的作用不完全相同。研究表明许多临床开窍醒神的有效药或方对中枢神经系统有镇静或拮抗兴奋药的作用，所以单从兴奋中枢不能完全解释其开窍醒神的功效。研究表明，该类药醒神功效的发挥可能与以下环节有关：

(1) 调节中枢兴奋-抑制的平衡　如麝香和麝香酮对中枢神经系统有兴奋和抑制双重作用，表现在对正常小鼠自发活动有抑制作用，但能缩短戊巴比妥钠所致小鼠睡眠时间。对家兔呈现兴奋作用，又能对抗癫痫大发作；石菖蒲、冰片、安宫牛黄丸对中枢神经系统有镇静作用，还可拮抗中枢兴奋药戊四氮、苯丙胺所致惊厥和运动兴奋。冰片、苏合香可对抗动物电休克。牛黄抑制大脑皮质，却兴奋呼吸中枢。提示开窍药通过调节中枢兴奋与抑制的平衡，使神经功能恢复正常。

(2) *保护脑细胞，改善脑代谢*　麝香能提高中枢耐缺氧能力，对缺氧性脑损伤有保护作用。石菖蒲、安宫牛黄丸能提高中枢耐缺氧能力，明显延长动物在常压、减压环境里的存活时间；牛黄醒脑Ⅱ号注射液能明显促进施万细胞的分裂和生长；石菖蒲、冰片对神经细胞缺氧性损伤有保护作用；石菖蒲配伍冰片还能降低高脂血症大鼠脑组织中内皮素含量，并升高降钙素基因相关肽含量，有舒张脑血管、改善脑供血的作用。

(3) *改善窍闭证的症状，有利于苏醒*　如退热、抗菌、抗病毒有利于感染引起的昏迷病人神志恢复，改善肺通气功能、纠正酸碱平衡紊乱，有利于肺性脑病患者的苏醒。保肝解毒，降低血氨水平，使肝昏迷病人神志苏醒等。该类药物开窍的实质与调节中枢神经的功能状态、提高耐缺氧能力及保护脑神经细胞、改善脑供血密切相关。

2. 抗心肌缺血　麝香、苏合香、冰片等可增加心肌血流量，降低心肌耗氧量。冠心苏合丸（苏合香脂、冰片、青木香、乳香、朱砂）及苏冰滴丸（苏合香脂、冰片）等能降低心肌耗氧量，对心肌缺血犬，能使已减少的冠状窦血流量完全或部分恢复。

3. 抗炎　麝香、冰片等具有抗炎作用。麝香可抑制炎症时毛细血管通透性增加和白细胞游走，减轻局部水肿，亦可抑制肉芽组织增生。冰片对多种实验性炎症有抑制作用。

表 19－1　　开窍药主要药理作用总括表

药物	中枢神经系统			抗心肌缺血	抗炎	其他作用
	兴奋	抑制	提高耐缺氧能力			
麝香	+	+	+	+	+	抗血小板聚集、抗肿瘤、兴奋子宫
苏合香				+		抗血小板聚集、抗血栓
石菖蒲		+				改善学习记忆，抗抑郁，抗真菌，松弛胃肠、气管平滑肌
冰片		+	+	+	+	抗菌、镇痛、促渗透、抗生育
蟾酥	+				+	局麻、镇痛、强心、升压、抑制血小板聚集、兴奋呼吸、抗休克、抗肿瘤

第二节 常用药物

麝 香

为鹿科动物林麝 Moschus berezovskii Flerov、马麝 Moschus sifanicus Przewalski 或原麝 Moschus moschiferus Linnaeus 成熟雄体香囊中的干燥分泌物，主含麝香酮（muscone），含量2.5% ~5.4%，现已能人工合成，还含有麝香吡啶（muscopyridine）、雄性激素、胆甾醇酯、多肽等。本品味辛，性温。归心、脾经。

【药理作用】

麝香具有开窍醒神、活血通经、消肿止痛的功效，主治热病神昏、中风痰厥、气郁暴厥、中恶昏迷、癥瘕经闭、难产死胎、心腹暴痛、痈肿瘰疬、咽喉肿痛、跌仆伤痛、痹痛麻木等。

1. 对中枢神经系统的影响 麝香的有效成分麝香酮给药后可迅速通过血-脑屏障，对中枢神经系统表现为兴奋和抑制的双重作用。麝香、麝香酮均能缩短巴比妥类药物所引起的小鼠睡眠时间；麝香水提液静脉注射、脑内注射对清醒家兔有兴奋作用，兔活动次数增加；对巴比妥类麻醉兔，麝香有明显的唤醒作用。

但麝香有别于一般的中枢药物。大剂量腹腔注射可抑制正常小鼠的自发活动。小鼠灌胃人工麝香亦能明显抑制戊四氮所致的惊厥。麝香对中枢神经系统具有兴奋和抑制的双重作用，与麝香既治“中风昏迷”，又治“惊痫”的中医理论相符。

麝香具有提高中枢耐缺氧能力、抗脑组织损伤作用。小鼠腹腔注射麝香注射液，能明显延长在常压缺氧环境中的存活时间。腹腔注射麝香注射液 80mg/kg，能显著延长大鼠急性呼吸停止后脑电图的存在时间，表明麝香能提高中枢耐缺氧能力，对缺氧性脑损伤有保护作用。麝香对冷冻所致大鼠实验性脑水肿有保护作用，能减轻脑水肿程度。麝香注射液对大鼠大脑中动脉缺血/再灌流引起的神经元损伤也有明显保护作用，能抑制脑组织损伤，促进神经功能恢复。麝香酮能对抗大鼠局灶性脑缺血性损伤，显著缩小脑梗死体积；还可明显拮抗 D-半乳糖致痴呆小鼠的学习记忆功能减退，降低脑组织中 MDA 含量，抑制单胺氧化酶（MAO）活力，提高 SOD 活性。由此提示麝香醒脑开窍作用与其对中枢神经系统的调节、提高耐缺氧能力、保护脑神经细胞及改善大脑血液供应密切相关。

2. 抗炎 麝香水提物对小鼠巴豆油耳部炎症、大鼠琼脂性关节肿、酵母性关节肿、佐剂型关节炎均具有非常明显的抑制作用，对大鼠烫伤性血管渗透性增加、羧甲基纤维素引起的腹腔白细胞游走，亦具有明显的抑制作用。

麝香对炎症的早、中、晚三期均有明显效果。实验发现，麝香水溶物可减低大鼠肾上腺内维生素 C 的含量，提高外周血皮质酮含量，切除肾上腺其抗炎作用消失，但切除垂体抗炎作用依然存在。麝香甲醇提取物还能抑制家兔髓质环氧酶活性，减少 PGE 的合成。麝香水溶物中分离出一种糖蛋白，可明显减少中性粒细胞血小板活化因子（PAF）的生成，对中性粒细胞趋化反应有显著的抑制作用。以上结果表明，麝香的抗炎作用是通过增加肾上腺皮质功能和抑制炎症介质的释放而实现的。

3. 抗血小板聚集　麝香具有抗血小板聚集作用。对细菌内毒素诱发的弥漫性血管内凝血，麝香甲醇提取物有抑制血小板减少、血小板聚集及抗凝血酶的作用。家兔一次腹腔注射麝香酮，能明显降低 ADP 诱导的血小板聚集，影响血小板收缩蛋白功能，使血浆凝块不能正常收缩。

4. 对子宫的作用　麝香和人工合成麝香酮对离体和在体子宫均有兴奋性作用，使子宫的收缩力增强，频率加快。其中对妊娠子宫的兴奋性大于未孕子宫，对晚期妊娠子宫的兴奋性又大于早期妊娠子宫，并有抗早孕和抗着床作用。麝香酮阴道给药，在子宫和卵巢的分布浓度比灌胃给药和静脉注射给药高，提示阴道给药是抗早孕的适宜给药途径。

5. 对心脏的影响　天然麝香具有明显的强心作用，能使离体蟾蜍心肌收缩力增强，心排出量增加；对离体兔心、蛙心也有兴奋作用。

此外，麝香含有雄甾酮，具有雄激素样作用，醚提取物能使去势大鼠的前列腺和精囊增重，还有类似睾酮样的激素作用。麝香有一定的增强免疫和药酶诱导作用。

【现代应用】

1. 冠心病、心绞痛　用人工麝香含片，大部分患者症状缓解。对憋气症状改善较好，缓解心绞痛作用较硝酸甘油弱而缓慢。

2. 中枢性昏迷　醒脑静脉注射液（含麝香、冰片、黄连等）、麝香注射液（含麝香、郁金、冰片、石菖蒲等）加入葡萄糖液内静脉滴注，或用含麝香的安宫牛黄丸、至宝丹等治疗流脑、乙脑等多种原因引起的高热神昏、惊厥及颅脑损伤昏迷。

3. 挫伤性前房积血　口服麝香配合止血药、高渗脱水剂及激素治疗，加快积血吸收，疗效明显。

4. 视网膜色素变性　麝香注射液穴位注射（肝俞、肾俞穴）治疗，视力在

1个月后开始有不同程度的提高。

5. 痛经 用麝香敷贴在神阙穴，辅以艾条温和灸，治疗重度子宫内膜异位症继发性痛经者，可明显减轻疼痛程度。

6. 面瘫 于患侧下关、阳白、地仓、四白、迎香等穴行麝香灸，可使面神经麻痹症状减轻或消失。

7. 血管性痴呆 用麝香注射液治疗有较好疗效。

8. 带状疱疹 麝香灸治疗，丘疱疹消退，疼痛消失。

【不良反应】

急性毒性试验表明，麝香酮小鼠静脉注射的 LD_{50} 为152～172mg/kg，腹腔注射的 LD_{50} 为270～290mg/kg。较大剂量麝香酮使小鼠四肢伏倒、震颤、闭目、呼吸抑制而死亡。大鼠腹腔注射麝香酮22.78mg/kg和55.56mg/kg，连续20天，小剂量组无明显毒性，大剂量组体重增长较慢，红细胞数降低，肝脾肿大。

结扎冠脉左前降支的犬，静脉注射麝香75～150mg/kg，心肌梗死范围无明显缩小，且有促进室颤的危险，9只犬中7只因室颤而死亡，而肌注组则无此现象。当培养心肌细胞处在缺氧、缺糖等模拟心肌缺血的情况下，麝香有加速其释放乳酸脱氢酶、琥珀酸脱氢酶、酸性磷酸酶和加速受损细胞死亡等毒性。提示麝香制剂静脉过量给药对心肌可能有潜在的损伤作用。孕妇忌用。

冰　片

本品是从龙脑香科植物龙脑香（Dryobalanops aromatica Gaertn. f.）树脂和挥发油中提取的结晶，或从菊科植物艾纳香（BlumeabalsamiferaDC）叶提取的结晶；或以松节油、樟脑等为原料，用化学方法合成的人工合成品。冰片主含龙脑（bomeol），还含有多种萜类成分，其中龙脑香科冰片主含右旋龙脑（D－bomeol），菊科冰片主含左旋龙脑（L－bomeol）。目前临床应用的冰片大部分为人工合成品，含有龙脑和异龙脑（1sobomeol）。冰片味辛、苦，性微寒。归心、脾、肺经。

【药理作用】

冰片具有开窍醒神、清热止痛功效，主治热病神昏、痉厥、中风痰厥、气郁暴厥、中恶昏迷、目赤、口疮、咽喉肿痛等。

1. 对中枢神经系统的影响 龙脑、异龙脑或合成冰片腹腔注射，能显著延长戊巴比妥钠所引起的小鼠睡眠时间，异龙脑作用尤为显著。也有报道，冰片能缩短戊巴比妥钠睡眠时间，表现出醒脑和兴奋作用；冰片还能延长苯巴比妥钠入睡时间，对抗苦味毒产生的惊厥。冰片对中枢神经系统有双重作用，既能镇静安神，又能醒脑。龙脑、异龙脑200mg/kg腹腔注射，能明显延长缺氧小鼠的存活时间，其中异龙脑的作用较龙脑好。冰片对缺血－再灌注损伤大鼠有脑保护作用，降低脑组织MDA含量，提高SOD活性，还能促进雪旺细胞的成长。

2. 抗炎　冰片有很好的抗炎、消肿作用。龙脑、异龙脑乳剂对巴豆油致小鼠耳廓肿胀及大鼠蛋清性足跖肿胀均有显著的抑制作用，其中异龙脑的疗效好于龙脑。机理可能与拮抗前列腺素E（PGE）、抑制炎症介质释放有关。

3. 镇痛　冰片对豚鼠激光烧伤创面有抗炎、镇痛作用。热板实验表明，龙脑、异龙脑腹腔注射，有镇痛作用；临床将冰片用于激光切割痔疮后的创面镇痛。

4. 抗菌　体外试验证明，冰片和龙脑、异龙脑对金黄色葡萄球菌、链球菌、肺炎球菌、大肠杆菌等均有明显的抗菌作用。表现为低浓度时抑菌，高浓度时杀菌，接触时间越长，抗菌效果越好。此外，对猪霍乱弧菌、黑曲霉菌、红色癣菌等也有抗菌作用。电镜观察证实，冰片可破坏真菌的细胞结构，导致真菌溶解死亡。

5. 促进药物透过血－脑屏障　冰片极易透过血－脑屏障，联合用药时还能提高磺胺嘧啶、庆大霉素、顺铂等药物在大鼠脑内的浓度。CT动态扫描显示，冰片还能提高泛影葡胺在脑内的造影作用。兔和大鼠灌服冰片，均能增强伊文思蓝对脑组织的蓝染程度，说明其能提高血－脑屏障的通透性。

6. 促进药物吸收　四甲吡嗪、利福平、尼群地平、庆大霉素等分别与冰片合用，能提高前述药物的血药浓度，说明冰片能增强其他药物的吸收。还可促进外用皮质激素、双氯灭痛、甲硝唑、氟尿嘧啶、水杨酸、川芎嗪、醋酸曲安奈德等药的透皮吸收。还可改善角膜上皮细胞的通透性和促进口腔、鼻腔黏膜的吸收。

7. 抗心肌缺血　冰片对急性心肌梗死的麻醉犬能使冠状窦血流量增加、心率减慢、心肌耗氧量降低。龙脑和异龙脑能使小鼠心肌^{86}Rb摄取率明显提高，使心肌营养性血流量增加。苏冰滴丸对垂体后叶素所致心肌缺血有保护作用。

8. 抗生育　冰片对妊娠中期、晚期有显著终止妊娠的作用。对早期妊娠无明显影响。

【现代应用】

1. 咽喉肿痛、口腔溃疡　用冰硼散粉末少许吹敷患处，可消炎和减轻疼痛，并有促进溃疡愈合的作用。

2. 外科感染 用于未形成脓肿或表皮未溃破者。用冰片、芒硝，按1:10的比例混匀研末外用。冰片5g，煅炉甘石100g，制散剂治烧伤；与氢化可的松混匀外涂治疗非化脓性软组织炎；海螵蛸、冰片研末混匀，外敷治肛裂，有较好疗效；冰片、珍珠、氧化锌制膏治疗急性淋巴结炎、急性颌下腺炎、急性冠周炎、颌面部疖痈等面部感染，收到满意的效果。冰片加氟哌酸治疗Ⅲ期褥疮，创面愈合快。

3. 宫颈糜烂 对阴道常规消毒灌洗后，蘸取冰硼散敷于患处。

4. 化脓性中耳炎 洗净耳道分泌物，用黄冰滴耳剂（黄连、冰片、乙醇）滴耳治疗。

5. 冠心病、心绞痛 冰片、苏合香、檀香、青木香等（冠心苏合丸），治疗效果明显。

6. 眩晕、失眠 冰片外贴耳穴治疗眩晕77例，失眠92例，疗效较满意。

7. 痛症 外用治疗激光切割痔疮术后创面疼痛，与枯矾、氯化钠配液喷洒烧伤创面，止痛效果好。50%的冰片醇溶液外涂疼痛部位对肺癌、乳腺癌患者止痛效果明显；冰片加醋外用治疗带状疱疹神经痛有良效。

8. 烧伤 冰片、鸡蛋清调匀外涂治Ⅱ度烧伤，能止痛、抑制感染、收敛创面、减少水肿、促进愈合。

9. 蛲虫病 冰片1.5g，香油3g，混匀调成糊状，肛门涂抹。

【不良反应】

龙脑、异龙脑、合成冰片灌胃的LD_{50}分别为2879mg/kg、2269mg/kg和2507mg/kg；也有报道龙脑小鼠灌胃的LD_{50}为1059mg/kg。大鼠口服冰片的LD_{50}为2000mg/kg。小鼠腹腔注射冰片乳剂的LD_{50}为907mg/kg。

局部应用，冰片对感觉神经末梢有轻微刺激性。外用偶致过敏反应。孕妇禁用。

苏合香

本品为金缕梅科植物苏合香树 Liquidambar orientalis Mill. 的树干渗出的香树脂经加工精制而成。其粗制品主要分为树脂和油状液体两部分。其中树脂部分由树脂酯类及树脂酸类组成，前者为树脂醇类与芳香族酸（主要为桂皮酸、苯甲酸）结合而成的酯类；后者主要为齐墩果酮酸（oleanoinic acid）和3－表－齐墩果酸（3－epi－oleanolic acid）。油状液体含桂皮酸（cinnamic acid）及其酯类、苯乙烯（styrene）、香夹兰醛（vanilline）、苏合香素等。此外，苏合香还含有部分不饱和脂肪酸如亚油酸等。苏合香味辛，性温。归心、脾经。

【药理作用】

苏合香具有开窍醒神、辟秽、止痛功效，主治中风痰厥、猝然昏倒、胸腹冷痛、惊痫。

1. 对心血管系统的作用

（1）抗心肌缺血　苏合香具有抗心肌缺血、缺氧的作用。苏合香混悬液可舒张15-甲基前列腺素致猪离体冠状动脉收缩；灌胃给予冠心苏合丸能使心肌梗死犬的冠状动脉血流量增加，心脏动静脉血氧差减少，心率减慢；提示苏合香抗心肌缺血与扩张冠状动脉、减慢心率、改善氧代谢有关。

小鼠灌服苏冰滴丸（苏合香酯、冰片），能对抗垂体后叶素引起的心肌缺血，使心肌对^{86}Rb的摄取率提高，并对缺血性心肌亚微结构改变有明显的保护作用。苏冰滴丸还能拮抗去甲肾上腺素引起的家兔主动脉收缩。

苏合香口服给药能延长小鼠常压耐缺氧时间。冠心苏合丸口服也能明显延长小鼠的平均耐缺氧时间。

（2）抗心律失常　苏合香灌胃小鼠，可明显降低氯仿诱导的心律失常的发生率。

2. 抗血小板聚集、抗血栓形成　苏合香口服给药对大鼠体外血栓形成有抑制作用。苏合香混悬液可使兔血栓形成长度缩短和重量（湿重和干重）减轻。广东产苏合香能抑制体内血栓的形成，降低血液黏度和红细胞比容，降低血小板聚集率。苏合香酯、桂皮酸给大鼠腹腔注射，对胶原和ADP诱导的血小板聚集有明显的抑制作用，桂皮酸为主要有效成分。作用机制是通过提高血小板内cAMP含量，抑制血栓素合成酶，使TXA_2合成减少。

苏合香能明显延长兔血浆复钙时间、凝血酶原时间、白陶土部分凝血活酶时间，降低血浆纤维蛋白原含量和促进纤溶酶活性。

抗血栓形成与抗血小板聚集、抗凝血、促纤溶作用密切相关。

【现代应用】

冠心病、心绞痛　多用复方制剂如冠心苏合丸、苏冰滴丸等，对解除胸闷、缓解心绞痛、改善心电图有一定疗效。苏冰滴丸在发病时立即含服1~2粒，能迅速缓解症状。

【不良反应】

苏合香小鼠口服的LD_{50}为2.7g/kg。孕妇禁用冠心苏合丸。

石菖蒲

本品为天南星科植物石菖蒲 Acorus tatarinowii Schott 的干燥根茎。石菖蒲含挥发油，含量为0.11%～0.42%，主要成分有β－细辛醚（β－asarone），约占挥发油的63.2%～81.2%，α－细辛醚（α－asarone）约为3.4%～13.7%，还有石竹烯、γ－细辛醚、二聚细辛醚、欧细辛醚、细辛醛、反－4－丙烯基藜芦醚等40余种成分。非挥发性组分有黄酮、醌、生物碱、胆碱、有机酸、氨基酸、糖类等。石菖蒲味辛、苦，性温。归心、胃经。

【药理作用】

石菖蒲具有开窍醒神、化湿和胃、宁神益志功效，主治脘痞不饥、噤口下痢、神昏癫痫、健忘耳聋等。

1. 对中枢神经系统的作用

（1）镇静　石菖蒲水煎醇沉液腹腔注射能减少小鼠的自发活动，协同戊巴比妥钠的催眠作用。挥发油对中枢有广泛抑制作用，如对抗麻黄碱的中枢兴奋和解除独居小鼠的攻击行为等。石菖蒲氯仿提取物对多种动物有镇静作用。静脉注射50mg/kg反－4－丙烯基藜芦醚可引起兔翻正反射、痛反射和听觉反射消失。

（2）抗惊厥　石菖蒲水煎剂灌胃或腹腔注射，能对抗戊四氮、回苏灵引起的惊厥，使惊厥发生率降低。腹腔注射α－细辛醚可对抗戊四氮和电惊厥，还能对抗兔侧脑室注射乙酰胆碱引起的惊厥大发作。

（3）对脑细胞的保护作用　石菖蒲能减轻脑中风模型大鼠脑部的水肿，改善脑电图，提高耐缺氧能力，并能保护脑细胞，显著抑制脑皮质和海马神经细胞凋亡。石菖蒲还能降低缺血－再灌注损伤大鼠脑中内皮素含量，是其醒脑、护脑作用的药理学基础。

2. 促进学习记忆功能　石菖蒲水提液、总挥发油、α－细辛醚、β－细辛醚对小鼠的学习均有促进作用，对小鼠由东莨菪碱、亚硝酸钠、酒精等引起的记忆障碍，包括记忆获得、记忆巩固及记忆再现障碍等有不同程度的改善作用。其中以总挥发油、β－细辛醚、α－细辛醚的作用较强。

3. 对平滑肌的作用　石菖蒲水提液、总挥发油、α－细辛醚、β－细辛醚可松弛兔离体胃肠。石菖蒲去油煎剂、总挥发油、β－细辛醚、α－细辛醚均能对抗乙酰胆碱、组胺、氯化钡所致的兔肠管平滑肌痉挛。解痉作用强度依次为总挥发油、α－细辛醚、β－细辛醚、去油煎剂。腹腔注射石菖蒲水提醇沉液对胃肠肌电活动呈现抑制作用。α－细辛醚和β－细辛醚能对抗组胺、乙酰胆碱等引起的豚鼠气管平滑肌收缩。α－细辛醚能对抗垂体后叶素致大鼠、小鼠及豚鼠的收缩子宫作用。

4. 利胆 石菖蒲总挥发油十二指肠给药，可促进大鼠胆汁分泌，但去油煎剂没有明显作用。提示利胆与挥发油有关。

5. 抗心律失常 腹腔注射石菖蒲挥发油可减慢大鼠心率，拮抗乌头碱、肾上腺素和氯化钡诱发的心律失常。

此外，石菖蒲对常见致病真菌、结核杆菌、白色葡萄球菌、黄色葡萄球菌有一定的抑制作用。口服石菖蒲挥发油对小鼠肝癌、肉瘤 S_{180} 有明显抑制作用。

【现代应用】

1. 癫痫大发作 石菖蒲水煎液治疗原发性癫痫和症状性癫痫有一定疗效，并能协同苯妥英钠的作用。

2. 肺性脑病与乙型脑炎昏迷 石菖蒲挥发油注射液静脉滴注或缓慢推注，能迅速减轻或消除意识障碍、神经精神症状。

3. 支气管哮喘 石菖蒲挥发油制剂能改善支气管哮喘患者的肺通气功能。α－细辛醚（脑）注射液可用于慢性支气管炎及小儿肺炎。

【不良反应】

石菖蒲挥发油小鼠灌胃、腹腔注射和皮下注射 LD_{50} 分别为 4.706ml/kg、0.23ml/kg 和 0.157ml/kg。α－细辛醚小鼠腹腔注射 LD_{50} 为 332.5±9.8mg/kg。动物一般于注射后 7～8 分钟出现爬伏、身躯拉长、眼裂变小等外观行为的改变。剂量加大，中毒症状严重者表现为呼吸困难，阵挛性抽搐。

α－细辛醚能引起鼠伤寒沙门菌变种 TA100、TA98 的致突变作用。给大鼠灌胃 185.2mg/kg 时，大鼠骨髓染色体的畸变率为 3.8%，提示对染色体有断裂效应。

小　　结

1. 开窍药的主要药理作用：对中枢神经系统的影响、抗心肌缺血、抗炎。

2. 麝香的主要药理作用：对中枢神经系统表现为小剂量兴奋、大剂量抑制，并有提高中枢耐缺氧能力、抗脑组织损伤作用，还能抗炎、抗心肌缺血，对子宫有兴奋作用。孕妇禁用。

3. 冰片的主要药理作用：镇静、抗惊厥、镇痛、耐缺氧、抗炎、抗菌、抗心肌缺血、提高血－脑屏障的通透性和促进药物吸收，还有抗生育作用。

4. 苏合香的主要药理作用：抗心肌缺血、抗血小板聚集、抗血栓形成。

5. 石菖蒲的主要药理作用：镇静、抗惊厥、促进学习记忆功能、脑保护作用、利胆等。

思考题

1. 芳香开窍药的主要药理作用有哪些?

2. 与开窍药醒神功效相关的药理作用环节有哪些?

3. 麝香、冰片、石菖蒲对中枢神经系统的作用各是什么? 具有双重作用的是哪几味药?

4. 麝香抗炎的成分、机理是什么?

5. 本章介绍的开窍药中，有抗早孕作用的是哪些?

6. 本章介绍的开窍药中，能抗心肌缺血的药有哪几味?

7. 本章介绍的开窍药中，能提高血-脑屏障的通透性并促进药物吸收的药是什么?

8. 苏合香的主要药理作用有哪些?

9. 苏合香、石菖蒲的临床应用有哪些?

制剂与用法

1. 天然冰片（右旋龙脑） 开窍醒神，清热止痛。用于热病神昏、痉厥、中风痰厥、惊痫痰迷、喉痹齿痛、口疮痈疡、目赤。0.3～0.9g 入丸散用。外用适量，研粉点敷患处。

2. 冰硼散 由冰片、硼砂（煅）、朱砂、玄明粉组成。清热解毒、消肿止痛，用于热毒蕴结所致的咽喉疼痛、牙齿肿痛、口舌生疮。每次少量，1 日数次吹敷。

3. 红灵散 麝香、冰片等组成。祛暑、开窍、辟瘟、解毒，用于中暑昏厥、头晕胸闷、恶心呕吐、腹痛泄泻。

4. 苏合香丸 苏合香、麝香、冰片等组成。芳香开窍、行气止痛，用于痰迷心窍所致的痰厥昏迷、中风偏瘫、肢体不利以及中暑、心胃气痛。1 次 1 丸，1 日 1～2 次口服。

5. 麝香保心丸 麝香、苏合香、冰片等组成。芳香温通、益气强心，用于气滞血瘀所致的胸痹，症见心前区疼痛、固定不移，心肌缺血所致心绞痛、心肌梗死见上述证候者。每丸重 22.5mg，1 次 1～2 丸，1 日 3 次或症状发作时口服。

6. 冠心苏合香　苏合香、冰片等组成。理气、宽胸、止痛，用于寒凝气滞、心脉不通所致的胸痹，症见胸闷、心前区疼痛，冠心病心绞痛见上述证候者。1次1丸，1日1～3次嚼碎服或遵医嘱。

第二十章 补虚药

学习指南：

1. 掌握补益药的主要药理作用。
2. 掌握人参、淫羊藿的主要药理作用、现代应用。
3. 掌握甘草的主要药理作用、现代应用及不良反应。
4. 熟悉党参、当归的主要药理作用。
5. 了解黄芪、何首乌的主要药理作用、现代应用。

第一节 概 述

凡能补益人体气血之不足、脏腑之亏损，增强体质，提高机体抗病能力，消除虚弱证候的药物，称为补虚药。

气、血、阴、阳是中医对人体组成物质和机能的高度概括。由于机体物质不足或脏腑功能低下时，即出现虚证。虚证分为气虚、血虚、阳虚和阴虚四类。中医临床用不同的补益方药治疗各种虚证，又称扶正固本法。扶正固本法是中医治疗疾病的根本法则，是防治多种疾病的主要手段，具有高度的科学内涵和重要的临床价值。

常用补虚药根据其临床应用特点分为：①补气药：以人参、黄芪、党参、白术为代表；②养血药：以当归、熟地、阿胶、首乌为代表；③助阳药：以鹿茸、淫羊藿、补骨脂为代表；④滋阴药：以麦冬、枸杞子、女贞子为代表。还有以补虚药为主的各种复方，如四君子汤、生脉散等。

根据中西医结合研究证明，补虚药药理作用广泛：表现在调节机体免疫功能，调节神经－内分泌功能，促进新陈代谢，调节消化系统、心血管系统和神经系统功能等方面。

1. 调节机体免疫功能 机体免疫功能包括非特异性免疫和特异性免疫：

非特异性免疫功能是人类在长期进化过程中逐渐建立起来的先天就有的防御功能，包括：①吞噬细胞（白细胞、巨噬细胞、大单核细胞等）的吞噬功能，可吞噬细菌、病毒等异物而保护机体；②补体：为正常血清中的杀菌物质，当细菌与抗体结合时，补体可促进其溶解和吞噬；③干扰素：一种功能性蛋白质，主要功能是抑制病毒繁殖、抑制细胞分裂、调节免疫功能并有抗肿瘤活性；④自然杀伤细胞（NK 细胞）：参与机体免疫反应的淋巴细胞，可在体外杀伤肿瘤、细胞和病毒感染的细胞。非特异性免疫功能相关的实验指标有小鼠廓清实验（测定染料、碳粒、放射性胶体颗粒在血浆清除速度）、外周白细胞计数、巨噬细胞吞噬百分率、吞噬指数等。

特异性免疫功能是指人体在生活过程中接触某些特定的抗原（细菌、病毒感染或肿瘤细胞的侵入）后产生的具有针对性的免疫功能。保护机体免受抗原异物的侵害，显示出抗感染、抗肿瘤作用。特异性免疫功能包括：体液免疫、细胞免疫。细胞免疫相关的实验指标有淋巴细胞转化率和玫瑰花环数量（代表外周血中 T－淋巴细胞数量）。体液免疫相关的实验指标有溶血空斑实验（PFC）反应值（代表 B－淋巴细胞数量）、血清免疫球蛋白（IgG、IgA、IgM）含量。

补虚药对机体的细胞免疫、体液免疫以及非特异性免疫功能均具有明显的调节作用。早期研究指出：多数补虚药如人参、黄芪等能增加外周白细胞数量，并能对抗放疗和化疗所致的白细胞减少，能提高巨噬细胞的吞噬功能，提高补体的功能和血清溶菌酶的活性；黄芪能增加病毒诱生干扰素的能力、促进 NK 细胞的功能。人参、黄芪、白术等多数补益方药均能增强 B－淋巴细胞增殖反应、溶血空斑试验（PFC）反应值以及能提高血液 γ－球蛋白的含量，并能明显促进 T－淋巴细胞增殖反应，提高 E－玫瑰花环形成率。

2. 调节内分泌系统功能　内分泌系统是机体重要的调节系统，在细胞的生长、分化、凋亡及机体内环境稳定中具有重要作用。多数虚证患者有内分泌腺变性、萎缩，内分泌系统功能低下。补益方药对此有一定程度的改善作用。

（1）下丘脑－垂体－肾上腺皮质系统　多数补虚药如人参、党参、刺五加可兴奋下丘脑、垂体，促进促肾上腺皮质激素（ACTH）的释放。研究发现可使肾上腺皮质增生，重量增加；肾上腺皮质中 cAMP 含量增高，维生素 C 和胆固醇含量下降，血浆皮质类固醇含量增高。上述作用反映了皮质激素的合成和释放增加，在调节机体物质代谢中起重要作用，也与增强机体对各种有害刺激的抵抗能力，并使过度亢进或低下的病理反应恢复正常的作用有关。动物实验可观察到人参等补虚药能增强小鼠耐缺氧能力，提高机体耐高温、耐寒、抗疲劳及抗放射性损伤等能力，使动物机体在恶劣条件下生存时间延长，生存率提高。

（2）下丘脑－垂体－甲状腺系统　甲状腺激素具有调节物质代谢、增加产热作用，临床上阳虚患者常有甲状腺功能低下表现，血清中甲状腺激素显著低下。人参及补阳药治疗后，可见其临床症状好转，血中激素水平提高。温补肾阳的右归丸对“甲减”大鼠甲状腺功能有保护作用，表现为滤泡增生、甲状腺素合成及分泌增多。

（3）下丘脑-垂体-性腺系统　临床阳虚患者常有性功能低下表现，性激素水平低下；动物实验可见，性腺、性器官重量减轻、萎缩，血中或尿中性激素水平降低。补虚药对该系统有兴奋作用，用药后雌性动物子宫内膜增生，子宫平滑肌增厚；雄性动物睾丸、精囊、前列腺重量增加；血中或尿中性激素水平或其代谢产物增高。目前认为其作用机理是某些补虚药兴奋下丘脑-垂体-肾上腺皮质轴系统，但也有少数药，如淫羊藿、枸杞子、补骨脂有雄性激素样作用；鹿茸、菟丝子、五味子等具有雌性激素样作用。

3. 调节机体代谢　补虚药对机体蛋白质、糖、脂质代谢具有一定的调节作用。

（1）增加蛋白质和核酸的合成　临床虚证患者和各种虚证动物模型均有体重下降，蛋白质、RNA 和 DNA 含量低下的特点。较长时间给予人参、黄芪等补虚药之后可见蛋白质、RNA、DNA 含量明显增加，血清白蛋白、γ-球蛋白合成增加，与此同时，动物体重增加。人参能提高 RNA 多聚酶的活性；黄芪能增加^{3}H-亮氨酸掺入血清、肝脏蛋白质的速率，并促进血清、肝脏蛋白质的更新。

（2）调节糖代谢　人参、枸杞子、麦冬等及六味地黄丸等对实验性高血糖的动物，均有明显的降低血糖和肝糖原作用。但对胰岛素致低血糖动物，人参则可使血糖升高。白术、阿胶、淫羊藿对糖代谢也有类似的调节作用。人参、麦冬还具促进胰岛细胞的恢复作用。鹿茸具有促进糖酵解的作用。

（3）改善脂质代谢　人参、淫羊藿、枸杞子、黄精等补虚药能改善脂质代谢，使高脂血症家兔血脂（胆固醇、甘油三酯）降低，并预防或减轻动脉粥样硬化的形成。

4. 对中枢神经系统的影响　人参等补虚药对中枢的基本功能有调节作用，能加强大脑皮质的兴奋过程和抑制过程，使其达到平衡，使过度紧张和过度衰弱的神经功能得以恢复。此种作用与所用剂量和所含有效成分有关。

补虚药对神经系统的作用主要是提高学习记忆功能。人参、黄芪、党参、何首乌、枸杞子、补骨脂等对化学药品所致小鼠学习障碍有明显的改善作用，能提高思维能力，改善记忆减退和思维迟钝的症状。此种促智作用与改善胆碱能神经功能、调节神经递质含量、改善脑循环、提高大脑的血氧和能量供应有关。

5. 对心血管功能的影响　补虚药对心血管功能影响广泛而复杂，人参、黄芪、党参在适当剂量下均能使实验动物心肌收缩力增强，心输出量增加。多数补气药具有扩张血管和降低血压作用，人参等显示对血压有双向作用，其升压或降压作用与所用剂量与血管状态有关。

人参、党参、黄芪、生脉散等补气药具有抗心肌缺血和抗心律失常作用。人参、生脉散、麦冬、女贞子等能改善垂体后叶素所致心肌缺血，其抗心肌缺血作用与扩张冠脉、改善心肌供血、降低心肌耗氧量等环节有关。人参、生脉散、当归等对氯仿－肾上腺素、氯化钡等多种因素所致的实验性心律失常有对抗作用，上述作用正是人参用于治疗心力衰竭、冠心病和休克的实验依据。

6. 对消化系统功能的影响　脾气虚弱导致气血运化失常，可见纳食不化、脘腹胀满、便溏泄泻，与西医学中多种胃肠疾病相似。多数补气药能调整胃肠功能，党参、白术、四君子汤等可使豚鼠离体肠管张力增加、收缩力增强，也可不同程度地对抗 Ach、5－HT、组胺和氯化钡所致离体肠管收缩作用。党参的各种提取物，甘草及甘草次酸对多种实验性胃溃疡具有明显的对抗作用，使溃疡指数降低。其作用机理与抑制胃酸分泌、增强胃黏膜的屏障功能有关。

人参和甘草具有一定的保肝解毒作用，对四氯化碳所致的肝损伤动物有保护作用。甘草及其各种制剂对多种药物中毒、食物中毒及细菌毒素均有解毒功效，解毒的有效成分是甘草甜素。

7. 对造血系统功能的影响　人参、党参、当归、阿胶、鹿茸等能增强骨髓的造血功能，可使动物红细胞、白细胞、血红蛋白增加，可减轻辐射对造血系统的损害作用。当归、何首乌等不仅改善血象，而且使小鼠脾脏内源性造血灶数和骨髓有核细胞数增加，促进贫血小鼠粒、单系祖细胞和晚期红系祖细胞的生成。临床实验证明阿胶对各种出血所致的贫血有显著疗效，可升高红细胞数和血红蛋白含量。

表 20－1　　**补虚药主要药理作用总括表**

分类	药名	免疫系统				健脑益智	内分泌系统		物质代谢			心血管系统						增强造血功能	改善消化功能	其他作用
		升高白细胞	增强吞噬功能	增强细胞免疫	增强体液免疫		下丘脑-垂体-肾上腺轴	下丘脑-垂体-性腺轴	蛋白质合成	降血糖	降血脂	清除自由基	强心	扩张冠状血管	扩张脑血管	扩张外周血管	降压			
补气药	人参	+	+	+	+	+	+	+	+	+	+	+	+	+	+	+	+	+	+	抗应激、抗肿瘤
	党参		+	+	+	+	+				+	+	+	+	+	+	+	+	+	抗应激、延缓衰老
	黄芪	+	+	+	+	+	+	+	+	+		+	+	+	+	+	+	+		抗溃疡、延缓衰老
	甘草		+	+			+				+								+	抗溃疡、解毒、祛痰
	白术		+	+	+		+			+		+						+	+	利尿、抑制子宫

（续表）

分类	药名	免疫系统					内分泌系统		物质代谢				心血管系统							其他作用
		升高白细胞	增强吞噬功能	增强细胞免疫	增强体液免疫	健脑益智	下丘脑-垂体-肾上腺轴	下丘脑-垂体-性腺轴	蛋白质合成	降血糖	降血脂	清除自由基	强心	扩张冠状血管	扩张脑血管	扩张外周血管	降压	增强造血功能	改善消化功能	
补血药	当归	+	+	+	+	+					+			+	+	+	+	+		子宫双向作用
	白芍	+	+	+	+	+								+				+		镇静、镇痛、保肝
	何首乌	+	+	+	+		+		+	+	+	+	+	+				+		延缓衰老、镇静
	熟地黄	+		+			+	+		+		+	+					+		利尿、抗溃疡
补阴药	枸杞子	+	+	+				+	+	+	+	+						+		抗肿瘤、延缓衰老
	沙参		+	+									+							解热、镇痛、祛痰
	麦冬	+	+		+	+				+		+	+	+				+		抗休克及心律失常
	女贞子	+	+	+	+	+					+		+	+		+		+	+	利尿、止咳、保肝
补阳药	鹿茸		+	+	+	+	+	+	+			+	+	+				+		促骨生长、抗衰老
	淫羊藿	+	+	+			+	+	+	+	+	+	+	+	+	+	+	+		促骨生长、抗衰老
	冬虫夏草		+	+	+		+	+			+			+		+		+		保护肾脏、抗衰老
	肉苁蓉		+	+	+	+	+	+	+			+	+	+			+			延缓衰老、通便

第二节　常用药物

人　参

本品为五加科植物人参 Panax ginseng C. A. Mey. 的干燥根。人参的主要成分为人参皂苷（ginsenosides），量约4%，目前已分离得人参皂苷有 $Ra_{1\sim6}$、$Rb_{1\sim3}$、Rc、Rd、Re、Rf、$Rg_{1\sim3}$、$Rh_{1\sim2}$、Ro 等20余种。根据水解产物不同，可分为三种类型：即次苷元为人参二醇（panaxadiol）的 Rb_1、Rb_2、Rb_3、Rc、Rd，人参三醇（panaxatriol）的 Re、Rf、Rg_1、Rg_3 以及为齐墩果酸属的 Ro。人参还含挥发油、有机酸、多糖、多肽等。人参味甘、微苦，性平。归脾、肺、心经。

【药理作用】

人参具有大补元气、复脉固脱、补脾益肺、生津、安神等功效，用于体虚欲脱、肢冷脉微、脾虚食少、肺虚喘咳、津伤口渴、内热消渴、久病虚羸、惊悸失眠、阳痿宫冷及心力衰竭、心源性休克。

1. 对中枢神经系统的作用 人参对中枢神经系统的作用，与其成分和用量有关。人参皂苷 Rg 类有兴奋作用，可加强大脑皮质的兴奋过程，提高脑力工作效率，动物实验可见自主活动增加；人参皂苷 Rb 类有抑制作用，可使紧张造成的神经功能紊乱恢复正常。人参小剂量主要表现为兴奋，大剂量则为抑制。

人参有益智作用，对多种化学药品所致大鼠和小鼠的学习记忆缺失均有改善作用，表现为对樟柳碱（阻断中枢 M－胆碱受体）所致记忆获得障碍、环己酰亚胺（抑制蛋白质合成）所致记忆巩固障碍，以及 40% 乙醇（中枢抑制）所致记忆再现障碍等记忆的各个过程均有改善作用。人参促进脑内 Ach 的合成和释放，提高脑内 DA 和 NA 的含量，促进脑内 RNA 和蛋白质的合成及提高脑的供血、供氧等，是其益智作用的药理学基础。

2. 增强机体免疫功能 人参可全面增强机体的免疫功能，其活性成分主要是皂苷和多糖。人参皂苷对多种动物均能增强网状内皮系统对碳粒、细菌、鸡红细胞等的吞噬廓清能力。人参多糖在体外可增强小鼠 NK 细胞活性。人参皂苷可促进小鼠血清 IgG、IgA、IgM 的生成及淋巴细胞的转化。人参多糖和皂苷还可使环磷酰胺所致白细胞数减少、巨噬细胞及体液免疫和细胞免疫功能抑制等恢复正常。

3. 对心血管系统的作用

（1）强心作用 人参可加强多种动物心脏的收缩力，减慢心率，在心功能不全时，强心作用更为明显。大剂量时则减弱收缩力和减慢心率。人参强心作用的主要活性成分是人参皂苷，强心机理与促进儿茶酚胺的释放及抑制心肌细胞膜 Na^+，K^+－ATP 酶活性有关，使细胞内 Na^+ 增加，促进 Na^+－Ca^{2+} 交换，使 Ca^{2+} 内流增加，作用与强心苷相似。人参三醇型皂苷的这一作用明显强于二醇型皂苷。

（2）抗心肌缺血作用 口服人参皂苷对异丙肾上腺素造成的大鼠心肌缺血的心电图及血清酶学均有明显的改善作用，其作用与 β 肾上腺素受体阻断剂心得安相类似。人参抗心肌缺血的机理主要有：①扩张冠脉；②促进细胞对葡萄糖的摄取和利用，提高糖酵解和有氧分解能力，增强能量供应，降低小鼠在严重缺氧情况下大脑和心肌的乳酸含量；③抑制氧自由基产生，保护缺血心肌中 SOD 酶及降低心肌脂质过氧化物的含量。

（3）对血管、血压的影响 人参对整体动物的冠状动脉、脑血管、椎动脉、肺动脉均有扩张作用，改善这些器官的血循环。人参扩张血管的主要有效成分是人参皂苷 Re、Rg_1、Rb_2、Rc。人参对血压有双向调节作用，并与剂量和机体机能状态有关，小剂量可使麻醉动物的血压升高，大剂量则下降；对高血压患者表现降压作用，低血压或休克患者表现升压作用。

4. 对血液和造血系统的作用 人参皂苷能防止血液凝固，促进纤维蛋白溶解；降低红细胞的聚集性，增加血液的流动性，改善组织灌注。红参提取物对内毒素所致大鼠实验性DIC（播散性血管内凝血）有抑制作用。人参对胶原、花生四烯酸等诱发的血小板聚集均有抑制作用，人参皂苷 Rg_1、Rb_1 的抗血小板聚集作用与升高动脉壁和血浆 PGI_2 含量及 PGI_2/TXA_2 比值有关。

人参提取物能促进骨髓造血功能，使血中白细胞、红细胞、血红蛋白及骨髓中有核细胞数显著增加。人参提取物、苷类和多糖均可减轻辐射对造血系统的损害，人参对骨髓细胞的RNA、DNA及蛋白质的合成有促进作用。

5. 对内分泌系统的影响

（1）*对下丘脑－垂体－肾上腺皮质轴的作用* 适量的人参对下丘脑－垂体－肾上腺皮质轴表现兴奋作用，使其功能增强。人参皂苷 Rb_1、Rb_2、Rc、Rd、Re均能使正常和切除一侧肾上腺大鼠肾上腺重量增加，维生素C含量明显降低，嗜酸性粒细胞增多，尿17－羟类固醇排泄量增加。人参对该轴的兴奋作用主要系通过促进下丘脑或/和垂体分泌ACTH，从而增加肾上腺皮质的cAMP，刺激皮质类固醇在肾上腺内的合成与分泌，增强机体对物理、化学和生物学等各种有害刺激与损伤的非特异性抵抗力，使紊乱的机能恢复正常，即具有“适应原样作用”。如人参煎剂和人参皂苷有明显的抗疲劳、抗缺氧、抗寒冷及抗高温作用，对血压、血糖的双向调节作用，提高X线照射小鼠的存活率、促进造血器官功能的恢复。

（2）*对下丘脑－垂体－性腺轴的作用* 人参皂苷 Rb_1 和 Rg_1 可使垂体前叶的促性腺激素释放增加。对雌性动物能加速其性成熟，使动情间期缩短、动情期延长，子宫和卵巢重量增加，黄体激素分泌增多。对雄性幼年动物，可使睾丸及副睾丸的重量增加、输精管直径扩大，使家兔睾丸中精子增多，且活动力增强，体外生存期延长。对去势大鼠可使其出现交尾现象。

此外，人参还可增强家兔的甲状腺功能。人参总皂苷还可刺激离体的大鼠胰岛释放胰岛素，并能促进葡萄糖引起的胰岛素释放，这种作用不依赖细胞外钙的存在，也不被肾上腺素所抑制，提示其对胰岛素释放的作用机理与葡萄糖不同。

6. 对物质代谢的作用

（1）*对糖代谢的作用* 人参对注射肾上腺素和高渗葡萄糖引起的高血糖有降糖作用。人参多糖对四氧嘧啶引起的高血糖小鼠均有明显的降血糖作用。四氧嘧啶可选择性地抑制胰岛神经丛内的胆碱酯酶活性，使血糖升高，而人参能提高此酶的活性，这可能是其降糖的作用机理之一。人参多肽（GPP）也可明显降低四氧嘧啶所致高血糖，其降糖作用与胰岛素不同，在使血糖降低的同时，肝糖原含量并不升高而呈降低。GPP 的作用机理除促进糖原分解或抑制乳酸合成糖原外，还刺激了琥珀酸脱氢酶和细胞色素氧化酶的活性，使糖的有氧氧化作用增强。人参的降血糖作用还与上述的促进胰岛素释放有关。另外，人参也可对抗注射胰岛素而引起的低血糖，表明其对糖代谢有双向调节作用。

（2）对蛋白质及核酸代谢的作用　人参能促进蛋白质、DNA、RNA 的生物合成，提高 RNA 聚合酶活性及白蛋白、γ－球蛋白含量。

（3）对脂质代谢的作用　人参对高胆固醇饮食大鼠和高脂血症患者的血清低密度脂蛋白胆固醇（LDL－C）的增加和脂肪肝有改善作用，并能促进胆固醇的排泄，防止高胆固醇血症和动脉粥样硬化的形成。

7. 抗休克作用　人参皂苷可明显延长过敏性休克和烫伤性休克动物的生存时间，使失血性急性循环衰竭动物心肌收缩力和频率明显增加，提高心源性休克家兔的存活率，增强对革兰阴性杆菌所致感染性休克的非特异性抗感染能力。

8. 延缓衰老作用　人参皂苷可明显延长动物寿命和细胞寿命；抑制老年动物脑干中 MAO－B 活性，使大脑皮质 NA 水平接近青年动物水平；减少老年大鼠心肌、脑、肝组织脂褐素及血清过氧化脂质含量，提高 SOD 活性；清除体内致衰老的自由基，保护生物膜。

9. 其他作用　人参、人参提取物具有抗实验性肿瘤的作用。

【现代应用】

1. 休克、低血压　静注人参注射液、参脉注射液、参附青注射液，口服生脉散、加味生脉液等治疗各种休克有效，其中对感染性休克、心源性休克疗效显著。

2. 心律失常　静注人参注射液、参脉注射液，口服生脉散、人参片剂对各种心律失常有一定疗效；含服人参饮片，对房颤、病窦综合征、室早亦有一定治疗作用。

3. 白细胞减少症　人参注射液对肿瘤患者放疗、化疗后白细胞减少症，有一定的升白作用。

4. 肝炎　齐墩果酸片对急性肝炎患者有较好的退黄、降低丙氨酸转氨酶作用，人参多糖对慢性肝炎患者有一定的降低循环免疫复合物、恢复 T 淋巴细胞功能的作用。

5. 肿瘤　人参提取物用于胃癌、胰腺癌、结肠癌、甲状腺癌、肉瘤等，能改善临床症状，延长肿瘤患者生存率。

6. 糖尿病　人参浸膏对糖尿病有一定的控制症状作用，与胰岛素合用，可减少胰岛素剂量，延长降血糖作用时间。

7. 延缓衰老 口服人参芦皂苷糖衣片，对改善老年病人智力减退、记忆力消失、思维迟钝等有一定作用。

【不良反应】

人口服3%人参酊200ml或大剂量人参粉，可出现玫瑰疹、瘙痒、头痛、眩晕、体温升高等。出血为人参急性中毒的特征。

党　参

本品为桔梗科植物党参 Codonopsis pilosula（Franch.）Nannf. 及同属多种植物的干燥根。党参主要含菊糖（inulin）、多糖、党参苷（tangshenoside）、党参碱（codonopsine）、挥发油、黄酮类、植物甾醇、微量元素等。党参味甘，性平。归脾、肺经。

【药理作用】

党参具有补中益气、健脾益肺的功效，用于心悸气短、体倦无力、食少便溏。

1. 对消化系统的作用

（1）调整胃肠运动功能　党参能纠正病理状态的胃肠运动功能紊乱。党参水煎醇沉液对应激状态下大鼠胃基本电节律紊乱有调节作用，能部分对抗应激引起的胃运动增加和胃排空加快。党参制剂静脉注射对正常大鼠胃蠕动或用新斯的明增强了的胃蠕动均有抑制作用，表现为蠕动波幅度降低、频率减慢。

（2）抗溃疡作用　党参水煎醇沉液对应激型、幽门结扎型、消炎痛或阿司匹林所致实验性胃溃疡均有预防和治疗作用，以党参的正丁醇中性提取物对应激性溃疡的疗效最好，溃疡抑制率可达98%，水提物次之，石油醚提取物作用最差。党参抗溃疡作用机制：①抑制胃酸分泌，降低胃液酸度；②促进胃黏液的分泌，增强胃黏液－碳酸氢盐屏障作用；③增加对胃黏膜有保护作用的内源性前列腺素（PGE_2）含量。

2. 增强机体免疫功能 党参可增强机体非特异性免疫功能和特异性免疫功能。小鼠腹腔、肌内、静脉注射党参制剂均可使小鼠腹腔巨噬细胞数明显增加，细胞体积增大，伪足增多，胞体内核酸、糖类、ATP酶、琥珀酸脱氢酶等多种酶活性增强，从而增强其吞噬作用。党参水煎液低浓度可促进体外培养淋巴细胞的有丝分裂，并促进ConA活化的小鼠脾脏淋巴细胞DNA合成。党参对正常小鼠的体液免疫功能影响不明显，但对环磷酰胺引起的免疫抑制小鼠则能明显促进其淋巴细胞的转化，增强抗体产生细胞的功能，提高抗体滴度。党参多糖是主要有效成分。

3. 对血液及造血系统的影响　党参能增强骨髓造血功能，家兔皮下注射党参制剂或饲喂党参粉，可使红细胞数升高和血红蛋白含量显著增高。党参液可抑制 ADP 诱导的家兔血小板聚集。家兔静脉注射党参注射液，还可明显降低全血比黏度和血浆比黏度、抑制体内外血栓形成，并可降低高脂血症家兔血清的低密度脂蛋白、甘油三酯和胆固醇的含量。

4. 对心血管系统的影响

（1）强心、抗休克作用　党参可抑制心肌细胞内磷酸二酯酶的活性，使心肌收缩力增强、心输出量增加，有强心、抗休克作用。用党参的提取物给麻醉猫静脉注射能明显增加心输出量而不影响心率。对晚期失血性休克家兔静脉输入党参注射液，可使动脉压回升、动物生存时间延长。党参可明显增高小鼠心肌糖原、琥珀酸脱氢酶和乳酸脱氢酶的含量，并具有抗常压缺氧、组织细胞缺氧、微循环缺氧的作用。

（2）调节血压作用　党参可扩张外周血管，使血压下降。党参制剂均能使麻醉犬与家兔血压显著下降。党参也可使晚期失血性休克家兔的动脉血压回升，故对血压有双向调节作用。

（3）抗心肌缺血作用　党参制剂可对抗垂体后叶素、异丙肾上腺素引起的大鼠急性心肌缺血。结扎犬心脏冠状动脉左前降支造成急性心肌缺血，党参水煎醇沉液能显著降低心肌缺血犬左心室舒张终末压升高的绝对值。提示党参能较好地改善心肌的舒张功能，增加心肌的顺应性，使冠状动脉灌注阻力减少，有利于左心室心肌的血流供应，从而改善心肌缺血。

5. 其他药理作用

（1）益智作用　党参能增强和改善小鼠的学习记忆能力。

（2）镇静、催眠、抗惊厥作用　党参脂溶性和水溶性皂苷经脑室给药，均能引起清醒家兔的脑电图出现高幅慢波的变化，而静脉给药仅有脂溶性部分有此作用。党参注射液、水提物、甲醇提物经腹腔注射均显著减少小鼠的自主活动。党参注射液腹腔注射能明显延长乙醚对小鼠麻醉的时间，增加异戊巴比妥钠阈下催眠剂量引起的睡眠小鼠数，延长异戊巴比妥钠引起的小鼠睡眠时间。党参皂苷也可明显延长环己巴比妥所致的小鼠睡眠时间。党参注射液腹腔注射能明显延长硝酸士的宁和戊四氮所致小鼠出现惊厥的潜伏期。

【现代应用】

1. 冠心病　益气注射液（由党参、黄芪、黄精组成）静脉滴注治疗冠心病，对心绞痛症状及心电图总有效率分别为 76. 19% 和 19. 24%。

2. 预防急性高山反应 口服党参乙醇提取物糖衣片预防急性高山反应，能减轻高山反应急性期症状，稳定机体内环境，改善血液循环，加快对高原低氧环境的早期适应过程。

3. 血液系统疾病 单服或配伍用药，对贫血、白血病、血小板减少症均有一定疗效。

【不良反应】

小鼠腹腔注射党参注射液的 LD_{50} 为 79.21 ± 3.60g/kg。小鼠灌胃党参总苷的 LD_{50} 为 2.7g/kg。连续 13 日给大鼠皮下注射党参注射液 2.5g/kg，或连续 15 日给家兔腹腔注射党参注射液 0.5g/kg，均无毒性反应。

黄　芪

本品为豆科植物蒙古黄芪 Astragalus membranaceus（Fisch.）Bge. var. mongholicus（Bge.）Hsiao 或膜荚黄芪 Astragalus membranaceus（Fisch.）Bge. 的干燥根。黄芪主要含黄芪多糖、多种黄酮类化合物和三萜类（黄芪皂苷Ⅰ~Ⅳ，AstragalosideⅠ~Ⅳ）。另外含有生物碱、葡萄糖醛酸及多种微量元素等。黄芪味甘，性微温。归脾、肺经。

【药理作用】

黄芪具有补气固表、利尿托毒、排脓、敛疮生肌的功效，用于表虚自汗、脾虚泄泻、阳虚血脱、水肿血痹、痈疽疮疡。

1. 增强机体免疫功能 黄芪对免疫功能有显著的促进作用。

（1）增强非特异性免疫功能 黄芪能显著增加血液中的白细胞总数，诱生干扰素，促进中性粒细胞及巨噬细胞的吞噬功能和杀菌能力。黄芪水煎液小鼠灌胃给药能明显增强脾脏 NK 细胞的活性，黄芪对 NK 细胞活性的促进作用主要通过诱导淋巴细胞产生 γ－干扰素，黄芪对 NK 细胞活性的促进作用与其诱导的抗病毒活性相平行。黄芪在体外与小鼠脾脏细胞一起培养，也能诱生 γ－干扰素。黄芪水煎液和黄芪多糖对大黄造成的脾虚小鼠给药后，均能恢复其脾脏产生IL－2 的能力。黄芪并能增强外周血淋巴细胞对 IL－2 的反应性，使外周血淋巴细胞受 IL－2 刺激后其增殖指数增高。

（2）增强特异性免疫功能 黄芪能明显增强细胞免疫，促进淋巴细胞转化。黄芪对 ^{60}Co 一次性全身照射小鼠脾脏抗体生成细胞释放溶血素量、血清溶菌酶量有增加作用。对迟发型超敏反应及红细胞 C_{3b} 受体花环率、红细胞－免疫复合物的花环形成率，均有不同程度的促进或增强作用。

2. 增强造血功能　黄芪多糖能升高正常大鼠红细胞比容，增加红细胞数。对血虚证模型大鼠或小鼠，黄芪和黄芪多糖均能升高红细胞比容或血红蛋白含量。黄芪还能防治因辐射而造成的小鼠外周血白细胞总数、骨髓有核细胞数的减少，可促进造血干细胞的分化和增殖。

3. 对物质代谢的影响　黄芪多糖能明显增加小鼠脾脏和肝脏的 DNA、RNA 和蛋白质含量。黄芪对糖代谢呈双向调节作用，黄芪虽对正常血糖无明显影响，但既能显著降低葡萄糖负荷后小鼠的血糖水平，对抗肾上腺素所致的血糖升高，又能对抗苯乙双胍所致的小鼠血糖降低。

4. 延缓衰老　黄芪能增强机体免疫能力，促进细胞生长和再生，保护肝、肾免受有害毒物的损伤，故可用于慢性肾炎、肝炎、高血压、动脉粥样硬化、糖尿病及老年性慢性支气管炎等病的防治，以提高老年人的抗病能力，控制疾病的进程，改善对环境的适应能力。黄芪能延长家蚕和果蝇的平均寿命，减缓人胎肺二倍体细胞体外培养的自然衰老过程，使细胞寿命延长达 98 代，寿命延长 1/3，对小鼠肾细胞培养也有保护作用。黄芪还有抗氧化作用，可降低动物血清中过氧化脂质和肝脏脂褐素含量，升高 SOD 活性，可减少脂质过氧化物对生物膜的损害。

5. 对心血管系统的影响

（1）对心脏的作用　黄芪具有强心作用，使心脏收缩振幅增大，输出量增加，对中毒或疲劳衰竭心脏的作用更为明显。黄芪对缺糖缺氧条件下培养大鼠心肌细胞所致的乳酸脱氢酶及细胞病变有保护作用。在加有黄芪培养的心肌细胞内，细胞质中的线粒体和糖原颗粒丰富，而糖原颗粒是细胞的能量来源，因此，黄芪可因加强心肌细胞的能量代谢而加强其功能。黄芪多糖可对抗垂体后叶素引起的急性心肌缺血，对抗氯化钡诱发的大鼠心律失常和氯仿诱发的小鼠心室纤颤。

（2）对血管、血压的作用　黄芪对多种动物均有降压作用。自发性高血压大鼠灌胃黄芪水煎液可使血压的上升幅度有所控制。黄芪的降压成分为 γ - 氨基丁酸和黄芪皂苷甲。当动物血压降至休克水平时，黄芪又可使血压稍上升且保持稳定，对血压具有一定的双向调节作用。黄芪能明显降低麻醉犬的脑血管、外周血管、冠状动脉、肠系膜上动脉的阻力，对这些部位的血管有扩张作用，但对肾血管却具有收缩作用。黄芪降压作用主要为直接扩张外周血管、降低外周阻力的结果。

6. 对消化系统的影响

（1）保肝　正常小鼠灌胃黄芪水煎液可使肝糖原增加。黄芪对四氯化碳造成肝脏损害引起的血清总蛋白和白蛋白降低有回升作用，并能预防四氯化碳所致的肝糖原减少。黄芪注射液可使慢性乙型肝炎病人恢复正常细胞免疫功能，提高清除病毒或抑制病毒扩散的能力。

（2）*抗溃疡* 黄芪对多种实验性动物胃溃疡有抑制作用，可减少损伤面积，降低损伤指数。

7. 其他药理作用 黄芪还有抗肿瘤、抗骨质疏松等作用。

【现代应用】

1. 感冒 黄芪水煎液口服或喷鼻，对1000例感冒易感人群有一定的预防作用。

2. 病毒性心肌炎 黄芪注射液（40g）静滴或口服黄芪冲剂（15g），并配合抗心律失常药，治疗急性病毒性心肌炎1028例，有较好的疗效。

3. 冠心病 黄芪注射液40ml静脉注射，治疗冠心病心绞痛68例，有明显的疗效。

4. 心力衰竭 黄芪注射液（20g）加入5%葡萄糖溶液中，治疗老年性慢性心力衰竭31例，治疗后病人心功能普遍改善1~2个等级。

5. 肝炎 黄芪口服液（10g），1日2次，治疗慢性乙型肝炎102例，能明显改善临床症状，并降低血清ALT水平，其恢复率可达74.2%；黄芪注射液治疗慢性迁延性肝炎49例，总有效率为85.7%；治疗慢性活动性肝炎33例，总有效率为78.7%。

6. 病毒性肠炎 黄芪注射液治疗病毒性肠炎83例，80.7%病人4日内停止腹泻；治疗婴幼儿秋季腹泻130例，总有效率为84.6%。

7. 糖尿病肾病 黄芪注射液50ml（100g）加入生理盐水200ml中静脉滴注，1日1次，治疗早期糖尿病肾病33例，治疗后24小时尿蛋白排泄量显著下降。

8. 糖尿病 黄芪注射液20~40ml加入生理盐水200ml中静脉滴注，1日1次，10日为1疗程，同时加服降糖药物，治疗40例住院病人，临床症状得到明显改善者占87.5%。

9. 消化性溃疡 用黄芪健中冲剂治疗39例患者，每日3次，每次1包，治愈率74.3%，总有效率（治愈加显效）为87.1%。

甘 草

本品为豆科甘草属植物甘草 *Glycyrrhiza uralensis* Fisch.、胀果甘草 *Glycyrrhiza inflata* Bat. 或光果甘草 *Glycyrrhiza glabra* L. 的干燥根及根茎。甘草主要含三萜皂

苷类和黄酮类。三萜皂苷类主要为甘草甜素（glycyrrhizin，为甘草酸的钾、钙盐）和甘草次酸（glycyrrhetinic acid）；黄酮类主要包括甘草素（甘草苷元）、甘草苷、异甘草苷、新甘草苷、异甘草素等；此外，还含有阿魏酸、甘草酸单胺、多种氨基酸、糖类、微量元素等。甘草味甘，性平。归心、肺、脾、胃经。

【药理作用】

甘草具有补脾益气、清热解毒、祛痰止咳、缓急止痛、调和诸药的功效，用于脾胃虚弱、食少便溏、劳倦发热、肺痿咳嗽、心悸、咽喉肿痛、消化性溃疡、痈疽疮疡、中毒。

1. 肾上腺皮质激素样作用　甘草浸膏、甘草甜素、甘草次酸对多种动物均能促进水钠潴留，排钾增加，显示盐皮质激素样作用；甘草浸膏、甘草甜素能使大鼠胸腺萎缩、肾上腺重量增加、血中嗜酸性粒细胞和淋巴细胞减少、尿中游离型17-羟皮质酮增加，显示糖支质激素样作用，对小鼠化学性耳廓肿胀、腹腔毛细血管通透性增高、大鼠棉球肉芽肿、甲醛性大鼠足肿胀、角叉菜胶性大鼠关节炎等都有抑制作用。甘草皮质激素样作用的机制：①促进皮质激素的合成；②甘草次酸在结构上与皮质激素相似，能竞争性地抑制皮质激素在肝内的代谢失活，从而间接提高皮质激素的血药浓度；③两者的化学结构相似，有直接皮质激素样作用。

2. 调节机体免疫功能　甘草具有增强和抑制机体免疫功能的不同成分。甘草甜素代谢产物甘草葡聚糖能增强机体免疫功能，对小鼠脾脏淋巴细胞有激活增殖作用。甘草酸类主要表现为增强巨噬细胞吞噬功能和增强细胞免疫功能的作用，但对体液免疫功能有抑制作用。甘草酸单铵有免疫抑制作用。甘草酸单铵盐对豚鼠腹腔注射给药，可明显抑制豚鼠支气管哮喘的发生，表现为引喘时间明显延长。甘草甜素能显著抑制鸡蛋清引起的豚鼠皮肤反应，并减轻过敏性休克症状。甘草水煎液能抑制大鼠被动皮肤过敏反应，降低小鼠血清IgE抗体水平。异甘草素等成分能抑制透明质酸酶的活性，并对由免疫刺激所诱导的肥大细胞组胺释放有抑制作用。

3. 对消化系统的作用

（1）*抗溃疡作用*　甘草粉、甘草浸膏、甘草次酸、甘草素、甘草苷、异甘草苷对动物多种实验性溃疡模型均有抑制作用，能促进溃疡愈合。甘草抗溃疡作用的机制：①抑制胃液、胃酸分泌；②直接在胃内吸着胃酸而降低胃液酸度；③增加胃黏膜细胞的己糖胺成分，保护胃黏膜使之不受损害；④促进消化道上皮细胞再生；⑤刺激胃黏膜上皮细胞合成和释放有黏膜保护作用的内源性前列腺素。

（2）*解痉作用*　甘草煎剂、甘草浸膏、甘草素等对离体肠管有明显抑制作用，对乙酰胆碱、氯化钡、组胺引起的肠管痉挛性收缩有显著解痉作用。家兔灌胃甘草液后胃平滑肌运动逐渐减弱，30 分钟后胃运动几乎完全停止。甘草解痉作用的有效成分主要是黄酮类化合物，其中以甘草素的作用为最强。

（3）保肝作用　甘草制剂和甘草甜素对动物多种实验性肝损伤具有明显的保护作用，能显著降低四氯化碳所致急性肝损伤小鼠血清 ALT 和乳酸脱氢酶活性升高及肝内丙二醛含量增加，也可抑制乙醇引起的小鼠肝脏丙二醛含量的增加和还原性谷胱甘肽的耗竭。甘草甜素或甘草次酸肌内注射，对四氯化碳引起的实验性肝硬化有抑制作用，可使肝胶原蛋白和血清 γ－球蛋白含量降低，并使血清 ALT 水平降低，即可抑制肝纤维组织增生和减轻间质炎症反应，病理组织学检查发现也可使肝坏死和气球样变性明显减轻。甘草酸二铵具有较强的抗炎、保护肝细胞膜和改善肝功能的作用。甘草酸对乙型肝炎病毒有直接抑制作用，在体外对乙型肝炎病毒感染细胞表面抗原（HBsAg）向细胞外分泌有抑制作用。

4. 解毒作用　甘草对误食毒物（毒蕈）、药物中毒（敌敌畏、喜树碱、顺铂、咖啡因、巴比妥）均有一定的解毒作用，能缓解中毒症状，降低中毒动物的死亡率。甘草解毒作用的有效成分主要为甘草甜素。甘草解毒作用的机制为：①吸附毒物，甘草甜素水解后释放出的葡萄糖醛酸可与含羧基、羟基的毒物结合，减少毒物的吸收；②通过物理、化学沉淀毒物以减少吸收，如甘草可沉淀生物碱；③肾上腺皮质激素样作用，并改善下丘脑－垂体－肾上腺系统的调节作用，提高机体对毒物的耐受能力；④提高小鼠肝细胞色素 P－450 的含量，增强肝脏的解毒功能。

5. 镇咳、祛痰作用　甘草浸膏片口内含化后能覆盖在发炎的咽部黏膜上，缓和炎症对它的刺激，达到镇咳作用。甘草还能通过促进咽喉和支气管黏膜的分泌，使痰易于咳出，呈现祛痰镇咳作用。甘草次酸、甘草黄酮、甘草流浸膏灌胃给药，对氨水和二氧化硫引起的小鼠咳嗽均有抑制作用。

6. 其他药理作用

（1）抗心律失常作用　甘草制剂对氯仿、肾上腺素、乌头碱、氯化钡和毒毛花苷 K 诱发的实验性心律失常均有抑制作用，表现为潜伏期延长、减慢心率、延长心电图的 P－R 和 Q－T 间期，减少心室纤颤发生率，减少诱发室性早搏、室性心动过速、心室纤颤和心搏停止所需剂量。

（2）降血脂、抗动脉粥样硬化作用　甘草次酸对家兔或大鼠实验性动脉粥样硬化模型有显著的降低血清胆固醇、β－脂蛋白及甘油三酯的作用。甘草酸灌胃给药对大鼠、小鼠、家鸽实验性血脂增高也均有明显抑制作用。小剂量甘草甜素（每日 2mg）可使实验性动脉粥样硬化家兔的血清胆固醇含量降低，动脉粥样硬化程度减轻，大剂量（每日 20mg）能抑制大动脉及冠状动脉粥样硬化的发展。

(3) 抑制血小板聚集作用　甘草中的异甘草素具有抗血小板聚集作用，在体外的作用强度相当于阿司匹林。甘草叶中富含黄酮的组分对胶原蛋白或 ADP 诱导的血小板聚集具有较强的抑制作用，对后者的抑制作用比阿司匹林强大 17.7 倍。

(4) 抗肿瘤作用　甘草酸对黄曲霉素和二乙基亚硝胺诱发的大鼠肝癌前病变的发生有明显的抑制作用。从胀果甘草中提取的黄酮类混合物可有效地预防巴豆油对小鼠皮肤的促癌作用。

此外，甘草黄酮类化合物对金黄色葡萄球菌、枯草杆菌、酵母菌、真菌、溶血性链球菌等有抑制作用。甘草甜素对人体免疫性缺陷病毒（艾滋病病毒，HIV)、肝炎病毒、水疱性口腔病毒、腺病毒Ⅲ型、单纯疱疹病毒Ⅰ型、牛痘病毒均有明显的抑制作用。

【现代应用】

1. 艾迪生病　甘草粉或甘草流浸膏口服，可使病人体力增强、血清钠增加、血压升高及皮肤色素沉着减退。但对重症病人需同时合用皮质酮才能奏效。

2. 胃及十二指肠溃疡　甘草流浸膏、生胃酮（甘草次酸的琥珀酸半酯二钠盐）及甘草锌对消化道溃疡有较好疗效。

3. 食物中毒　甘草 48g，水煎后分数次口服，治疗误食毒蕈中毒 22 例，有较好的解毒作用。

4. 皮肤病　用甘草酸铵霜剂外用治疗湿疹、荨麻疹、皮炎等，有效率可达 92%。

5. 肝炎　甘草甜素口服或静脉滴注，对急、慢性乙型肝炎有一定疗效，并能使一部分病例 HBsAg 及 HBeAg 转阴。

【不良反应】

甘草甜素对小鼠皮下注射的 LD_{50} 为 1g/kg，甘草次酸对小鼠腹腔注射的 LD_{50} 为 308mg/kg。甘草浸膏对家兔灌服 0.5g/kg，连续 40 日，或对豚鼠灌服 2g/kg，连续 42 日，除可使动物肾上腺重量降低外，未见明显毒性。服用甘草流浸膏治疗胃溃疡时，常发生血压增高、浮肿、血钾降低，以及头痛、眩晕、心悸。甘草甜素每日剂量超过 500mg，连续 1 个月，可产生假醛固酮增多症，停药后或给予安体舒通则症状改善或消失。

当 归

本品为伞形科植物当归 Angelica sinensis（Oliv.）Diels 的干燥根。当归主要含挥发油及水溶性成分。挥发油的主要成分是藁本内酯（Ligustilide）、正丁烯内酯（n-butylidene phthalide）、当归酮（angelicketone）、月桂烯（myrcene）以及菧烯类等多种成分；水溶性部分含有阿魏酸（freulic acid）、琥珀酸（sucinic acid）、菸酸（nicotinic acid）、尿嘧啶（uracil），另含多糖、多种氨基酸、维生素及无机元素等。当归味甘、辛、苦，性温。归肝、心、脾经。

【药理作用】

当归具有补血活血、调经止痛、润肠通便之功效，用于血虚萎黄、眩晕心悸、月经不调、经闭痛经、虚寒腹痛、肠燥便秘、风湿痹痛、跌仆损伤、痈疽疮疡。

1. 对血液及造血系统的作用

（1）*促进造血功能* 当归能升高外周血红细胞、白细胞、血红蛋白等含量，对化学药物、放射线照射引起的骨髓造血功能抑制作用更为明显。当归多糖是当归促进造血功能的主要有效成分之一。以^{60}Coγ 射线照射小鼠形成贫血模型，当归多糖不能抑制骨髓造血细胞对放射线的敏感性，但能促进造血功能的恢复速度，使小鼠骨髓造血干细胞在 2 周后恢复到照射前水平。当归多糖连续皮下注射，对化学药物苯肼引起的贫血小鼠的造血功能也有促进作用，使粒-单系祖细胞和晚期红系祖细胞的产率升高。

（2）*抑制血小板聚集及抗血栓形成* 当归水煎剂口服能延长大鼠血浆凝血时间及凝血活酶时间。急性脑血栓病人经当归治疗后，血液流变学特性明显改善，血液黏度降低，血浆纤维蛋白原含量降低，凝血酶原时间延长，红细胞及血小板电泳时间缩短。体外实验显示，当归水煎液及其有效成分阿魏酸钠均能抑制由 ADP、胶原诱导的血小板聚集作用。静脉注射阿魏酸钠，对 ADP、胶原及凝血酶诱导的血小板聚集也有抑制作用。阿魏酸抑制血小板聚集作用机理，可能与其抑制血小板释放、升高血小板内 cAMP/cGMP 比值，以及抑制血小板膜磷脂酰肌醇磷酸化过程等环节有关。当归注射液还能调整 PGI_2/TXA_2 比值，使之趋于平衡而抑制血小板聚集。静脉注射当归水溶液或阿魏酸钠，能明显抑制大鼠体外颈总动脉、颈外静脉旁路血栓的形成，使血栓重量明显减轻。当归抗血栓作用可能与抑制血小板聚集、增加纤维蛋白溶解酶活性有关。

（3）*降血脂* 当归注射液加入高脂饲料，给兔喂养 10 周，血中甘油三酯水平显著降低，同时主动脉斑块面积和血清丙二醛含量也显著减少，但总胆固醇、高密度脂蛋白胆固醇和低密度脂蛋白胆固醇无明显变化。以阿魏酸添加到高脂饲料中喂饲大鼠，可显著抑制血清胆固醇水平的升高，对甘油三酯和磷脂则无影响。阿魏酸能抑制肝脏合成胆固醇的限速酶甲羟戊酸－5－焦磷酸脱羟酶，使肝脏内胆固醇合成减少，进而使血浆胆固醇含量下降，此为阿魏酸降胆固醇作用机理之一。

2. 对心血管的作用

(1) 抗心肌缺血、抗心律失常　当归水提物和阿魏酸能增强心肌的血液供应，缓解垂体后叶素引起的心肌缺血，使心肌梗死面积缩小，缺血性心电图得到改善。离体大鼠心脏缺血再灌注实验证明，当归及阿魏酸钠可减少心肌细胞内 Ca^{2+}、Na^{+} 蓄积，减少脂质过氧化产物丙二醛（MDA）生成及磷酸肌酸激酶（CPK）、乳酸脱氢酶（LDH）、门冬氨酸转氨酶（AST）释放，冠状血管阻力和心肌含水量降低，心功能恢复及心肌超微结构改变明显改善。静脉注射当归注射液，对肾上腺素、乙酰胆碱引起的心律失常有一定对抗作用。腹腔注射当归注射液对大鼠心肌缺血再灌注时的心律失常有明显保护作用。在离体豚鼠心室肌条实验，当归醇提液及阿魏酸钠可使哇巴因及羊角拗苷所致心律不齐转为正常。但在整体实验中，仅当归醇提液可对抗哇巴因引起的心室纤颤，而阿魏酸钠作用很弱。

(2) 扩张血管、降压作用　当归对冠状血管、脑血管、肺血管及外周血管均有扩张作用。当归水提醇沉液、当归注射液静脉注射，可使麻醉犬血压下降的同时外周血流量增加。当归扩张外周血管作用，不受 β 受体阻断剂心得安和 α 受体激动剂甲氧胺的影响，提示当归的扩血管作用与 α 肾上腺素受体及 β 肾上腺素受体无关。

3. 调节子宫平滑肌功能　当归对动物子宫平滑肌呈兴奋和抑制两种作用。当归挥发油及阿魏酸具有抑制子宫平滑肌收缩作用；当归水溶性及醇溶性的非挥发性成分具有兴奋子宫平滑肌作用。当归挥发油对垂体后叶素、肾上腺素或组胺引起的子宫平滑肌收缩有对抗作用。当归对子宫的作用与子宫所处状态有关。对痉挛性收缩的子宫平滑肌有明显抑制作用，是其治疗痛经的药理学基础；对于崩中漏下等伴有子宫收缩不全的病理状态，当归可因其兴奋子宫作用而使之得到改善。

4. 增强免疫　当归及其成分（当归多糖、阿魏酸）均能增强机体免疫功能。

(1) 增强非特异性免疫功能　小鼠灌胃 20% 及 40% 的当归水浸液（去挥发油），每只 0.5ml 连续给药 16 日，可明显提高小鼠腹腔巨噬细胞吞噬鸡红细胞的能力。当归 5% 水溶液或当归多糖皮下注射，连续 7 日，不仅能使正常小鼠巨噬细胞吞噬功能增强，而且还可对抗环磷酰胺对小鼠腹腔巨噬细胞的抑制作用。当归、当归多糖及阿魏酸钠静脉注射均能显著提高单核细胞对刚果红的廓清率。当归多糖腹腔注射，连续7日，能拮抗强的松龙引起的小鼠免疫器官胸腺和脾脏重量减轻，并能对抗外周血中白细胞数量的下降。另外，当归注射液对白细胞介素2（IL－2）的产生有明显的增强作用，能诱生细胞因子。当归尚有诱生干扰素（IFN）作用。

（2）增强特异性免疫功能　当归对细胞免疫、体液免疫功能均有增强作用。当归多糖对脾淋巴细胞有明显促进增殖作用，还能对抗氢化可的松对小鼠胸腺细胞增殖的抑制作用。小鼠灌胃当归水煎液，连续给药4日，能明显提高绵羊红细胞（SRBC）抗体溶血素（IgM）的产生和血清中抗体效价。当归多糖腹腔注射能增加溶血空斑形成细胞（PFC）数，显著增加IgM。

5. 其他作用　当归还具有保肝作用，对小鼠及大鼠D－氨基半乳糖肝损伤有保护作用，使炎症反应明显减轻，血清转氨酶有所下降，对 CCl_4 所致慢性肝损伤有明显保护作用，可使肝细胞超微结构得到改善。

此外，当归及其有效成分还有抗炎、镇痛、抗氧化和清除自由基等作用。

【现代应用】

1. 心律失常　当归注射液60～120ml静脉推注或静脉滴注，对冠心病引发室性早搏者疗效可达83.3%，但对房室及室内传导异常无效。

2. 血栓闭塞性脉管炎　当归注射液治疗血栓闭塞性脉管炎，可使患者肢体血流图明显好转，总有效率为60%，患者症状及体征同时得到改善。

3. 妇科病　当归15g，每日1剂，或用当归酊，每次10ml，每日3次，在经前7日开始服药，服1剂即止痛者达77.7%。当归芍药散治疗阴道出血，总有效率达91.3%。

4. 腰腿痛及肩周炎　当归注射液治疗继发性髋关节痛，总有效率达93%。当归注射液局部穴位注射治疗肩周炎，总有效率为97.28%。

【不良反应】

当归不良反应少。当归挥发油穴位注射可引起局部剧痛，并伴有全身发热、头痛、口干、恶心等反应，可自行缓解。当归注射液静脉滴注偶尔引起输液反应。当归小鼠静脉注射的 LD_{50} 为80～100.6g/kg；当归挥发油小鼠皮下注射和灌胃的 LD_{50} 为298mg/kg和960mg/kg；阿魏酸钠小鼠静脉注射和灌胃的 LD_{50} 为1.7g/kg和3.6g/kg。藁本内酯小鼠腹腔注射的 LD_{50} 为520mg/kg。

熟地黄

本品为玄参科植物地黄 Rehmannia glutinosa Libosch. 干燥的块根经加酒或不加酒炖制而成。熟地黄化学成分与生地黄基本相同，主要含有梓醇（Catalpol），地黄素（Rehmannin），桃叶珊瑚苷（Aucubin），地黄苷（Rehmannioside）A、B、C、D，益母草苷（Leonuride）等，此外尚含多种糖类、氨基酸及微量元素。与生地黄比较，熟地黄所含单糖量增加，而梓醇含量减少，此与炮制过程有关。熟地黄味甘，性微温。归肝、肾经。

【药理作用】

熟地黄具有滋阴补血、益精填髓之功效，用于主治血虚萎黄、眩晕心悸、月经不调、崩漏不止、肝肾阴亏、潮热盗汗、遗精阳痿、不育不孕、腰膝酸软、耳鸣耳聋、头目昏花、须发早白、消渴、便秘、肾虚喘促。

1. 增强免疫功能　熟地黄对细胞免疫功能有明显增强作用。熟地黄有效成分地黄多糖，在体内外实验中能明显提高正常小鼠 T 淋巴细胞的增殖反应能力，促进 IL－2 的分泌；地黄提取液能诱生人干扰素，使效价明显提高。

2. 抗甲状腺作用　给大鼠灌胃三碘甲状腺原氨酸（T_3），形成甲亢型阴虚动物模型，以 70% 熟地黄水煎剂灌胃，每只 3ml，每日 1 次，连续 6 日，可使血浆中 T_3 降低，而 T_4 升高，饮水量及尿量明显减少，使体重减轻得到缓解。

3. 降血糖作用　地黄低聚糖 100mg/kg 腹腔注射，可明显降低四氧嘧啶性糖尿病大鼠血糖水平，增加肝糖原含量。地黄低聚糖对正常大鼠血糖无明显影响，但可部分预防葡萄糖及肾上腺素引起的高血糖，说明对生理性高血糖状态有调节作用。

4. 促凝血与促造血功能　熟地黄水煎剂对骨髓造血系统有促进作用，可升高外周白细胞数，对失血性贫血小鼠可使红细胞和血红蛋白值增加；地黄多糖对造血干细胞亦有一定的增值分化作用。此外，熟地黄还能缩短凝血时间，有促进凝血的作用。

5. 其他作用

（1）抗自由基作用　皮下注射 D－半乳糖制成衰老模型小鼠，灌胃熟地黄氯仿提取液、乙醇提取液和水提取液，均能显著提高小鼠脑组织 SOD 活力，有延缓脑衰老作用。水提液灌胃 30 日，能显著提高小鼠红细胞膜 Na^+，K^+－ATP 酶活性和降低心肌 LPO 含量及提高 GSH－Px 的活性。

（2）降压作用　熟地黄（酒、蒸）有显著的降压作用，临床有效率分别为

83.3%及90.7%，能改善高血压引起的失眠、头痛、头晕、手足麻木等症状，并使心率减慢。对高血压引起的心肌劳损、左室高压及心肌供血不足均有改善作用。

（3）抗溃疡作用　熟地黄液十二指肠给药，能明显抑制大鼠幽门结扎型胃溃疡的发生率和溃疡指数，抑制胃液和总酸排出量，且有一定的量效关系。熟地黄的抑酸作用强于干地黄。

（4）抑制上皮细胞增生作用　熟地黄水提取物有抑制上皮细胞有丝分裂的作用，可抑制小鼠阴道细胞的增殖。

【现代应用】

1. 银屑病　50%熟地黄注射液肌内注射，每次2～4ml，每日或隔日1次，临床总有效率为75.6%。

2. 糖尿病　黄连地黄汤治疗非胰岛素依赖型糖尿病，总有效率76.6%。该方能显著改善糖尿病临床症状，对糖尿病多种并发症也有一定的疗效。

何首乌

本品为蓼科植物何首乌 Polygonum multiflorum Thunb. 的干燥块根。何首乌块根主要含有磷脂、蒽醌类、葡萄糖苷类等。主要有大黄酚、大黄酚蒽酮、大黄素、大黄素甲醚、大黄酸、二苯乙烯苷、何首乌丙素（Polygonimitin C）、何首乌乙素（Polygonimitin B）等。何首乌中尚含有β-谷甾醇、胡萝卜素、没食子酸及多种微量元素等。何首乌味苦、甘、涩，性温。归肝、心、肾经。

【药理作用】

何首乌具有补肝肾、益精血、乌须发、强筋骨之功效，用于精血亏虚、头晕眼花、须发早白、腰膝脚软、遗精、崩带等证。

1. 增强免疫功能　何首乌能明显提高小鼠脾、腹腔巨噬细胞的吞噬能力，对强的松龙引起的吞噬指数下降有明显的对抗作用。何首乌水煎醇提物对小鼠T淋巴细胞及B淋巴细胞免疫功能均有增强作用。何首乌提取物25～100mg/kg，腹腔注射，连续给药3日，可显著提高正常小鼠由ConA诱导的胸腺和脾脏T淋巴细胞增殖反应；皮下注射5～100mg/kg，连续3日，可明显增加正常小鼠脾脏抗体形成细胞数。

2. 对血液及造血系统的作用

（1）促进造血功能　何首乌对骨髓造血系统有促进作用，可升高外周白细胞数，对造血干细胞亦有一定的增殖分化作用。

(2) 降血脂与抗动脉粥样硬化　何首乌可降低高脂血症大鼠血清总胆固醇(TC)及血清甘油三酯(TG)的含量。对于高脂血症鹌鹑，何首乌可明显降低血清TC含量和提高HDL/TC比值。何首乌还能减轻高脂血症及动脉粥样硬化模型家兔动脉粥样硬化斑块形成。何首乌降血脂与抗胆固醇作用的有效成分包括蒽醌类、二苯烯化合物以及卵磷脂等。

3. 保肝作用　何首乌所含的二苯烯化合物对过氧化玉米油所致大鼠脂肪肝和肝功能损害、肝脏过氧化脂质升高、血清丙氨酸转氨酶及门冬氨酸转氨酶升高等均有明显对抗作用，并使血清游离脂肪酸及肝脏过氧化脂质含量下降。在体外能抑制由ADP、还原型辅酶Ⅱ(NADPH)引起的大鼠肝微粒体脂质过氧化。何首乌还有增加肝糖原作用。生首乌、黑豆汁制首乌和清蒸首乌水煎液对醋酸强的松所致肝脂蓄积有对抗作用，可降低四氯化碳引起的肝肿大，使肝重系数降低。

4. 延缓衰老　何首乌能明显延长老年鹌鹑寿命，延长果蝇二倍体细胞的生长周期，使细胞生长旺盛，延长果蝇的寿命。大鼠灌服何首乌醇溶部位和水溶部位都能促进细胞分裂增殖，延长大鼠皮肤二倍体成纤维细胞的传代数。何首乌能降低老年小鼠脑内B型单胺氧化酶(MAO－B)活性，提高脑组织中5－HT、NE及DA含量，脑和肝中蛋白质含量明显增加，提高老年机体DNA修复能力。

何首乌延缓衰老作用与抗氧化作用有关。首乌醇提液或水提液均能不同程度地提高老年大鼠心、肝、脑的组织SOD含量和降低LPO含量。

5. 对肾上腺的影响　何首乌水煎浓缩液长期给小鼠灌胃，可使小鼠肾上腺重量明显增加。何首乌还有类似肾上腺皮质功能的作用，对摘除双侧肾上腺的小鼠，可使其应激能力明显提高，减少冷冻引起的小鼠死亡率。

6. 润肠通便　何首乌生用，润肠通便作用强，其有效成分大黄酚可促进动物肠管运动。部分高脂血症病人服用后，出现大便次数增加和腹泻现象。

7. 其他作用　何首乌各种炮制品(生首乌、酒蒸首乌、黑豆汁蒸首乌、清蒸首乌)水煎液体外对金黄色葡萄球菌、白色葡萄球菌、福氏痢疾杆菌、宋内痢疾杆菌、伤寒沙门菌901、副伤寒沙门菌B、白喉棒状杆菌、乙型溶血性链球菌等均有不同程度的抑制作用。何首乌对流感病毒有一定抑制作用。此外，何首乌还有减慢心率、扩张冠脉、抗心肌缺血等作用。

【现代应用】

1. 高脂血症　首乌片，口服，4个月为1疗程，对高胆固醇血症的总有效率为94.44%，甘油三酯增高的总有效率为28%，高β－脂蛋白的总有效率为88.57%。

2. 失眠 何首乌注射液，肌内注射，20～30 日为 1 疗程，治疗失眠总有效率可达 98.5%。

3. 白发 制首乌、熟地黄各 30g，当归 15g，浸于 1000ml 白酒中 10～15 日后饮用，每日 15～30ml，连续服用总有效率可达 88.89%。

何首乌还可治疗多种皮肤病，如皮肤赘疣、女性白斑病变等。生首乌与生黄精合用治疗手足癣。

【不良反应】

何首乌毒性大小与炮制关系密切，生首乌毒性较大，小鼠口服 LD_{50} 为 50g/kg，制首乌毒性较小，用量达 1000g/kg 仍未见死亡发生。大鼠连续灌胃给予经高温（120℃）炮制的何首乌水提液，每日 80g/kg，1 个月，生长良好，无异常行为发生，血液生化检测及重要脏器的病理组织学检查均无明显变化。

临床用何首乌的主要不良反应是：部分病人出现大便稀薄或伴有腹痛、恶心、呕吐等消化道症状。个别病人服用大量首乌后出现肢体麻木感、皮疹等。另有 1 例服用制首乌后出现高热、双膝酸痛、口干等症状。

枸杞子

本品为茄科植物宁夏枸杞 Lycium barbarum L. 的干燥成熟果实。枸杞子主要含有甜菜碱（betaine）、枸杞多糖（lycium barbarum polysaccharide，LBP）、游离氨基酸、维生素和胡萝卜素及多种微量元素等。枸杞子味甘，性平。归肝、肾经。

【药理作用】

枸杞子具有滋补肝肾、益精明目之功效，用于头晕目眩、耳鸣、视力减退、腰膝酸软、遗精。

1. 增强免疫功能

（1）增强非特异性免疫功能 枸杞子水提物及醇提物能提高巨噬细胞吞噬功能。枸杞多糖对环磷酰胺及 ^{60}Co 照射引起的白细胞数量减少有对抗作用，使外周血白细胞数量增加。枸杞多糖连续用药还能拮抗环磷酰胺对巨噬细胞的抑制作用。

（2）增强特异性免疫功能 枸杞子可明显增加小鼠外周血 T 淋巴细胞百分数，增强 T 淋巴细胞增殖反应，并可拮抗环磷酰胺对小鼠脾脏 T 细胞、NK 细胞的抑制作用。枸杞子还能增强小鼠 B 细胞活性，促进 B 细胞分化增殖。枸杞可使小鼠血清 IgG、IgM 及补体 C_4 含量增加。枸杞多糖能拮抗环磷酰胺抑制抗体形成作用。

2. 延缓衰老　枸杞子乙醇提取物对 D－半乳糖所致衰老小鼠学习记忆能力的下降有明显提高作用，并可减少心、肝、脑组织脂褐质含量，提高 SOD 活性。枸杞子具有明显增强人 DNA 修复能力作用。枸杞子延缓衰老作用与其抗氧化、提高机体免疫功能及提高 DNA 修复能力等作用有关。

3. 保肝作用　枸杞子水浸液对 CCl_4 损伤小鼠肝脏有保护作用，能抑制脂肪在肝细胞内沉积，促进肝细胞新生。此作用有效成分可能是甜菜碱，甜菜碱在体内及肝内起到甲基供应体的作用。枸杞多糖亦有保肝作用，可使小鼠 CCl_4 损伤的肝组织形态学明显改善，并使血清 ALT 水平降低。

4. 降血糖作用　枸杞多糖对四氧嘧啶引起的动物糖尿病有明显的预防作用，能减少糖尿病小鼠饮水量，缓解症状。枸杞子具有保护糖尿病大鼠视网膜组织氧化损伤作用，可使糖尿病大鼠视网膜组织中维生素 C、超氧化物歧化酶（SOD）及脂质过氧化物（LPO）的含量均接近正常。

5. 其他作用　枸杞多糖与环磷酰胺合用可提高后者的抑瘤率，有明显协同作用，并可拮抗环磷酰胺引起白细胞减少的毒副作用。枸杞子及枸杞多糖能提高机体免疫功能，提高抗氧化能力，临床常作为肿瘤治疗的辅助用药。

【现代应用】

1. 老年保健　60 岁以上老人每天口服枸杞子或枸杞子提取物，可不同程度地提高 SOD 活性，降低 LPO 含量，提高机体免疫功能，使淋巴母细胞转化率明显增加，胆固醇含量显著降低，睡眠及食欲均有明显改善。

2. 老年高脂血症　枸杞液治疗肾阴虚、肾阳虚、肝阳上亢、气血虚证型中高脂血症有一定效果，其中肾阴虚和肝阳上亢效果尤为明显。

3. 糖尿病　口服枸杞 3 个月，对糖尿病视网膜病变患者疗效肯定。

鹿　茸

本品为鹿科动物梅花鹿 Cervus nippon Temminck 或马鹿 Cervus elaphus Linnaeus 的雄鹿未骨化密生茸毛的幼角。鹿茸含多种氨基酸，还含有胆固醇、卵磷脂、脑磷脂、神经磷脂、次黄嘌呤、雌二醇、雄激素以及多胺、多糖、多肽、脂肪酸等。鹿茸味甘、咸，性温。归肝、肾经。

【药理作用】

鹿茸具有壮肾阳、益精血、强筋骨、调冲任、托疮毒的功效，用于虚劳羸瘦、精神疲倦、眩晕、耳聋、目暗、腰膝酸软、阳痿滑精、子宫虚冷、崩漏带下。

1. 性激素样作用 鹿茸兼有雄激素和雌激素样作用。鹿茸精可促进雄性大鼠前列腺、贮精囊和包皮腺的生长。给老化小鼠灌服鹿茸的乙醇提取物后，可使老化小鼠血浆睾酮含量明显增加。对未成年雌性小鼠皮下注射鹿茸精可促进子宫的发育和使卵巢增重。

2. 促进核酸和蛋白质合成 鹿茸有明显的促生长作用，可使动物体重显著增加，加速未成年小鼠的生长发育，促进老化小鼠肝和肾组织的蛋白质和 RNA 的合成。鹿茸还能增加肝糖原含量。鹿茸促进蛋白质合成、增加能量代谢及改善神经功能的作用，是其补气血、补精髓、强筋骨功效的重要药理基础。

3. 促进骨生长作用 鹿茸多肽具有很强的促进骨细胞和软骨细胞增殖的生物活性。鹿茸多肽对完全缺损性桡骨骨折大鼠具有加速骨痂的形成、促进骨折愈合、增加羟脯氨酸和钙含量的作用。在离体实验中，鹿茸多肽可促进成骨样细胞有丝分裂，可见鹿茸多肽能通过促进骨细胞和软骨细胞增殖、促进骨痂内骨胶原的积累和钙盐沉积而加速骨折愈合。

4. 增强造血功能 鹿茸精注射液对乙酰苯肼所致溶血性贫血小鼠或肾脏大部分（5/6）切除所致肾性贫血大鼠，均能促进骨髓造血，加速红细胞和血红蛋白的生成。鹿茸还可使正常动物红细胞数、血红蛋白含量、网织红细胞数增加。

5. 增强机体免疫功能 鹿茸精腹腔注射可增强正常小鼠和氢化可的松或环磷酰胺所致免疫抑制小鼠的巨噬细胞吞噬功能，并可显著升高其血浆 IgG 含量。鹿茸多糖腹腔注射也可增强网状内皮系统的吞噬功能。

6. 延缓衰老 鹿茸可明显降低老化小鼠脑和肝组织中的 MDA 含量，抑制肝和脑组织线粒体内 B 型单胺氧化酶的活性随年龄的增长。鹿茸次黄嘌呤和磷脂是鹿茸延缓衰老的主要成分，能显著增加动物脑内 5－HT 和 DA 的含量。鹿茸水提取物、鹿茸磷脂也可显著降低老年小鼠脑和肝组织中 MDA、心肌脂褐素、血清胆固醇和甘油三酯含量，升高脑和肝组织的 SOD 含量。

7. 其他作用

（1）对心血管系统的作用 鹿茸对氯仿诱发的小鼠心室纤颤具有保护作用，对氯化钡诱发的大鼠心律失常有治疗作用。给麻醉犬静脉注射鹿茸精可引起一过性血压降低，对急性失血性低血压家兔，可使血压恢复加快。

（2）抗炎作用 鹿茸提取物腹腔注射对右旋糖酐和新鲜鸡蛋清引起的大鼠足肿

胀均有显著抑制作用。鹿茸多肽静脉注射对棉球肉芽肿等炎症也有显著抑制作用。

（3）抗溃疡作用　鹿茸多糖对实验应激性胃溃疡及结扎胃幽门引起的胃溃疡有抑制作用。

【现代应用】

1. 阳痿　鹿茸精注射液3ml穴位注射（气海、关元、中极、曲骨、双侧足三里各0.5ml），配合广狗肾炖冰糖及内服中药，治疗42例，总有效率为93%。

2. 血液病　取鹿茸内骨髓，用白酒浸渍，制成20%的鹿茸血酒，1次10ml，1日3次，口服，对血小板减少症、再生障碍性贫血、白细胞减少症等引起的眩晕、头痛、乏力、齿龈出血、鼻衄、失眠等症状和血象均有改善的疗效。

【不良反应】

鹿茸精注射液对大鼠连续腹腔注射可引起明显的腹膜炎，并使雌性大鼠血清碱性磷酸酶和AST活性增高。有应用鹿茸精注射液引起过敏反应的报道。

淫羊藿

本品为小檗科植物淫羊藿 Epimedium brevicornum Maxim.、柔毛淫羊藿 Epimedium pubescens Maxim. 等同属多种植物的干燥地上部分。主要含淫羊藿苷（icariine）、去氧甲基淫羊藿苷（Des－o－methy－icariine）、β－去氢甲基淫羊藿素（β－anhydroicaritine），还含有异槲皮素、木脂素、木兰素、金丝桃苷和多糖等。淫羊藿味辛、甘，性温。归肝、肾经。

【药理作用】

淫羊藿具有补肾阳、强筋骨、祛风湿的功效，用于治疗阳痿遗精、筋骨痿软、风湿痹痛、麻木拘挛、神疲健忘、更年期高血压。

1. 性激素样作用　淫羊藿具有雄激素样作用，能升高雄性小鼠血浆睾酮（TS）的含量，增加睾丸和肛提肌的重量。淫羊藿提取液20～40mg，其性激素活性与7.5μg睾酮相当。淫羊藿多糖对脑垂体内分泌功能有影响，能提高性激素的水平。淫羊藿水煎液能明显改善氢化可的松所致的阳虚证大鼠阳虚症状，显著增加大鼠前列腺、贮精囊、肛提肌、海绵球肌、子宫、肾上腺及胸腺的重量，升高血浆睾酮和雌二醇的水平。对雌性大鼠连续10日灌服淫羊藿水煎液，能明显增加腺垂体、卵巢和子宫的重量。

2. 促进骨生长　淫羊藿具有促进骨髓细胞DNA合成的作用，对长期应用肾上腺皮质激素所引起的骨质疏松有拮抗作用，抑制肾上腺萎缩，显著提高成骨细胞的数量和活性，使骨小梁面积及骨密度增加。

3. 增强机体免疫功能 淫羊藿增强机体免疫功能的有效成分主要为淫羊藿苷和淫羊藿多糖。淫羊藿多糖和淫羊藿总黄酮均可显著提高巨噬细胞吞噬能力，促进淋巴细胞转化、增殖，增加阳虚证模型小鼠血清抗体滴度。淫羊藿多糖还具有诱生 γ - 干扰素的作用。

4. 对心、脑血管系统的作用 淫羊藿可使动物离体、在体心脏的心肌收缩力明显增强。淫羊藿还可扩张外周血管，降低外周阻力，呈现降压作用。淫羊藿水煎液及醇浸出液能明显增加离体动物（家兔、豚鼠）心脏灌注量；增加麻醉犬冠脉血流量；对垂体后叶素所致大鼠急性心肌缺血有保护作用。淫羊藿还可直接扩张脑血管，降低脑血管阻力，增加脑血流量，保护脑缺血性损伤。

5. 其他作用

（1）延缓衰老 淫羊藿对自然衰老动物下丘脑神经递质老年性变化有明显的延缓作用。淫羊藿多糖和总黄酮复合物能提高老龄雄性大鼠下丘脑中单胺类神经递质水平，抑制老龄小鼠脑内胆碱酯酶活性，增加脑神经递质乙酰胆碱的含量，提高老龄大鼠和老龄小鼠的学习记忆能力，并明显提高衰老小鼠脾脏 SOD 活性，减少心、肝组织过氧化脂质和脂褐素形成。

（2）抗血栓形成 家兔灌胃淫羊藿总黄酮，可抑制家兔体外血栓形成，降低全血黏度并抑制血小板聚集。

（3）抑菌、抗病毒、抗炎 体外试验淫羊藿对白色葡萄球菌和金黄色葡萄球菌有较强抑制作用。对组织内培养的脊髓灰白质炎病毒、E - CHO 病毒和柯萨奇病毒均有抑制作用。淫羊藿甲醇提取物皮下注射能显著抑制大鼠蛋清性足肿胀，对家兔灌胃后能降低组胺所致的毛细血管通透性增高作用。

（4）降血脂、降血糖 淫羊藿可降低高脂血症家兔胆固醇和甘油三酯，降低高血糖大鼠的血糖值。

（5）抗肿瘤 淫羊藿苷具有诱导肿瘤细胞凋亡的作用，能诱导人急性早幼粒白血病细胞（HL - 60）沿粒系方向分化，具有典型的细胞凋亡形态学和生化特征。淫羊藿苷对培养的鼻咽癌 KB 细胞、人白血病 K562 细胞和人急性早幼粒白血病细胞具有显著抑制作用。淫羊藿总黄酮对荷瘤小鼠低下的细胞免疫功能和红细胞免疫功能具有一定的恢复作用。

【现代应用】

1. 神经衰弱 淫羊藿浸膏片、总黄酮片、淫羊藿苷胶囊，治疗 228 例，有较好的疗效。

2. 白细胞减少症　淫羊藿冲剂（15g/包），治疗 22 例，有较好的疗效。

3. 慢性气管炎　淫羊藿片每日剂量 20.4～30.6g 生药，治疗 182 例，总有效率为 92.3%。

4. 高血压　淫羊藿浸膏片每日剂量 30g 生药，治疗 115 例，有效率为 78%。

5. 冠心病　淫羊藿片（每片 0.3g），1 次 4～6 片，1 日 2 次，疗程 2 个月，治疗 140 例，总有效率为 90.5%；淫羊藿浸膏片（2.7g 生药/片），1 次 4～6 片，1 日 2 次，疗程 2 个月，治疗 140 例，改善心绞痛总有效率为 74.3%。

6. 阳痿　淫羊藿、菟丝子各 15g，研成粉末，每日分 3 次，黄酒送服，20 日为 1 个疗程。配合疗法：自我按摩会阴部；每晚用川芎、细辛各 15g 水煎坐浴，治疗 50 例，有较好的疗效。

【不良反应】

小鼠灌胃淫羊藿甲醇提取物 450g/kg，连续 3 日，未见毒性反应。小鼠腹腔注射淫羊藿浸膏的 LD_{50} 为 36g/kg。

冬虫夏草

本品为麦角菌科真菌冬虫夏草菌 Cordyceps sinensis（Berk.）Sacc. 寄生在蝙蝠蛾科昆虫幼虫上的子座及幼虫尸体的复合体。含粗蛋白、脂肪、粗纤维素、碳水化合物、灰分、多种氨基酸，还含有虫草酸（cordycepic acid）、冬虫夏草素（cordycepin）、虫草多糖等。冬虫夏草味甘，性温。归肺、肾经。

【药理作用】

冬虫夏草具有补肺益肾、止血化痰的功效，用于虚劳咳嗽、咯血虚汗、阳痿遗精。

1. 性激素样作用　冬虫夏草具有雄性激素和雌性激素样作用。冬虫夏草可使雄性大鼠血浆睾酮含量增加，体重、包皮腺、精囊、前列腺的重量增加；对去势幼年雄性大鼠，也能增加精囊－前列腺的重量。冬虫夏草还有促进精子生成作用，家兔饲喂冬虫夏草可使睾丸重量、睾丸重量指数及精子数均显著增加。冬虫夏草还可调节母体内雌性激素水平，改善子宫内膜的功能，增加雌性大鼠受孕百分率和产子数。此外，冬虫夏草还能增强肾上腺皮质功能，增加小鼠肾上腺重量，血浆皮质醇、血浆醛固酮及肾上腺内胆固醇含量。

2. 调节机体免疫功能

（1）增强非特异性免疫功能　冬虫夏草可明显增加小鼠脾脏重量，并拮抗强的松龙或环磷酰胺引起的小鼠脾脏重量减轻。体外实验表明，冬虫夏草可增强小鼠腹腔巨噬细胞活性，并促进 LPS 诱导腹腔巨噬细胞产生 IL-1 和 IL-6，但却抑制 α-干扰素的产生。冬虫夏草的醇提取物还可使小鼠脾脏 NK 细胞活性增强，并可拮抗环磷酰胺对 NK 细胞活性的抑制。

（2）调节体液免疫功能　冬虫夏草对体液免疫有增强和抑制的双向作用，与所含不同成分有关。冬虫夏草水煎液可显著提高小鼠的抗体形成细胞数和血清溶血素 IgM 水平，并拮抗环磷酰胺的抑制作用。而虫草多糖在高浓度几乎完全抑制 PHA 诱导的健康人外周血淋巴细胞产生 IL-2 和 γ-TNF，但对 IL-2R 的表达仍有促进作用。表明虫草多糖对体外培养的淋巴细胞具有双向调节作用。

（3）调节细胞免疫功能　冬虫夏草对细胞免疫有增强和抑制的双向作用。冬虫夏草对 T 细胞受抑制的动物，有保护或提升 T 细胞的作用。虫草多糖可促进 ConA 或 LPS 诱导的小鼠脾脏淋巴细胞转化，对 ConA 诱生 IL-2 也有促进作用。

3. 平喘　冬虫夏草水提液可明显扩张支气管，并增强肾上腺素的扩张支气管作用。较大剂量腹腔注射时，能增加小鼠气管酚红分泌量，较小剂量对乙酰胆碱引起的豚鼠哮喘有保护作用，并与氨茶碱有协同作用。

4. 抗自由基　冬虫夏草具有抗氧自由基的作用，可抑制邻苯三酚自氧化产生超氧化阴离子体系，显著降低心肌及肝脏匀浆脂质过氧化物的含量。小鼠灌胃冬虫夏草制剂可提高肝组织 SOD 含量。

5. 保护肾脏功能　冬虫夏草对肾炎、肾功能衰竭、药物和缺血造成的肾损伤均有防治作用。冬虫夏草可延迟尿蛋白的出现，降低血清尿素氮和肌酐含量，增加肌酐清除率。冬虫夏草能降低肾脏大部分（5/6）切除所致慢性肾功能不全大鼠的死亡率，改善贫血状况，降低血清尿素氮和肌酐水平，延缓肾功能不全的进展。冬虫夏草水提液还能明显减轻庆大霉素或环孢素 A 所致急性肾功能衰竭大鼠的肾小管损伤程度。从冬虫夏草子实体的甲醇提取物中分离得到的麦角甾醇类化合物，可显著抑制 IgA 肾病模型小鼠肾系膜细胞的增殖，减少系膜区 IgA 免疫复合物的沉积，对模型小鼠的症状有显著改善作用。冬虫夏草保护肾功能的作用主要通过下列环节实现：①稳定肾小管上皮细胞溶酶体膜，防止溶酶体的破裂；②促进肾小管内皮细胞生长因子的合成释放，使肾小管组织破坏减少而恢复加快；③降低乳酸脱氢酶活性，保护细胞膜 Na^+，K^+-ATP 酶功能，维持正常肾功能。

6. 其他作用

（1）对肝脏的影响　冬虫夏草可抑制肝内储脂细胞的增殖和转化，减轻狄氏间隙胶原纤维沉积，有效防止 CCl_4 诱导的大鼠肝纤维化。虫草多糖能显著提高慢性丙型肝炎病人外周血 CD_4 - T 细胞亚群的数量，升高 CD_4/CD_8 比值和 NK 细胞活性，从而使病人细胞免疫功能得到改善。推测虫草多糖通过此机制，减轻肝细胞损伤，抑制肝脏纤维增生，延缓肝硬化的发展。

（2）降血糖　冬虫夏草对正常小鼠、四氧嘧啶或链脲菌素诱发的糖尿病小鼠，均有显著的降血糖作用；对环孢素 A 引起的血糖升高也具有显著的降血糖作用，并对环孢素 A 引起的胰岛素分泌下降有一定的抑制作用。虫草多糖也有降血糖作用。

（3）抗肿瘤作用　冬虫夏草对小鼠淋巴瘤有显著抑制作用，对小鼠 Lewis 肺癌的原发灶和自发性肺转移均有显著的抑制作用。虫草多糖能抑制小鼠肉瘤 S_{180} 的生长，增加外周血淋巴细胞酸性非特异酯酶阳性细胞百分率，增强迟发性变态反应及巨噬细胞吞噬活性。冬虫夏草子实体热水提取物灌胃给药可降低小鼠 Lewis 肺癌或 B_{16} 黑色素癌细胞的自发性肝脏转移。

（4）增强造血功能　冬虫夏草可促进造血干细胞（CFU - S）增殖，使更多的 CFU - S 由 GO 期进入 S 期，对小鼠受 X 线照射的骨髓有防护作用。

【现代应用】

1. 性功能低下症　冬虫夏草治疗 38 例，有效率为 31.57%。

2. 肾功能衰竭　冬虫夏草 6g，1 日分 3 次吞服，治疗慢性肾功能衰竭病人 30 例，有较好的疗效。

3. 慢性乙型病毒性肝炎　冬虫夏草（心肝宝）胶囊，1 次 6 ~ 8 粒，1 日 3 次，疗程 1 ~ 3 个月，治疗慢性迁延性肝炎 100 例，有效率 33%；治疗慢性活动性肝炎 25 例，有效率 52%。

4. 心律失常　冬虫夏草（心肝宝）胶囊，1 次 6 粒，1 日 3 次，疗程 4 周，治疗 52 例，总有效率为 79%，其中对室性早搏有效率为 85%，对房性早搏有效率为 78%。

【不良反应】

冬虫夏草对小鼠腹腔注射的 LD_{50} 为 19.46 ± 1.21g/kg。大鼠长期毒性试验用药 60 日，动物心率、体温、食量、血液流变学、外周血淋巴细胞微核率、外周血淋巴细胞姐妹染色单体互换、ALT、BUN 均无明显变化。病理学检查，有增高睾丸指数和生精作用，对心、肝、脾、肺、肾、脑垂体等组织未见病理形态学改变。冬虫夏草无明显的胚胎毒性及致畸胎作用。

小　结

1. 补益药的主要药理作用：增强机体免疫功能，调节内分泌系统功能，调节机体糖、蛋白质、脂肪代谢，提高脑力工作效率和学习记忆能力，增强心血管系统、消化系统、造血系统功能。

2. 人参的主要药理作用：调节中枢神经系统的兴奋与抑制过程，对多种化学药品所致大鼠和小鼠的学习记忆缺失有改善作用，增强机体免疫功能，促进造血系统和内分泌系统（肾上腺、性腺）功能，调节机体糖、蛋白质、脂肪代谢，对心血管系统具有强心、扩张血管、调节血压、抗心肌缺血和抗休克作用。

3. 甘草的主要药理作用：肾上腺皮质激素样作用，调节机体免疫功能，对消化系统具有抗溃疡、解痉、保肝、解毒作用，以及抗炎、抗变态反应等。

4. 淫羊藿的主要药理作用：性激素样作用，促进骨生长，促进骨髓造血功能，调节机体免疫功能等。

5. 党参的主要药理作用：调整胃肠运动、抗消化性溃疡，增强机体免疫功能，促进内分泌系统和造血系统功能，强心、扩张血管、调节血压以及抑制血小板聚集等。

6. 当归的主要药理作用：促进造血功能，抑制血小板聚集及抗血栓形成，降血脂等。

7. 黄芪的主要药理作用：增强机体免疫功能，促进造血功能，调节物质代谢以及延缓衰老等。

8. 何首乌的主要药理作用：促进造血功能，增强免疫功能，降血脂与抗动脉粥样硬化作用，保肝，抗氧化、延缓衰老，促进核酸和蛋白质代谢作用等。

思考题

1. 举例说明补益药对免疫功能有哪些影响？简述其实验依据。
2. 举例说明补益药对内分泌系统的影响。
3. 举例说明补益药对物质代谢有何作用。
4. 补益药对心血管系统有何作用？
5. 人参对中枢神经系统有哪些作用？
6. 人参对心血管系统的作用如何？
7. 人参对内分泌有何影响？
8. 党参对免疫功能有何影响？表现在哪些实验指标上？

9. 黄芪对免疫功能有何影响？简述其实验依据。

10. 甘草皮质激素样作用表现在哪些方面？其作用机理与人参相比有何不同？

11. 甘草解毒作用表现和有效成分作用机理如何？

12. 甘草对消化性溃疡的作用和有效成分作用机理如何？

13. 当归对血液和造血系统有何影响？表现和作用机理如何？

14. 当归对生殖系统有何作用？

15. 当归对心血管系统有何影响？

16. 淫羊霍激素样作用表现在哪里？

制剂与用法

1. 参芪糖浆（另有片剂、丸剂）　药物组成：党参、黄芪各等量。补气扶正，用于体弱气虚、四肢无力。参芪糖浆剂生药 0.25g/ml，1 次 15ml，1 日 2 次；参芪片剂每片 0.42g 生药，1 次 4 片，1 日 3 次；参芪丸剂每丸 0.375g 生药，1 次 8～10 丸，1 日 3 次；口服。

2. 参杞片（或酒剂）　药物组成：党参、枸杞子各等量。补气、益脾、滋补肝肾，用于气血不足、腰膝酸软、食少、四肢无力。片剂每片 0.3g 生药，1 次 4～6 片，1 日 3 次；酒剂生药 0.128g/ml，1 次 10～20ml，1 日 2～3 次。口服。

3. 杞枣冲剂　药物组成：黄芪、大枣、茯苓、鸡血藤。益气补血、健脾和胃，用于白细胞减少症、病后虚弱、免疫力下降等。1 次 15～30g，1 日 3 次，口服。

4. 参芪蛤蚧补浆　药物组成：党参、黄芪、蛤蚧。用于体虚体弱、精神倦怠、阴虚咳喘、虚劳消渴、阳痿等。1 次 20ml，1 日 2 次，口服。

5. 人参当归颗粒　药物组成：红参须、当归。用于气血两亏、面色萎黄、心悸气短、食少倦怠。1 次 3g，1 日 2 次，开水冲服。

6. 六味地黄丸　药物组成：熟地黄、山茱萸、丹皮、山药、茯苓、泽泻。滋阴补肾，用于肾阴亏虚、头晕耳鸣、腰膝酸软、骨蒸潮热、盗汗遗精、消渴以及慢性肾炎、糖尿病、慢性前列腺炎、更年期综合征等。口服，小蜜丸，每次 9g；大蜜丸，每次 1 丸，每日 2 次。

7. 五子衍宗丸　药物组成：枸杞子、菟丝子、覆盆子、五味子、车前子。补肾益精，用于肾虚腰痛、尿后余沥、遗精早泄、阳痿不育。口服，水丸 1 次 6g，小蜜丸 1 次 9g，大蜜丸每丸 9g，1 次 1 丸，1 日 2 次。

8. 生脉饮 药物组成：人参、麦冬、五味子。益气复脉、养阴生津，用于气阴两虚、心悸气短、脉微自汗。口服，1 次 10ml，1 日 3 次。

9. 滋心阴口服液 药物组成：麦冬、白芍、北沙参。滋养心阴、活血止痛，用于心阴不足、胸痹疼痛、心悸失眠、五心烦热、舌红少苔、脉细数，及冠心病、心绞痛见上述证候者。口服，1 次 10ml，1 日 3 次。

第二十一章　收涩药

学习指南：

1. 掌握收涩药的主要药理作用。

2. 掌握五味子保肝作用机制，熟悉五味子对心血管系统、呼吸系统、中枢神经系统的作用、抗衰老等药理作用。了解其现代应用。

3. 熟悉山茱萸强心、抗休克及对免疫功能、对血液系统的药理作用。

第一节　概　述

以收敛固涩为主要功效的药物，称为收涩药，又称固涩药。此类药具有敛汗、止泻、固精、缩尿、止血、止带和止咳功效，适用于气血精津滑脱耗散之证，如自汗、盗汗、久咳虚喘、久泻脱肛、遗精、滑精、遗尿、尿频、崩带不止等病证。本类药味多酸涩，性温或平，主入肺、脾、肾、大肠经。收涩药分为固表止汗药、敛肺涩肠药、固精缩尿止带药3类。

根据中西医结合研究证明，收涩药药理作用，表现在收敛作用、止泻作用、止咳作用、止血作用、止汗作用、抗菌作用。

1. 收敛作用　该类药中植物类药物多含鞣质、有机酸，如五倍子、诃子、石榴皮中的鞣质含量分别高达84.3%、35.5%、50.2%，矿物类药物如明矾、赤石脂、禹余粮中含无机盐，这些成分均有收敛作用，与创面、黏膜、溃疡面等部位接触后，可凝固表层蛋白质，形成较为致密的保护层，减轻创面刺激。鞣质还可使血液中的蛋白质凝固，堵塞小血管，有助于局部止血。鞣质与腺细胞结合，可减少分泌和渗出，有助于创面愈合。鞣质可凝固汗腺、消化腺、生殖器官等分泌细胞中的蛋白质，使细胞功能改变，减少分泌，使黏膜干燥。

2. 止泻作用　诃子、肉豆蔻、金樱子、赤石脂、禹余粮等有较明显的止泻作用，该类药具有的收敛作用，可减轻肠内容物对神经丛的刺激，使肠蠕动减弱。赤石脂、禹余粮等口服后能吸附于胃肠黏膜，起保护作用，还能吸附细菌、毒素及其代谢产物，减轻刺激作用。此外，鞣质能凝固细菌体内蛋白质而产生抑菌作用。罂粟壳含吗啡，可提高胃肠平滑肌张力，减少小肠及结肠的蠕动。以上均是收涩药缓泻止痢的作用环节。

3. 镇咳作用 收涩药中的五味子、乌梅、五倍子、罂粟壳都具有敛肺的功效，用于肺虚久咳。五味子醚提取物、挥发油和五味子素均有镇咳作用，五味子还具有祛痰作用。罂粟壳含有吗啡、可待因和罂粟碱，可抑制咳嗽反射，产生明显的镇咳作用。

4. 抑制腺体分泌作用 本类药物常具有敛汗、固精、止带的功效。如五味子、五倍子、浮小麦、糯稻根须、麻黄根、山茱萸具有敛汗止汗的功效，可用于自汗、盗汗。五味子、五倍子、莲子、芡实、山茱萸、金樱子、桑螵蛸、覆盆子、乌贼骨具有止带的功效，可用于妇女赤白带下。其抑制腺体分泌作用可能与收涩药中的鞣质等收涩成分使汗腺及消化道、生殖器官的分泌腺细胞的蛋白质凝固，引起分泌抑制，产生黏膜干燥有关。

5. 止血作用 收涩药中的五倍子、椿皮、赤石脂、禹余粮、乌贼骨、刺猬皮、石榴皮、明矾等具有收涩止血的功效，可用于崩漏下血、肺胃出血、便血、痔漏出血、创伤出血等。这类药中的鞣质等成分，可使出血创面的蛋白质凝固，成为不溶解的化合物，阻塞小血管，并形成一层被膜覆盖于出血创面，起保护、止血作用。此外，有些药物还可收缩小血管、影响血液的凝固因子。

6. 抗菌作用 该类药中所含的鞣质及有机酸均具有抗菌活性，对金黄色葡菌球菌、溶血性链球菌、伤寒沙门菌、志贺菌属等有抑制作用，还有一定的抗真菌作用。常用收涩药的药理作用见下表。

表 21－1 常用收涩药主要药理作用总括表

药物	收敛	抗菌	止泻	止血	止汗	其他作用
五味子	+	+				保肝降酶、抗衰老、调节神经系统功能、调节免疫功能、改善心功能、抗溃疡
山茱萸	+	+				强心、升压、抗休克、降血糖、适应原样作用、抗衰老、抗炎、调节免疫功能
乌梅	+	+				驱虫、抗过敏、抗衰老、抗肿瘤、抗辐射、促消化
石榴皮	+	+		+		驱虫
肉豆蔻		+	+	+		抗氧化、麻醉、镇静
诃子	+	+	+			抗动脉硬化、强心、抗氧化、保肝利胆、抗溃疡
金樱子	+	+	+		+	抗衰老、抗病毒、降脂
罂粟壳	+		+			镇痛、镇静、催眠、镇咳、呼吸抑制
五倍子	+	+		+		化学解毒剂、杀精子、抑制胃液分泌

（续表）

药物	收敛	抗菌	止泻	止血	止汗	其他作用
海螵蛸	+			+		促骨缺损修复、抗辐射、抗胃溃疡
赤石脂	+		+	+		抗血栓形成
禹余粮	+		+			促红细胞生成，也可促凝血

第二节　常用药物

五味子

本品为木兰科植物北五味子 Schisandra chinensis（Turcz.）Baill. 和华中五味子（南五味子）S. sphenanthera Rehd. et Wils. 的成熟果实。主要成分为联苯环辛烯型木脂素，含量达 18.1% ~19.2%。果实中含多种挥发油及有机酸、维生素 C、维生素 E 和少量糖类。味酸、甘，性温，归肺、心、肾经。

【药理作用】

五味子具有益气生津、补肾宁心、收敛固涩之功效，主治咳嗽、自汗、盗汗、遗精、久泻、神经衰弱等。

1. 对中枢神经系统的抑制作用　五味子有明显的镇静作用，五味子醇甲小鼠灌胃 2.5g/kg 可明显延长戊巴比妥钠睡眠时间，促进阈下催眠剂量的动物进入睡眠；5 ~10g/kg 剂量能减少小鼠自发活动，对抗中枢神经系统兴奋剂的兴奋作用，并协同氯丙嗪对自主活动的抑制；对抗电休克及中枢神经系统兴奋剂烟碱、戊四氮、咖啡因所致的强直性惊厥。

2. 对呼吸系统的作用　五味子水煎液 0.5g/kg 静脉注射对呼吸中枢有兴奋作用，能明显缓解戊巴比妥钠致家兔呼吸抑制，使呼吸波振幅增大，节律整齐，频率略增，还能对抗吗啡所致的呼吸抑制。氨水引咳法及酚红排泌法实验证实五味子乙醇提取物有镇咳、祛痰作用。五味子所含多种有机酸是上述作用产生的物质基础。

3. 对心血管系统的影响　五味子有 β 受体阻滞作用，通过阻断心肌细胞 β_1 受体，使心肌收缩力减弱，心率减慢，降低心肌耗氧量。另外五味子还可提高心肌细胞内 RNA 和心肌细胞代谢酶活性，加强和调节心肌细胞的能量代谢，改善心肌的营养和功能。五味子及其木脂素成分能增加豚鼠离体心脏及麻醉犬的冠脉流量，并能对抗 $PGF_{2\alpha}$、NE、$CaCl_2$ 等引起的动脉血管收缩，舒张血管平滑肌。目前已有五味子复方治疗心肌梗死、早搏、甲亢致心动过速等心血管疾病的临床报道。

4. 抗氧化、延缓衰老作用 五味子酚、五味子乙素具明显的抗氧化作用，对氧自由基引起的脂质过氧化有明显的对抗作用，五味子酚还有直接清除活性氧自由基的能力。五味子提取液对兔脑缺氧－复氧性损伤造成的脂质过氧化有保护作用，可使血液及大脑皮质的 SOD 活性显著升高。

五味子 12g/kg 对老化大鼠连续 2 个月给药，可见五味子组动物红细胞中 SOD、全血 GSH－Px 活性明显升高，血浆和红细胞膜 LPO 水平降低。五味子水提液 4g/kg、2g/kg 连续灌胃 10 天可使老化小鼠血清总胆固醇含量明显降低，4g/kg 水提液还可增加老化小鼠脑及肝组织蛋白质的含量，能促进老化兔生殖细胞的增生和增强排卵功能，说明五味子确有一定的延缓衰老作用。

5. 抗溃疡作用 五味子素、五味子甲素有抗应激性溃疡作用，可抑制胃液分泌，降低幽门结扎型大鼠溃疡指数和发生率。脱水五味子素对水浸法应激性胃溃疡有对抗作用。

6. 保肝作用 五味子及其五仁醇、五味子乙素等对四氯化碳、硫代乙酰胺、D－半乳糖胺、扑热息痛等化学毒物所致动物急、慢性肝损伤有保护作用，能减轻肝细胞坏死，防止脂肪性变，抗纤维化，并使血清 ALT 活性显著降低。合成五味子丙素的中间产物联苯双酯已被临床用于治疗肝炎，具明显的降酶和改善肝功能作用。

五味子保肝作用机理可能有以下几个环节：①促进肝细胞蛋白质、糖原的生物合成，加速肝细胞的修复与再生；②五味子甲素、乙素、丙素等多种成分可使肝细胞微粒体细胞色素 P－450 含量显著增加，促进肝药酶的合成和增强肝药酶的活性，从而增强肝脏的解毒能力；③五味子可提高肝细胞浆内 SOD 和 H_2O_2 酶活性，提高肝谷胱甘肽抗氧化系统作用，减轻氧自由基对肝细胞的损害，抑制 CCl_4 引起的肝微粒体脂质过氧化，减少肝内丙二醛（MDA）的生成，提高肝细胞的存活率；④五味子乙素能维持大鼠肝细胞膜在氧化性损伤状态下的稳定性，保护细胞膜结构完整和功能正常；⑤增强肾上腺皮质功能，使肝细胞炎症反应减轻。

7. 其他作用 五味子还有抗病原微生物、抗变态反应、兴奋子宫、抗癌等作用。

【现代应用】

1. 肝炎 核油胶囊、五味子蜜丸、五味子核仁醇提物片剂和胶囊剂，以及联苯双酯对慢性活动性肝炎、迁延型肝炎、急性无黄疸型肝炎均有明显的治疗作用，降酶近期疗效好，停药过早有反跳现象。

2. 神经官能症 五味子汤治失眠68例，有较好疗效。

3. 儿童遗尿症 五味子、乌药等量研末，每次5g，用酒精调糊敷脐部，治疗儿童遗尿症38例，总有效率为92.1%。

4. 盗汗 双五子糊剂（五味子、五倍子等量共研，酒精调糊）贴脐部，治疗盗汗、自汗病人50例，总有效率为91%，尤宜小儿使用。

5. 腹泻 山药五味子粉（山药、五味子4:1磨粉）冲服，治疗婴幼儿腹泻26例，新生儿5g/次，1岁以下10g/次，1～2岁15g/次，每日3～4次，总有效率为100%。

6. 哮喘 五味子配伍地龙、鱼腥草煎服，治疗重度哮喘50例，有较好的疗效。

【不良反应】

五味子挥发油灌胃LD_{50}为8.75±2.41g/kg。脂肪油10～15g/kg灌胃，出现呼吸困难，运动减少，1～2日内死亡。五味子乙素毒性较低，2g/kg灌胃无死亡，200mg/kg连续给药30天后观察，对器官组织、血象均无明显影响。因酸性较重，少数病人服药后有胃部不适感。临床有致窦性心动过速、致呼吸抑制的个案报道。

山茱萸

本品为山茱萸科植物山茱萸 Cornus officinalis Sieb. et Zucc. 的干燥成熟果肉。主要成分有山茱萸苷（即马鞭草苷，Cornin或verbenalin）、皂苷、鞣质类、熊果酸（ursolic acid）、没食子酸、苹果酸、齐墩果酸、酒石酸及维生素A。山茱萸味酸、涩，性微温。归肝、肾经。

【药理作用】

山茱萸具补益肝肾、涩精固脱功效，主治头晕目眩、耳聋耳鸣、腰膝酸软、遗精滑精、小便频数、虚汗不止、妇女崩漏。

1. 抗休克 山茱萸有强心作用，山茱萸注射液2～8g/kg静脉注射可改善心功能，增加心肌收缩力和心输出量，提高心脏效率。犬注射后，动脉收缩压、舒张压及平均血压、左心室内压均升高。山茱萸注射液能对抗家兔、大鼠晚期失血性休克，使休克动物血压升高，肾血流量增加，延长动物存活时间。

2. 对免疫系统的调节作用 山茱萸不同组分对免疫系统影响不同，山茱萸总苷是一种免疫抑制剂，可抑制小鼠淋巴细胞的活化。给小鼠腹腔注射熊果酸0.25mg，连续5天，可明显提高淋巴细胞转化率、白细胞介素-2（IL-2）的产生，促进LAK细胞（淋巴因子激活的杀伤细胞）的生成。水煎液对体液免疫有促进作用，可加速血清抗体IgG、IgM形成。

3. 抗炎、抗菌 山茱萸水煎剂对二甲苯、蛋清、醋酸等致炎物引起的炎性渗出和组织水肿及肉芽组织增生均有明显抑制作用，对肿胀组织中PGE含量无明显影响，能降低大鼠肾上腺内维生素C的含量，减轻肾上腺细胞损害。提示其抗炎机理与增强垂体-肾上腺皮质功能有关，对PGE合成与释放无明显抑制作用。山茱萸对表皮葡萄球菌有较强的抑制作用；对肠球菌、金黄色葡萄球菌、志贺菌属等也有抑制作用。

4. 其他作用 山茱萸降血糖作用明显，对四氧嘧啶、肾上腺素性糖尿病大鼠，链脲佐菌素致糖尿病大鼠有治疗作用。糖尿病人有血小板聚集性增强和血液黏滞度升高趋势，从而加重对心血管的损害。山茱萸还可抑制ADP、胶原或花生四烯酸诱导的血小板聚集，降低血液黏滞度，减轻糖尿病人的心血管损害。山茱萸醇提物还有降血脂作用，可降低血清甘油三酯、胆固醇的含量，抗动脉硬化。

【现代应用】

1. 复发性口疮 山茱萸研末，陈醋调糊敷贴双足涌泉穴，治疗单纯性口腔溃疡92例，总有效率为87%。

2. 肩周炎 山茱萸（去核）35g，水煎服或代茶泡服，治疗肩周炎29例，效果好，肩关节活动、功能得以改善或恢复，疼痛消失。

3. 糖尿病 胜甘汤（山茱萸、五味子、乌梅、苍术）饭前温服，治疗110例，总有效率为85.4%，可使病人血糖、尿糖均改善，体重增加。

【不良反应】

山茱萸毒性很低，果肉果核水煎剂口服的LD_{50}分别为生药53.5g/kg、90.8g/kg。

小　结

1. 收涩药的主要药理作用：收敛、止泻、止咳、止血、止汗、抗菌等。主要成分为鞣质、有机酸。

2. 五味子的主要药理作用：中枢神经系统抑制，表现为镇静作用；兴奋呼吸中枢，镇咳、祛痰；使心肌收缩力减弱，心率减慢，降低心肌耗氧量，加强和调节心肌细胞的能量代谢，改善心肌的营养和功能。此外，还有抗氧化、延缓衰老、抗溃疡、保肝、抗病原微生物、抗变态反应、兴奋子宫、抗癌等作用。

3. 山茱萸的主要药理作用：强心、抗休克、影响免疫系统、降血糖、抑制血小板聚集、降血脂、降低血液黏滞度，减轻糖尿病人的心血管损害。此外，还具有抗炎、抗菌作用。

思考题

1. 简述收涩药的主要药理作用有哪些？
2. 简述五味子保肝作用的机理。
3. 五味子的哪些药理作用与其收敛固涩的功效相关？

制剂与用法

1. 五仁醇胶囊 由北五味子的乙醇提取物组成。保肝、镇静、镇痛，用于慢性肝炎。口服，成人每次3~4粒，每日3次。

2. 五子衍宗丸 由枸杞子、五味子、车前子、菟丝子等组成。补肾益精，用于肾虚腰痛、尿后余沥、遗精早泄、阳痿不育。口服，1次1丸，1日2次或遵医嘱。

第二十二章 驱虫药

学习指南：

熟悉驱虫药各种驱虫作用类型，驱虫药使君子、槟榔、南瓜子、苦楝皮、鹤草芽、雷丸的有效成分及作用环节。

概　述

凡以驱除或抑杀人体寄生虫为主要作用的药物，称为驱虫药。临床主要用于治疗肠道寄生虫病，如蛔虫病、蛲虫病、绦虫病、钩虫病、姜片虫病等，对肠外寄生虫感染如阴道滴虫、血吸虫、阿米巴原虫、疟原虫等也有驱杀作用。肠内寄生虫常可致腹痛、腹泻、厌食或善饥多食，久则可见面黄肌瘦、浮肿等症状，应及时服用驱虫药治疗。各种驱虫药对不同寄生虫作用有差异，如驱蛔虫常用使君子、苦楝皮、川楝子；驱绦虫常用槟榔、南瓜子、雷丸、鹤草芽等。临床应根据具体病情用药。本类药多具毒性，入脾、胃、大肠经，在毒杀、驱除寄生虫的同时，也会损伤机体，故应注意用量、用法，孕妇、体虚者慎用。

不同的驱虫药驱虫作用环节各有不同，可分为以下类型：

1. 麻痹虫体　使君子仁提取水溶性成分可使蛔虫头麻痹，有效成分为使君子酸钾；槟榔所含的槟榔碱能麻痹绦虫神经系统，使虫体瘫痪，弛缓伸长而将全虫驱出；南瓜子氨酸是南瓜子中的有效成分，对绦虫的关节、未成熟节段和成熟节段均有麻痹作用，常见整条绦虫排出。

2. 兴奋虫体　苦楝皮的有效成分川楝素可兴奋蛔虫头部神经环，导致肌肉痉挛性收缩，使之不能附着于肠壁而随粪便排出。

3. 杀死虫体　部分驱虫药高浓度时能直接杀死虫体，如苦楝根皮煎剂、槟榔片煎剂高浓度杀死钩虫；鹤草芽中的鹤草酚能迅速穿透绦虫体壁，使虫体痉挛致死。雷丸中含有雷丸素，是一种蛋白溶解酶，可使虫体节片溶解、破坏而死亡，故用药后在粪便中看不到全虫。

4. 抑制虫体细胞代谢　鹤草芽能抑制虫体的糖原分解，对虫体细胞的无氧和有氧代谢均有显著而持久的抑制作用，从而切断维持生命的能量供给而杀虫。

驱虫药宜空腹服用，以使药物与虫体充分接触，驱虫效力更佳；也可配伍泻下药，促虫体、虫卵的排出。常见驱虫药的药理作用见下表。

表 22－1　　驱虫药主要药理作用总括表

	蛔虫	钩虫	绦虫	蛲虫	鞭虫	姜片虫	滴虫	血吸虫	疟原虫	血丝虫	其他
使君子	+		+	+			+				抗皮肤真菌、镇咳祛痰
苦楝皮	+		+	+			+	+			抗真菌、兴奋肠平滑肌
川楝子	+						+				抑制呼吸、抗肉毒、杀虫、抗真菌、抗癌、抗炎、利胆、兴奋肠平滑肌
槟榔	+	+	+	+		+		+			抗真菌、抗病毒、拟胆碱作用、驱蠕虫
南瓜子			+					+			升压、驱囊虫
雷丸	+	+	+				+			+	抗炎、增强免疫、抗肿瘤
鹤草芽		+		+			+	+	+		导泻，常配伍其他药驱蛔虫、蛲虫、钩虫等
鹤虱			+	+							抗菌、抗生育、扩冠脉
榧子	+	+	+	+		+				+	止咳、通便、收缩子宫
芜荑	+										抗真菌、杀疥虫

小　　结

驱虫药的主要药理作用是驱除或抑杀人体寄生虫。不同药物根据驱虫作用环节可分为以下类型：麻痹虫体，使虫体瘫痪，弛缓伸长而将全虫驱出；兴奋虫体，使虫体兴奋，导致肌肉痉挛性收缩，使之不能附着于肠壁而随粪便排出；杀死虫体，使虫体痉挛致死，或使虫体溶解、破坏而死亡；抑制虫体细胞代谢从而切断维持生命的能量供给而杀虫。使君子、槟榔、南瓜子、苦楝皮、鹤草芽、雷丸的有效成分分别为使君子酸钾、槟榔碱、南瓜子氨酸、川楝素、鹤草酚、雷丸素。

思考题

简述驱虫药使君子、槟榔、南瓜子、苦楝皮、鹤草芽、雷丸的有效成分及作用环节。

制剂与用法

1. **槟榔四消丸** 由槟榔、大黄、牵牛子等组成。消食导滞、行气泻水，用于食积痰饮、消化不良、大便秘结。口服，1次6g，1日2次。

2. **使君子丸** 由使君子肉、天南星、槟榔组成。消积驱虫，用于小儿虫积引起的腹大胀痛、面黄肌瘦、食而不化、喜吃异物者。口服，1次9g，1日1次。

第二十三章 外用药

学习指南：

1. 熟悉外用药的主要药理作用。
2. 熟悉马钱子的药理作用及主要成分。

第一节　概　述

凡用于体表皮肤、黏膜、创面等部位，具有杀虫、止痒、消肿止痛、排脓生肌、收敛止血等作用的药物，称为外用药。常见剂型有膏、丹、水、酒、散、药线（药丁）等，经贴、涂、敷、掺、薰、洗、浸、浴、点眼、灌耳、吹喉及药线植入等方法对患部直接给药。常用于疥癣、皮炎、湿疹、烧烫伤、疮、痈、肿、疖及跌打损伤、瘀血肿痛、痔疮、脱肛、神经麻痹、皮肤癌、狐臭等疾病的治疗。外用药分为解毒杀虫药、燥湿止痒药和拔毒化腐生肌药三大类。外用药主要药理作用如下：

1. 抗病原微生物　大部分外用药能对抗多种病原微生物，对金黄色葡萄球菌、铜绿假单胞菌、结核分枝杆菌、志贺菌属、变形杆菌、炭疽芽孢杆菌及溶血性链球菌、肺炎链球菌、脑膜炎奈瑟菌等革兰阳性、阴性菌有效，同时对多种皮肤真菌有较强的抑制作用。抑菌机理各有不同，如五倍子通过酸及鞣质凝固蛋白质而杀菌；砒石主要成分为三氧化二砷，砷为细胞原浆毒，可直接杀灭活体细胞；汞可与体内多种酶或蛋白质中的羟基、羧基结合，影响细胞代谢，抑制细胞的生长和功能；土荆皮可使真菌细胞线粒体消失，细胞结构变性而被破坏。

2. 杀虫作用　蛇床子、雄黄、大蒜、白矾等有抗滴虫作用；轻粉、雄黄、硫磺杀疥虫；百部杀体虱。此外，有些药内服可杀寄生虫（如肠道寄生虫、血吸虫、疟原虫等）。

3. 局部刺激作用　薄荷脑、樟脑、桉叶油、冰片等刺激皮肤冷觉感受器，产生局部清凉感，有利于缓解肌肉、关节的炎性疼痛。值得注意的是，部分外用药对皮肤黏膜有较强的刺激（如轻粉、斑蝥、巴豆等），可致用药部位充血、红肿，甚至发疱、溃烂。

4. 收敛、止血作用 儿茶、五倍子、明矾、炉甘石等与创面、黏膜接触时，可使表层细胞蛋白质凝固，形成保护膜，减少出血和渗出，促进创伤愈合。鞣质及矿石类粉末，是收敛、吸附作用的物质基础。

5. 保护及润滑皮肤作用 滑石粉、炉甘石为不易溶解、吸收的粉末，能吸附炎症部位的水分，形成保护膜，减轻炎症刺激，称保护药；而一些温和性的动、植物油，可软化和润滑皮肤，如花生油、蛇油、貂油等；此外，蜂蜜能润肤，用于烧伤、冻伤、乳头皲裂。

6. 促进骨折愈合及生肌作用 外用给药治跌打损伤是临床最常见的治疗手段，对组织损伤、骨折等效果明显，说明药物对组织的修复与再生长具调节作用。另外，外用药尚可促胶原组织的软化、吸收，对过度增生的瘢痕有修复作用。

7. 局部麻醉作用 古籍中曾有外用麻药的记载，现代研究发现马钱子、乌头、半夏、南星、蟾酥及细辛等能麻痹神经末梢，外用可局部止痛。

因多种外用药有剧毒，如水银、轻粉、铅丹、砒石、升丹、白降丹等，此类药使用时需注意：①不可内服；②不可撒布创面或溃疡面；③尽量不用油调涂，以防吸收中毒。另外，对个别可引起变态反应的药物如斑蝥等尤应注意。常用外用药的药理作用及临床外用适应证见下表。

表 23－1　外用药的药理作用及外用适应证总括表

药名	主要成分	毒性	药理作用	外用适应证
硫磺	硫	有毒	软化表皮、杀疥虫缓泻、镇咳祛痰	疥疮、痤疮、皮炎、湿疹、带状疱疹、脓疱疮、酒渣鼻、牛皮癣
雄黄	As_2S_3	有毒	抗菌、抑制皮肤真菌、抗血吸虫、抗疟原虫、抗肿瘤	面瘫、各种炎症、尿路感染、宫颈糜烂、带状疱疹、腮腺炎、湿疹、疥疮、皮炎、虫积、胬肉
白矾	含水硫酸铝钾 $KAl(SO_4)_2 \cdot 10H_2O$	有毒	抗菌、抑制真菌、利胆、降脂、收敛、抗阴道滴虫	肠炎、痢疾、脱肛、烧烫伤、宫颈糜烂、痔疮、口腔溃疡、中耳炎、疥癣、腮腺炎、阴道炎、疟疾
土荆皮	土荆皮酸、土荆皮苷	有毒	抗致病性真菌、止血、抗肿瘤、抗早孕	手足癣、湿疹、神经性皮炎、念珠性阴道炎

（续表）

药名	主要成分	毒性	药理作用	外用适应证
大蒜	大蒜辣素、蒜制菌素、大蒜新素		降压、扩冠、降脂、抗肿瘤、增强免疫、抗胃溃疡、护肝	神经性皮炎、皮肤化脓性感染、湿疹、冻疮、深部真菌感染、斑秃、银屑病、滴虫性阴道炎
蜂房	蜂蜡、树脂露、蜂房油		强心、扩血管、抗炎、镇痛、抑菌、利尿	鼻炎、骨髓炎、疔疮、皮肤病、宫颈糜烂、龋齿牙痛
大风子	大风子油酸、次大风子油酸	有毒	抗菌	手癣、疥疮、神经性皮炎、酒渣鼻
炉甘石	碳酸锌（$ZnCO_3$）、煅炉甘石（ZnO）		防腐、抑菌、收敛、保护创面、止痒	慢性溃疡、皮肤湿疹、乳头皲裂，与他药配伍外滴治结膜炎、角膜炎、泪囊炎
硼砂	四硼酸二钠（$Na_2B_4O_7 \cdot 8H_2O$）		抗菌、抗感染、皮肤收敛和保护作用	软组织损伤、烧伤、口腔溃疡、皮炎、脚癣、妇科炎症
砒石	三氧化二砷（AS_2O_3）	大毒	局部腐蚀、抗菌、抗原虫	宫颈癌、皮肤癌、结核、疖肿、疟疾、斑秃
升药	氧化汞（HgO）	大毒	消毒、促组织再生、伤口愈合	骨髓炎、瘘管、白癜风、酒渣鼻、慢性疮疡
铅丹	四氧化三铅（Pb_3O_4）	有毒	杀菌、杀寄生虫、抑制黏液分泌	湿疹、鸡眼、油风、下肢慢性溃疡、鹅口疮
蛇床子	甲氧基欧芹酚、蛇床明素、蛇床子素、异虎耳草素等	小毒	抗皮肤真菌、抗流感病毒、抗滴虫、抑蛔虫	外阴瘙痒、滴虫性阴道炎、疥癣、湿疹、宫颈糜烂、外阴白色病变、局部瘙痒症、阳痿、螨类皮炎、手足癣
密陀僧	氧化铅（PbO）	有毒	收敛局部黏膜血管、保护溃疡面、减少黏液分泌、抗菌	溃疡、湿疹、肠炎、痢疾、酒渣鼻、狐臭、汗斑
滑石	含水硅酸镁 $Mg_3(Si_4O_{10})(OH)_2$		保护皮肤、黏膜、抗炎、止泻	急慢性软组织损伤、痔疮、脓疱疮、皮炎、湿疹
轻粉（甘汞）	氯化亚汞（Hg_2Cl_2）	有毒	抗真菌、通便、利尿、抗皮肤溃疡	慢性骨髓炎、手足皲裂、烧烫伤、肛裂、肛痔、阴道炎、神经性皮炎、急慢性中耳炎、酒渣鼻等

第二节 常用药物

马钱子

本品为马钱科植物马钱 Strychnos nux - vomica L. 的干燥成熟种子。种子中含总生物碱2% ~5%，主要为番木鳖碱（士的宁，Strychnine，$C_{21}H_{22}O_2N_2$）、马钱子碱（brucine，$C_{23}H_{26}O_4N_2$）各1% ~1.4%，还有微量的番木鳖次碱（Vomicine）、伪番木鳖碱（pseudostrychnine，$C_{21}H_{22}O_3N_2$）、伪马钱子碱（pseudobrucine，$C_{23}H_{26}O_5N_2$）、可鲁勃林（colubrine，$C_{24}H_{28}O_5N_2$）等。此外尚含番木鳖苷（loganin，$C_{17}H_{26}O_2$）、脂肪油、蛋白质等成分。马钱子性寒，味苦，有大毒。归肝、脾经。

【药理作用】

马钱子具通络止痛、散结消肿功效。

1. 镇痛 小鼠扭体法、热板法、电刺激法等镇痛实验结果表明，生马钱子及马钱子炮制品、马钱子碱均有明显的镇痛作用。对镇痛作用机理的研究结果表明，马钱子碱及其氮氧化物（马钱子碱加热反应后转化成的另一种化合物，毒性远低于马钱子碱）能抑制大鼠的 PGE、5 - HT 等致痛物质的释放，对感觉神经末梢可能有麻痹作用。

2. 抗炎 马钱子常配伍应用于类风湿性关节炎等的临床治疗。实验证实，马钱子生品及马钱子炮制品、马钱子总生物碱及马钱子碱均有较强的抗炎作用，对佐剂诱发的大鼠免疫性关节炎有对抗作用，对巴豆油、角叉菜胶所致实验性炎症亦有抑制作用，可对抗 PGE 的释放，降低血中炎症介质的含量，促炎症渗出物吸收，改变局部组织营养状况。

3. 对中枢神经系统的作用 士的宁对整个中枢神经系统都有选择性兴奋作用。首先兴奋脊髓的反射功能，提高反射强度，缩短反射时间。过量则使脊髓反射兴奋显著亢进，引起强直性痉挛，可因呼吸肌痉挛而窒息死亡。大剂量士的宁对血管运动中枢、呼吸中枢、咳嗽中枢均有兴奋作用，使血压升高，呼吸加深加快。马钱子碱小剂量对中枢神经系统也有兴奋作用，大剂量则出现明显的镇静作用，使动物的活动量减少。

4. 其他作用 低浓度马钱子碱能阻断心肌细胞膜上的 K^+ 通道，高浓度抑制 Na^+、Ca^{2+} 通道。异马钱子碱能激动心肌细胞膜上的钙通道，使通道开放时间延长，异马钱子碱及其氮氧化物还可对抗黄嘌呤－黄嘌呤氧化酶对心肌细胞肌丝和线粒体的损害，对心肌细胞有保护作用。马钱子碱及其氮氧化物有类似阿司匹林样抑制血小板聚集及抗血栓形成的作用。此外，马钱子还可促进淋巴细胞的有丝分裂。

【现代应用】

1. 神经系统疾病　马钱子切片贴于患侧治疗面瘫、马钱子膏贴患侧治疗三叉神经痛、制马钱子研末口服治疗坐骨神经痛及重症肌无力等，均有较好疗效。

2. 风湿性疾病　风痛散（马钱子与麻黄同煎后，弃麻黄，取马钱子油炙，研末，制成），口服治疗58例风湿性关节炎病人、16例类风湿性关节炎病人，能明显缓解肌肉酸痛、胀麻、寒冷诸症，总有效率分别为77.6%和56%。

3. 格林－巴利综合征　马钱子散治疗格林－巴利综合征43例，口服用药后，病人肌力提高，总有效率为83%。

4. 手足癣　马钱子药油外擦，治疗手足癣病人64例，疗效较好。

【不良反应】

马钱子有大毒，生马钱子为国家规定的毒性中药管理品种，使用需凭医生签名的正式处方，其所含的主要生物碱如士的宁等既是有效成分，又是毒性成分。经过炮制，生物碱可转化成其氮氧化物或其异型结构如异士的宁、异马钱子碱等，毒性降低。若炮制不当、过量或久服均可致中毒，严重者可见全身肌肉强直性痉挛、惊厥、角弓反张，过度兴奋致呼吸肌痉挛收缩，窒息而死亡。

本品所含有毒成分能被皮肤、黏膜吸收，故外用不宜大面积涂敷，口腔黏膜更需谨慎；忌生用、久用，不宜与麝香或延胡索配伍使用；体虚者慎服；孕妇禁用。

小　　结

1. 外用药的主要药理作用包括：抗病原微生物，杀虫，局部刺激，收敛、止血，保护及润滑皮肤，促进骨折愈合及生肌，局部麻醉。

2. 马钱子的主要药理作用：镇痛，抗炎，中枢神经系统兴奋，影响心肌细胞膜上离子通道，保护心肌细胞，抑制血小板聚集及抗血栓形成，促进淋巴细胞的有丝分裂。主要活性成分有番木鳖碱、马钱子碱。

思 考 题

1. 简述外用药的主要药理作用。
2. 马钱子的主要药理作用有哪些？其主要活性成分是什么？

制剂与用法

1. 马钱子散 药物组成：马钱子、地龙。祛风湿、通经络，用于风寒湿引起的臂痛腰痛、周身疼痛、肢体萎缩。每袋0.6g，每晚用黄酒或开水送服。一次0.2g，如无反应，可以增至0.4g，最大剂量不超过0.6g。13岁以下儿童、孕妇以及身体虚弱者，心脏病、严重气管炎、单纯性高血压病人禁服。忌食生冷食物。

2. 冰硼散 药物组成：冰片、硼砂、朱砂、玄明粉。清热解毒、消肿止痛，用于咽喉疼痛、牙龈肿痛、口舌生疮。吹敷患处，每次少量，1日数次。

附录 常用英文缩略词

缩略词	英文	中文
AA	arachidonic acid	花生四烯酸
Ach	acetylcholine	乙酰胆碱
ACTH	adrenocorticotropin	促肾上腺皮质激素
ADP	adenosine diphosphate	二磷酸腺苷
ALT	alanine transaminase	丙氨酸转氨酶
ANAE	α - naphthyl acetate esterase	α - 醋酸萘酯酶
ANF	atrial natriuretic factor	心钠素
Anit	alpha - naphthylisothiocyanate	α - 萘酯异硫氰酸
APD	action potential duration	动作电位时程
$ApoA_1$	apolipoprotein A_1	载脂蛋白 A_1
AST	aspartic acid transaminase	门冬氨酸转氨酶
AT - Ⅲ	antithrombin - Ⅲ	抗凝血酶Ⅲ
BUN	blood urea nitrogen	尿素氮
cAMP	cyclic adenosine monophosphate	环腺苷酸
cGMP	cyclic guanosine monophosphate	环磷酸鸟苷
CFU - S		骨髓造血干细胞
CK	creatine kinase	肌酸激酶
CPK	creatine phosphocreatine kinase	磷酸肌酸激酶
DA	dopamine	多巴胺
DIC	disseminated intravascular coagulation	弥散性血管内凝血
DNCB	dinitrochlorobenzene	2，4 - 二硝基氯苯
ECG	electrocardiogram	心电图
ERP	effective refractory period	有效不应期
HA	histamine	组胺
HBV	hepatitis B virus	乙型肝炎病毒
HBV - DNAP	HBV - associated DNA polymerase	乙肝病毒 - DNA 聚合酶
HDL - C	high density lipoprotein - cholesterol	高密度脂蛋白胆固醇

HSV - I	herpes simplex virus	单纯疱疹病毒I
5 - HT	5 - hydroxytryptamine (serotonin)	5 - 羟色胺
IL - 2	interleukin - 2	白细胞介素 2
IFN	interferon	干扰素
Ig	immunoglobulin	免疫球蛋白
K562		慢性髓性白血病细胞
LDH	lactate dehydrogenase	乳酸脱氢酶
LDL	low - density lipoprotein	低密度脂蛋白
LDL - C	low density lipoprotein cholesterol	低密度脂蛋白胆固醇
LPO	lactoperoxidase	过氧化脂质
LPS	lipopolysaccharide	脂多糖
LT	leukotriene	白三烯
MAO	monoamine oxidase	单胺氧化酶
MDA	malondialdehyde	丙二醛
NA	noradrenaline	去甲肾上腺素
NADPH	reduced form of nicotinamide - adenine dinucleotide phosphate	还原型辅酶II
NK	natural killer cell	自然杀伤细胞
NO	nitric oxide	一氧化氮
PAF	platelet activating factor	血小板活化因子
PFC	plaque forming cell	空斑形成细胞
PGI_2	prostacyclin	前列环素
PGE	prostaglandin e	前列腺素 E
PHA	phytohemagglutinin	植物血凝素
SAM	senescence - accelerated mouse	老化小鼠
SOD	superoxide dismutase	超氧化物歧化酶
SRA - A	slow reacting substance of anaphylaxis	慢反应物质
SRBC	sheep red blood cell	绵羊红细胞
T_3	3, 5, 3′- triiodothyronine	三碘甲状腺原氨酸
T_4	thyroxine	甲状腺素
TC	total cholesterol	总胆固醇
Tet	tetrandrine	粉防己碱
TG	triglyceride	甘油三酯
TNF	tumor necrosis factor	肿瘤坏死因子

TS	testosterone	睾酮
TXA_2	thromboxane A_2	血栓素 A_2
VLDL	very low density lipoprotein	极低密度脂蛋白